LETTRES

BOURGUIGNONNES.

LETTRES BOURGUIGNONNES,

OU

APERÇU PHILOSOPHIQUE ET CRITIQUE

SUR LES CAUSES DES DIFFICULTÉS DANS L'EXERCICE DE L'ART DE GUÉRIR, ET SUR LES MOYENS DE LES FAIRE DISPARAÎTRE ; SUIVI DE CONSIDÉRATIONS ET DE TABLEAUX SUR L'EMPOISONNEMENT, ET DE REMARQUES SUR LA JURISPRUDENCE MÉDICALE ;

Par M. NAVILLE,

Membre et Correspondant de plusieurs Sociétés savantes et de bienfaisance, etc., etc.

De l'homme qui balance et la vie et la mort,
Les discours et le front doivent être d'accord.
Grave sans dureté, complaisant sans faiblesse,
Tout en lui de son art doit marquer la noblesse,
Et son maintien doit peindre avec sévérité
L'ami de la nature et de l'humanité.

M. A. Petit, *Méd. du Cœur.*

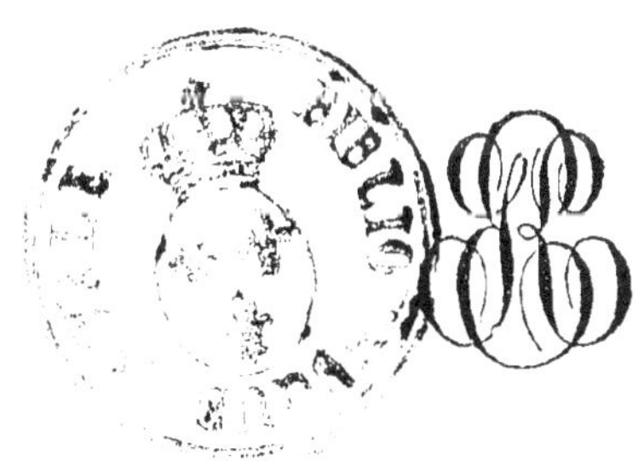

A PARIS,

CHEZ KLEFFER, LIBRAIRE,

RUE D'ENFER-SAINT-MICHEL, N° 2.

1822.

A M. CARTIER,

DOCTEUR - MÉDECIN, ANCIEN CHIRURGIEN EN CHEF DE L'HÔTEL-DIEU DE LYON ; ANCIEN PROFESSEUR D'OPÉRATIONS ET DE CHIRURGIE CLINIQUE ; PRÉSIDENT DE LA SOCIÉTÉ DE MÉDECINE DE LA MÊME VILLE ; MEMBRE ET CORRESPONDANT DE PLUSIEURS SOCIÉTÉS SAVANTES, etc.

MONSIEUR,

En vous dédiant les Lettres Bourguignonnes, *je ne fais que suivre l'impulsion que me dicte mon cœur, et n'ai point envie de faire ressortir vos qualités de médecin philantrope.*

Que pourrais-je dire au Public à cet égard, quand la renommée, depuis plus de trente ans, fait retentir de vos bienfaits ses cent bouches d'airain! que pourrais-je apprendre aux Lyonnais qui vous estiment et vous aiment! les petits et les grands ne vous doivent-ils pas de la reconnaissance? et les nombreux disciples que vous vous êtes plû à former dans des principes si utiles à l'humanité, peuvent-ils prononcer votre nom sans être pénétrés d'un profond sentiment de vénération? Les malheureux vous considèrent comme leur père. Quel moyen d'oublier le bien que vous leur avez fait, lorsque ayant cessé depuis long-temps les pénibles fonctions de chirurgien en chef de l'Hôtel-Dieu, vous ne cessez point encore de leur prodiguer le soulagement à leurs maux ! Enfin que peuvent mes éloges quand une Société aussi respectable que celle de médecine de Lyon s'honore de vous avoir pour chef !

Veuillez donc, Monsieur, accepter mon hommage comme un faible témoignage de mon profond respect et de ma vive reconnaissance, et comme un gage d'amour que je me plais à offrir à la Société de médecine de Lyon en la personne de son président.

J'ai l'honneur d'être,

Monsieur,

Votre très-humble et très-obéissant serviteur,

J. M. C. N.

PRÉFACE.

Entraînées par les élans rapides que lui ont imprimé de vastes génies., secondées par l'influence active et créatrice du siècle, les sciences médicales sont parvenues rapidement à un haut période de gloire et de perfection; aussi l'homme qui, sans autre appui que le désir du bien, ose faire connaître le fruit de ses réflexions relatives à l'art de guérir, redoute-t-il l'instant qui le placera sur la scène difficile d'un monde éclairé et sévère. Cependant, de toutes ces branches brillantes qui composent le riche et vaste domaine de la médecine, il en est qui n'ont pas encore été épuisées par le génie. Les auteurs qui ont dirigé leurs regards philantropiques sur les erreurs et les vices qui se rencontrent dans la pratique médicale, ont laissé des germes susceptibles de fructifier; une main inhabile saura-t-elle diriger cette importante culture ?

Honneur à ces grands hommes dont les vues philosophiques m'ont inspiré le désir d'essayer de suivre leurs traces ! L'illustre *Marc-Antoine Petit*, le célèbre *Richerand* dont s'énorgueillit notre siècle, ont acquis des droits sacrés et immortels à la reconnaissance des hommes! C'est en méditant la lecture de *la Médecine du cœur*, c'est en me pénétrant des vues salutaires et bienfaisantes qui émanent des *Erreurs populaires*, que j'ai conçu et fixé mes idées; il appartenait à ces grands maîtres d'élever l'âme, de démasquer les vices, de disposer l'homme à devenir bon ou meilleur; il nous appartient de nous nourrir de leurs leçons, d'admirer leurs vertus et d'aspirer à les imiter!

L'ouvrage de *Joubert* qui lui valut tant de renommée et de persécutions, celui de *Primerose*, celui de *Goris* m'ont aussi fourni des matériaux utiles. Muni de tous les secours que mes faibles lumières m'ont permis de rassembler, puis-je espérer que, d'un côté, démasquant le vice, et de l'autre, offrant le tableau consolant des vertus, l'homme destiné à pratiquer l'art de la médecine, sache éviter l'écueil, et devienne pour ses semblables un objet d'amour et de vénération? Ma tâche est bien pénible, mais son but est si utile que j'ose l'entreprendre. C'est vers l'homme de bien, c'est vers le médecin vertueux que j'élève mes timides regards; s'ils daignent m'accorder une indulgence précieuse, si mon faible travail peut opérer quelqu'adoucissement aux maux de la triste humanité, j'aurai reçu la récompense la plus douce et la plus honorable!

Quand le principe, quand les mœurs fondamentales d'une corporation ont été altérés, corrompus, sera-t-il jamais possible qu'elle puisse subsister, si une main équitable et sévère ne vient à temps détruire des vices isolés dont la réunion constitue une masse de désordres qui, par de rapides progrès, pourraient triompher des efforts répressifs ? Le seul moyen d'anéantir le mal, c'est de le chercher et de le détruire dans sa source même.

Ainsi que toutes les institutions la médecine a été corrompue dans son application, dans sa pratique ; l'ignorance et la cupidité s'en sont emparé ; elle a fourni à ces génies malfaisans de nouvelles armes contre l'homme (1).

Il était donc nécessaire, dans l'intérêt du bien public, de déchirer le voile des erreurs qui obscurcissent encore l'évidence et la splendeur de la médecine, et de mettre dans leur nudité hideuse les vices étrangers à l'art et nuisibles à ses bienfaits.

Il était utile aussi que le tableau consolant des qualités qui caractérisent et embellissent le médecin, vînt soulager l'âme affligée de la peinture du vice ; l'horreur qu'il inspire donne plus de charme et plus de prix à la vertu.

Le médecin qui, se livrant à de viles passions, ternit la noblesse de ses fonctions, honteux de se reconnaître dans mes tableaux, rentrera dans le

---

(1) L'ignorance et la cupidité sont les doubles sources de tous les maux. (VOLNEY, *Ruines*, *chap.* 8, *dernier paragraphe.*)

chemin de l'honneur qu'il n'eût jamais dû quitter. Le jeune homme qui se destine à l'importante et honorable profession de médecin, apprendra que la pratique de la médecine n'est rien sans la pratique des vertus ; il connaîtra quelles sont les qualités qu'il doit travailler à acquérir, et son jeune cœur pénétré par leurs douces influences, deviendra inaccessible aux attaques des honteuses passions. L'imposteur démasqué frémira, et cessera peut-être de faire de l'homme crédule l'instrument de sa coupable fortune, et la victime de son ignorance et de sa barbarie.

Il est temps d'obtenir l'exécution des lois instituées pour garantir la société des fléaux destructeurs qui l'attaquent, qui la minent dans son principe de force, dans cette classe d'individus qui, consacrant au travail une vie précieuse, restent soumis à l'influence funeste des erreurs et des fausses pratiques : sous le règne d'un prince bienfaisant et éclairé, la raison humaine secouera le joug pesant et grossier des préjugés ; un regard paternel du sage monarque dissipera ces fantômes trompeurs et funestes ; et les ministres de ses augustes volontés, couvrant le véritable mérite d'une égide protectrice, détruiront jusque dans ses racines le charlatanisme puissant, dont la tête orgueilleuse ose s'élever sur un monceau de victimes.

LETTRES BOURGUIGNONNES.

PREMIÈRE SÉRIE.

LETTRE PREMIÈRE.

Dijon, le 1er janvier 1819.

APPOLLONIUS A SON AMI LIVELAN.

J'AI reçu tes lettres, mon cher Livelan, et m'empresse de répondre à tes vives et pressantes sollicitations; mais que puis-je te dire de nouveau? Quiconque a lu l'élégant et profond ouvrage sorti de la plume d'un de nos plus éloquens et de nos plus habiles maîtres, doit se borner à le méditer, et à gémir sur la faiblesse de l'esprit de l'homme qui, s'il pouvait être corrigé, le serait par la lecture seule d'un ouvrage où la philosophie est embellie des charmes d'un style aussi agréable que varié. Cependant, comment ne pas te satisfaire, puisque je t'avais promis de te communiquer mes idées et que tu me sommes de m'acquitter de ma promesse? Déterminé d'un côté par le désir de t'être agréable, de l'autre par l'espoir de pouvoir donner à ton fils, que tu destines à parcourir la carrière épineuse de l'art de guérir, quelques vues utiles et importantes pour ses semblables, je consens à t'aider dans le travail que tu projètes; mais de si faibles lumières pourront-elles t'être de quelqu'utilité? Quoiqu'il soit de la plus haute importance de vaincre les difficultés que l'art de guérir entraîne après lui, penses-tu voir tes efforts couronnés du succès que tu devrais attendre, penses-tu qu'en démontrant aux hommes leurs erreurs, tu puisses les rendre meilleurs?

Je suis loin de le croire, mon ami; je doute même que la partie la plus estimable des hommes qui désirent sincèrement être éclairés par de bons avis, pût fournir, en vingt années, vingt exemples du contraire de ce que je pense. L'amour-propre nous a dicté des lois et nous a défendu de nous connaître; s'il ne nous a pas permis d'être nos censeurs à nous-mêmes, permettra-t-il que nous nous laissions éclairer par les lumières étrangères?

Certainement, un ami qui nous aura dit franchement son avis sur nous-mêmes, ne deviendra, le plus souvent, pour nous, qu'un objet pour le moins importun.

Notre jugement, notre conscience nous font

cependant acquérir la connaissance de ce que nous sommes : étant toujours avec nous, et toujours devant les autres, nous avons les réflexions et les comparaisons qui sont de prompts secours, qui sont des flambeaux pénétrans; par eux nous nous interrogeons, par eux nous nous voyons à nu, et cependant nous ne nous corrigeons pas. Les conseils étrangers seront-ils mieux écoutés? Encore une fois, j'en doute, car le cœur humain est tel qu'il convient de ses torts intérieurement, mais qu'il ne s'en corrige pas ; et si on les lui représente, on le contrarie, on le heurte, on perd sa confiance et son amitié. L'homme est de glace aux vérités, il est de feu pour le mensonge.

L'art de guérir est entouré de grands écueils; de nombreuses difficultés se présentent aux hommes qui l'exercent; tu me demandes mon avis sur les moyens capables de les faire disparaître; il serait difficile de t'en donner aucun avant d'avoir jeté un coup d'œil sur les causes multipliées qui les font naître : leur connaissance nous fera entrevoir les moyens de les détruire.

Je t'écrirai à ce sujet avec la franchise d'un Bourguignon, et ne craindrai pas de déchirer le voile qui cache des erreurs et des désordres si funestes à la conservation de la société, je te montrerai tous les vices à nu ; et quel que soit le tableau que je t'offrirai, je ferai mes efforts pour accomplir la tâche que je m'impose : je serai vrai, c'est remplir le devoir que me prescrit l'honneur.

La première vertu que doit posséder le médecin est l'amour de la vérité ; le médecin doit être ferme sur ce point, il doit s'élever sans crainte contre les erreurs et les mauvais procédés que l'usage et les préjugés ont établis ; parce qu'une erreur est ancienne, elle ne doit pas rester maintenue si elle intéresse la santé et la vie des hommes ; le médecin doit avoir assez de raison, assez de fermeté pour ne pas l'adopter, rien ne doit l'empêcher de la proscrire et de s'aider pour cela de toutes les forces de son raisonnement et de son expérience.

Mais, mon cher Livelan, pour apprécier justement les vices de l'art et les nombreuses difficultés que rencontre chaque jour dans la pratique celui qui l'exerce, pour les considérer, dis-je, sous leur véritable point de vue, il faut se défaire entièrement de tout préjugé, et n'apprécier les choses que d'après les notions que fournissent les lumières et les connaissances naturelles ; et d'abord, le médecin ne doit être considéré qu'en raison du bien qu'il fait et de l'instruction qu'il a acquise par l'étude ; s'il est bon, généreux, affable, prudent et instruit, on lui doit des égards, de la considération, des honneurs ; si, au contraire, il ne possède aucune qualité qui lui mérite l'amitié, l'estime, la confiance de ses concitoyens, c'est un homme inutile à l'état, dangereux pour la société, et il doit être interdit des fonctions de son art et livré au mépris qu'il inspire.

Depuis long-temps je me suis convaincu que les connaissances en médecine, même les plus profondes, ne suffisent pas pour rendre recommandable celui qui les possède, elles doivent être entourées, étayées des principes moraux qui seuls peuvent faire approcher de la perfection; le médecin doit être le *vir probus*. Aussi, ce n'est pas isolément que nous devons considérer l'homme de l'art, car, sous ce point de vue, nous verrions bientôt que les qualités morales du médecin ou du chirurgien sont indifférentes pour celui qui le consulte; et en effet, s'il possède parfaitement la connaissance des secrets de l'art, s'il parvient à guérir son malade, serait-il l'homme le plus démoralisé, ce sera pour le convalescent une seconde divinité; mais c'est sous le rapport de l'ordre social qu'il importe de le considérer, c'est lorsqu'il est en contact avec ses confrères et la société; peut-on douter alors de la nécessité de trouver réunis en lui les principes de la vertu et les connaissances les plus exactes?

Un autre objet digne de fixer notre attention, et qui, malheureusement, se rattache à l'art de guérir, est l'examen de ces vampires, de cette peste publique qui, malgré l'intention bienfaisante de la loi protectrice de l'art de guérir, moissonne un si grand nombre d'individus, et qui, loin de présenter aux malades un baume consolateur, ne leur donne le plus souvent que le poison et la mort ; cette classe d'individus nous offrira plus d'une réflexion sur leurs fourberies et la crédulité des personnes qui les consultent.

La médecine, mon cher Livelan, était autrefois vénérée, son essence divine donnait à l'homme qui la professait ce ton de majesté qui convient à celui qui exerce le plus beau des arts ; mais toute institution est périssable, et aujourd'hui la pratique de cette science sublime est tellement dégénérée qu'elle n'est plus reconnaissable.

Elle est dégénérée parce qu'elle est devenue mercenaire, qu'elle est dans les mains de tout le monde, que c'est un art pour ainsi dire banal, qui est devenu le domaine de la cupidité revêtue de ses formes trompeuses, et accompagnée de tous les vices ; parce que, dans son exercice, les principes de la saine morale sont souvent mis de côté, et que souvent, pour acquérir de la réputation, le médecin se couvre du masque trompeur du charlatanisme qui n'est que celui de l'effronterie et de l'imposture.

Quelles sont les causes de ces changemens si funestes ? Considère, mon cher Livelan, que les règlemens protecteurs de l'exercice de la médecine sont méconnus, oubliés, et c'est de leur inexécution que sont nées les principales causes des vices qui ont flétri cette institution : personne ne peut se flatter aujourd'hui qu'à l'aide de la loi il verra couronner ses travaux de la guirlande glorieuse que devrait accorder une réputation méritée par les vertus et les talens.

L'intrigant, le charlatan supplantent l'homme de mérite ; on dirait presque que c'est un malheur d'être instruit. Il faut effrontément vanter des talens qu'on ne possède pas, il faut en imposer par des dehors séduisans, mais faux, mais mensongers : il faut des formes même pour dire la vérité, et l'homme qui ne parle que le langage de la raison et de la franchise ne passe souvent dans son état que pour un homme médiocre : il ne peut vaincre le moindre préjugé populaire sans s'exposer à l'animadversion de ses concitoyens ; le vertueux Socrate ne fut-il pas condamné à mourir par le poison pour avoir entrepris de détruire des erreurs et des préjugés qui font le malheur et la honte de l'humanité, et pour avoir parlé le langage sévère de la vérité ?

L'art, cependant, a atteint, en ce qui concerne ses progrès, un degré de perfection qui laisse peu à désirer pour l'avenir ; les élans de la révolution française, en exaltant toutes les imaginations, ont produit des génies immortels dont les flambeaux étincelans ont éclairé des secrets, jusqu'alors inconnus à la médecine, et servent de guides maintenant aux hommes qui cherchent à les pénétrer.

Pourrait-on, sans être saisi d'un sentiment de respect et d'admiration, citer les Bichat, les Dussault, les Pelletan, les Cullen, les Pinel, les Barthes, les Petit, les Dupuytren, les Hallé, les Levret, les Baudelocque, les Dubois, les Boyer, etc., etc. Jenner n'a-t-il pas étonné le monde entier par l'importante découverte de la vaccine? Vauquelin, Lavoisier, Fourcroy, Chaptal, Thénard, Gay-Lussac, n'ont-ils pas porté la chimie à son période le plus élevé? Jussieu, Tournefort, Linné, Richard, en enrichissant la botanique de leurs précieuses découvertes, n'ont-ils pas aussi concouru puissamment à porter la science de la médecine au comble de sa gloire? Mais ces grands hommes ne se sont occupés que des points de doctrine attachés directement à l'art de guérir, ils ont dû s'appliquer à signaler, à détruire les opinions erronées des anciens, ils n'ont pas fixé leur attention sur les vices, les erreurs qui se rencontrent à chaque pas dans la pratique, sur les obstacles semés sur la route de celui qui s'y livre publiquement; ils n'ont pas dû s'en occuper parce que s'en reposant sur la protection des lois, ils devaient regarder l'art à l'abri de l'invasion de l'erreur et de la fourberie, mais leur espérance a été déçue. Le plus grand nombre des élèves, après s'être distingués dans leurs études, ont eu, en se livrant à la pratique, une marche nouvelle à suivre : la clinique des hôpitaux n'étant plus semblable à la pratique particulière, à leur début dans l'exercice de leur art, ils ont été arrêtés, et forcés de rétrograder pour réfléchir au nouveau champ qu'ils avaient à parcourir. Ils l'ont vu entouré de tous les vices, semé de mille écueils, ils ont vu le charlatan fleurir, et le médecin instruit et modeste presque dans l'oubli ; aussi, pour éviter les écueils dans lesquels étaient tombés leurs prédécesseurs, ils auront pu suivre une marche opposée à celle que leur prescrivaient l'honneur et la noblesse de l'art qu'ils avaient embrassé. S'ils avaient de la fortune, ils seront peut-être devenus vains et suffisans, et auront ainsi terni l'éclat de leurs connaissances ; s'ils devaient trouver leur existence dans la pratique de leur état, ils se seront peut-être couverts du masque du charlatanisme, et leur esprit d'intrigue aura obscurci les talens qui devaient les distinguer.

Accusons de ce chaos, la négligence apportée dans l'exécution de la loi protectrice de la médecine, c'est de là qu'est née cette morgue qui est dans l'âme d'une trop grande partie de médecins et de chirurgiens. La morgue médicale a produit la haine que l'homme de l'art porte à son confrère ;

de cette haine est née l'indifférence du public, et l'indifférence du public a enfanté le charlatanisme et les préjugés.

Mais si nous devons gémir sur des hommes entraînés ainsi par des défauts et des erreurs, et perdus pour l'humanité, combien ne devons-nous pas nous glorifier de ceux qui suivant, malgré les obstacles, le chemin de la vertu, n'ont en vue que le bonheur, que le soulagement de leurs semblables, et comptent leurs jours par leurs bonnes et leurs belles actions. Honneur à ces vrais amis de l'humanité, dont le nom seul est une consolation, dont l'aspect est un espoir presqu'assuré ! Ceux-là seuls méritent bien de leur pays, et tout l'éclat emprunté dont brille le charlatanisme, pâlira devant un seul rayon de la vertu de l'homme de bien.

Je borne là mes observations sur les premières causes des difficultés et des vices dont j'ai à t'offrir le malheureux tableau. Je diviserai mes lettres en deux séries : dans la première je te donnerai mon avis sur les préjugés populaires et les charlatans de tous genres; dans la seconde série, je jetterai un coup d'œil sur les médecins, les chirurgiens, les officiers de santé, les sages-femmes, les pharmaciens et les herboristes.

Puisses-tu, mon cher Livelan, par tes travaux philanthropiques, donner quelques conseils utiles; mais je crains de ne te voir pas réussir à rendre les hommes meilleurs, tant que l'exécution de la loi qui protége notre art, restera imparfaite, pour ne pas dire nulle.

Compte, mon cher Livelan, sur mon amitié, sur le désir que j'ai de répondre à ta confiance, et attends de moi une lettre tous les mois.

LETTRE DEUXIÈME.

APPOLLONIUS A SON AMI LIVELAN.

Dijon, 2 février 1819.

Les préjugés, mon cher Livelan, ont de tout temps été considérés comme des fléaux difficiles à combattre et presqu'impossibles à anéantir. L'espèce humaine a un certain attrait pour tout ce qui lui paraît merveilleux et indéfinissable; la pente rapide qui conduit l'homme à l'illussion et à l'erreur est très-glissante; il se laisse trop facilement entraîner par le torrent des superstitions. Souvent lorsque l'homme paraît repousser l'idée d'un préjugé reconnu ridicule, il l'adopte dans son intérieur; ses lèvres expriment complaisamment ce que les bienséances exigent, ce que la crainte de paraître superstitieux lui commande; mais dégagé de la présence des personnes qui l'entouraient, son cœur pusillanime, son âme flétrie par l'erreur réagissent sur sa raison; il s'aperçoit qu'il a parlé contre sa pensée intérieure, et il s'humilie d'une manière puérile, il se plie religieusement sous l'influence des préjugés qu'il ne peut surmonter sans redouter leurs effets.

Je ne chercherai pas à te tracer le tableau de

tous les préjugés répandus dans le monde. Mon but est d'appeler ton attention sur les erreurs relatives à l'art de guérir. Les premiers regards doivent se diriger sur cette partie si intéressante de la chirurgie connue sous le nom d'accouchement, qui présente une multitude de pratiques et d'erreurs d'autant plus dangereuses qu'elle est une des fonctions les plus importantes de la nature. La connaissance de la pratique des accouchemens commande toute l'attention, toute la sollicitude de l'homme de l'art, et cependant cette branche de la médecine, enlevée en partie aux mains habiles, est devenue maintenant, dans nos campagnes surtout, la possession de personnes absolument incapables de savoir même apprécier son importance.

Cet art qui ne devrait être exercé que par des chirurgiens instruits et des sages-femmes déléguées à cet effet, est pour ainsi dire dans les mains de tout le monde. Dans les campagnes surtout, les accouchemens sont exercés par des matrones accoucheuses; et croirais-tu, mon ami, que ces femmes prônent publiquement les succès qu'elles prétendent avoir obtenus !

Elles regardent arrogamment les chirurgiens comme des gens au-dessous d'elles; ils ne sont propres qu'à être appelés et consultés lorsqu'il n'y a presque plus de remède dans les circonstances dangereuses qui, le plus souvent, sont occasionées par leurs manœuvres malheureusement souvent mortelles, ou qu'elles n'ont pu éviter à cause de leur ignorance profonde : quand ces matrones font appeler un chirurgien pour terminer l'accouchement, il ne faudrait pas qu'il se permît de les réprimander : il serait à craindre que la vanité dont elles sont bouffies ou la crainte des reproches ne leur fît prendre dans les circonstances, même les plus périlleuses, le parti de faire des opérations qu'elles ne connaissent pas ; elles compromettraient bien plus encore la vie des mères de famille. Il est cependant des circonstances tellement aggravantes dans les accouchemens, que, malgré le désir qu'ait la matrone de se passer d'un chirurgien instruit, elle est forcée par la crainte des parens de céder à leurs volontés. On appelle enfin l'homme de l'art qui, semblable à l'oracle de Delphes, n'est consulté à la campagne que dans les occasions extrêmes : il trouve presque toujours les accidens de l'accouchement aggravés par les manœuvres téméraires de la matrone : qu'il se garde alors de lui faire des reproches, quoiqu'ils soient trop mérités. Car, je le répète, la matrone, en dissimulant son ressentiment, trouvera tôt ou tard l'occasion de se venger de lui ; et lorsqu'elle ne pourra elle.même terminer un autre accouchement, loin d'appeler cet accoucheur instruit, elle s'opposera aux intentions des parens, elle emploiera des allégations mensongères. La calomnie sera l'arme dont elle se servira pour éloigner l'homme habile, et elle fera appeler un autre chirurgien quand même celui-ci ne se serait jamais occupé de la pratique des accouchemens.

La position que les matrones font prendre aux femmes au moment de l'accouchement est très-vicieuse, et d'elle dépend un grand nombre d'accidens : elles ne savent pas calculer, suivant les circonstances, la situation qui pourrait devenir favorable ; elles ne s'inquiètent aucunement des attentions particulières que réclament les diverses déviations de la matrice. Elles ignorent les positions utiles dans ces momens dont l'homme de l'art sait sagement profiter pour aider la nature : beaucoup de matrones accouchent et délivrent les femmes en les faisant rester debout, parce qu'elles pensent que le poids du *fœtus* facilite l'accouchement : erreur non-seulement fausse, mais dangereuse. Car, pour rester dans cette position, il faut que les femmes contractent tous les muscles, ce qui augmente beaucoup la fatigue inséparable de l'accouchement : de plus, l'accoucheur est placé d'une manière fort incommode, et sans une grande attention de sa part, l'enfant, lors de sa sortie, pourra échapper brusquement, et rompre le cordon ombilical par sa pesanteur ou entraîner le fond de l'utérus.

D'autres les font asseoir dans un fauteuil ; il en est qui les placent sur des vans d'osier depuis le commencement des douleurs jusqu'à la fin de l'accouchement ; il en est d'autres enfin qui, pour faciliter la sortie de l'enfant, les font sauter de quatre pieds de hauteur !

Puis-je me dispenser de signaler la connaissance qu'elles prétendent avoir des signes au moyen desquels elles distinguent si une femme enceinte accouchera d'un garçon ou d'une fille ; la croyance qu'elles ont, et cela malheureusement avec le vulgaire des accoucheurs, à l'existence de la culbute à la fin du septième ou dans les premiers jours du huitième mois de la grossesse ? Ne doit-on pas rire de pitié en les voyant répandre du sel très-fin sur la tête des nouvelles accouchées, pour empêcher leurs cheveux de tomber, etc. ? Encore si leur sottise et leur impéritie se bornaient là ! Mais nous les avons déjà vues compromettre la vie des femmes qui se livrent à elles. Continuons l'examen de leurs manœuvres barbares, de leurs coutumes pernicieuses.

Dans les accouchemens les plus naturels, sous prétexte de les hâter et de les faciliter, elles font boire aux femmes en travail une grande quantité d'eau froide qui, d'après elles, provoque l'accouchement. Que peut-il résulter de cette pratique ? L'effet tout opposé à celui qu'elles en annoncent ;

l'eau en grande quantité introduite dans l'estomac, cause une distention douloureuse de ce viscère ; elle détermine des coliques, des flatuosités, de véritables indigestions qui apportent un trouble fâcheux dans toute l'économie animale, surcroît de douleurs inutiles et nuisibles aux opérations de la nature. Si l'eau ainsi administrée n'a pas répondu à l'attente de la matrone, elle fait prendre cinq cuillerées de suc d'oignons blancs mélangé avec égale quantité de vin rouge. Ce breuvage incendiaire est souvent rejeté de suite par le vomissement ; mais si on en recommence l'administration, ce qui arrive trop souvent, ou s'il est resté dans l'estomac, alors, outre qu'il détermine toujours un érétisme général et fort dangereux, il produit souvent dans l'estomac une prompte inflammation qui détournera la nature du but principal de ses fonctions, qui est de diriger toutes les forces sur l'utérus, ou bien l'action irritante de cette boisson se portera sur l'organe utérin, siége déjà d'une forte stimulation, et développera l'inflammation de la matrice et des organes correspondans.

Enfin le travail commence. Tu sais qu'un premier accouchement est ordinairement long, pénible, laborieux, qu'il faut beaucoup de patience et d'adresse pour le terminer sans danger, et surtout pour prévenir la rupture du périnée, accident grave auquel on ne peut remédier. Eh bien !

c'est dans ce moment difficile que ces misérables font briller leur dextérité ; c'est pour elles une occasion de se glorifier dans le monde. Elles s'applaudissent sérieusement de leur sottise et de leur barbarie ; et pour terminer promptement l'accouchement, elles fendent le périnée avec une pièce de six liards bien aiguisée, au lieu de le soutenir et de s'opposer à sa rupture ; elles choisissent par cette funeste opération la présence d'une douleur vive, et je connais bon nombre de jeunes femmes qui ont été traitées ainsi.

Je ne ferai aucune réflexion sur les suites d'une pareille manœuvre. L'homme sensible ne peut que gémir dès qu'il n'est plus en son pouvoir de réparer l'outrage.

A peine la poche des eaux commence-t-elle à se former qu'elles s'empressent de la percer. Elles n'attendent pas que la nature en provoquant des douleurs expulsives fasse cette opération ; elles ne peuvent calculer le moment où une rupture artificielle doit être favorable ou défavorable ; elles ne s'inquiètent ni de l'état du col de la matrice, ni de la partie qui présente l'enfant, mais la poche des eaux commence à se former, et elles se hâtent de la rompre.

Cette opération, tu le sais, ne doit être faite que lorsque l'orifice de la matrice est entièrement préparé pour l'accouchement (je ne parle pas de

cas particuliers où elle doit être faite auparavant,
comme dans un cas de perte ou de convulsion),
ce qui alors peut le hâter et soustraire aux femmes
quelques douleurs ; mais pratiquée comme le font
ces ignorantes, elle a des suites fâcheuses ; la matrice s'applique alors immédiatement sur le fœtus,
il en résulte des dangers pour l'enfant, un retard
dans l'accouchement, et pour la femme des douleurs plus cuisantes.

L'enfant se présente après cette belle opération ;
elles s'empressent d'exercer sur lui des tractions
inutiles et toujours dangereuses ; elles tirent de
toutes leurs forces quand il ne faudrait que soutenir et l'enfant et les parties qui lui livrent passage ; mais loin de là, à peine le fœtus se pré-
sente-t-il à l'orifice extérieur du vagin, qu'elles se
hâtent d'exercer impitoyablement leur odieux ministère.

Ne parcourons pas les diverses positions dans lesquelles l'enfant peut se présenter, et dans toutes
lesquelles elles ne font que des tractions toujours
dangereuses, pour terminer l'accouchement, seul
but qu'elles veulent atteindre, n'importe par quelle
manière ; aussi combien de fois ne rendent-elles
pas très-facheux, souvent même fatal, un accouchement qui sans leur inexpérience eût été des plus
naturels et des plus heureux !

Si les femmes en couche n'avaient affaire aux

matrones que pour l'expulsion du fœtus, elles évi-
teraient encore de grands dangers ; car tu sais que
sur cent accouchemens, il y en a quatre-vingt dix-
neuf de naturels qui se font par les forces seules
de la nature ; mais il faut délivrer du placenta les
malheureuses mères, et c'est dans l'acte de la délivrance que la plupart des femmes trouvent des
infirmités et souvent la mort, lors même qu'elles
ont eu l'accouchement le plus naturel et le moins
laborieux.

Les matrones ont toutes la funeste habitude de
délivrer les femmes, immédiatement après la sortie
de l'enfant ; que l'arrière-faix soit détaché de la
matrice ou qu'il ne le soit pas, qu'il y ait ou non
de nouvelles douleurs, et de nouvelles contractions de l'*utérus*, n'importe ; dès que l'enfant est
sorti, elles opèrent la délivrance, il en est même
qui le font avant de pratiquer la ligature et la section du cordon ombilical ; elles emploient pour
parvenir à leur but deux procédés dont l'un tient
au préjugé, et l'autre à une ignorance trop fatale ;
quelques grains de sel mis dans les mains de l'accouchée, excitent selon elles les forces, et font
aussitôt détacher le placenta ; puis elles font souffler fortement la mère dans ses mains ainsi garnies
de sel, pendant que de leur côté elles tirent sans
méthode, mais de toutes leurs forces sur le cordon
ombilical ; le moindre des accidens, dans ce cas,

est la rupture du cordon ombilical; quand cela arrive, elles abandonnent l'expulsion du placenta aux soins de la nature, qui souvent seule en débarrasse la mère en peu de temps; mais si elle n'a pas de suite la même énergie, la femme accouchée reste dans ce pénible état en attendant que la prédiction de la sibylle se réalise. Le placenta peut rester dans l'utérus, quatre, six, huit, quinze jours sans être expulsé, il peut se putréfier dans cet organe, et sa présence jointe aux irritations déterminées par les tractions exercées pour en hâter la sortie, causera une fièvre puerpérale qui pourra faire périr la malheureuse victime de l'ignorance et de l'effronterie.

Mais le plus souvent c'est une hémorragie résultant de ces manœuvres qui prive de la vie la mère qui vient d'être ainsi délivrée. Heureusement, mon cher Livelan, ces accidens sont encore assez rares, il en est de plus ordinaires. Si le placenta est resté implanté dans toute son étendue au corps de la matrice, les tractions exercées sur le cordon ombilical causent un renversement de l'utérus et mettent les femmes dans la nécessité de porter un pessaire toute la vie. Si cet accident n'a pas lieu, une partie du placenta est déchirée de sa totalité et entraînée au dehors avec le cordon ombilical, ce qui est d'autant plus grave, que la mère est dans la sécurité croyant être bien délivrée, tandis que la plus grande portion du placenta est restée dans l'intérieur de la matrice. Si bientôt la nature, en excitant les contractions de ce viscère, ne vient au secours de l'accouchée, sa vie est dans le plus grand danger ; les vaisseaux utérins ne peuvent se resserrer sur eux-mêmes, le sang sort à flots, et l'accouchée meurt d'hémorragie utérine consécutive.

Tirons le voile sur cette malheureuse victime de l'impéritie et de l'ignorance téméraire, le cœur se brise à cet affreux tableau d'une mère qui eût été conservée à sa famille, si l'on exécutait les lois et les réglemens de la police médicale.

Si, dans cette circonstance si périlleuse, la matrone déclarait qu'une portion du placenta est restée dans la matrice, et que l'organe qui vient de donner la vie, renferme un germe de mort, une main habile pourrait encore sauver la victime, mais il ne faut pas s'attendre à cette noble conduite de la part d'une matrone accoucheuse ; au contraire, elle se hàtera de dérober aux regards, la preuve de ses manœuvres criminelles. Et quand, le jour même, ou plus tard, la nature seule aura expulsé le reste du placenta, la matrone sera assez déhontée pour dire que c'est une masse de sang coagulé ; elle triomphera de son audace téméraire ; l'infortunée qui relèvera du tombeau creusé par elle, lui conservera sa confiance, et lors d'un nouvel accou-

chement, remettra de nouveau sa vie dans ses indignes mains.

Les pères de famille devraient donc bien se défendre d'appeler auprès de leurs femmes en couche, ces matrones, que la société devrait réprou-
ver : c'est le seul moyen de conserver une mère
de famille, de la mettre à l'abri des maux dont je
ne te trace qu'un faible tableau ; c'est aux administrateurs à veiller sur tous ces désordres, c'est
à eux à prendre auprès des gens de l'art les infor-
mations nécessaires. L'art des accouchemens est
une partie presque totalement négligée, entre les
mains de l'ignorance et de la cupidité ; n'est-il pas
du plus haut intérêt que les mères de famille
soient conservées, et que les fruits de leur conception ne soient pas mis hors d'état de produire
de nouveaux citoyens ?

La Bourgogne fourmille de matrones ; les campagnes en sont infectées, les villes n'en sont pas
exemptes, les magistrats ne s'occupent nullement
d'en purger la société, ils ne les poursuivent même
pas ; il faut que l'homme de l'art qui gémit tous les
jours sur ces désordres, s'érige en délateur pour
faire cesser les fonctions illégales des matrones ;
encore, si, après avoir fait le sacrifice de sa tranquillité pour le bien de l'humanité, il était écouté !
mais loin de là, si la dénonciation n'est pas écrite
et signée, on ne fait aucune poursuite ; il faut que

la plainte soit lue devant un tribunal de police correctionnelle dont les séances sont publiques, et quelque bonne que soit l'intention qui a porté à se plaindre à l'autorité, tu sais de quel œil le public accueille le plaignant ; ce motif seul n'est-il pas capable d'arrêter celui qui, pour le bien de l'humanité, voudrait recourir à la loi, puisqu'il a à craindre pour lui-même en faisant le bien? Encore une fois, mon cher Livelan, ces désordres n'existeraient pas si la loi qui interdit les charlatans et les matrones était mise en vigueur par les autorités locales; mais on néglige, on oublie les réglemens établis pour la conservation de la santé et de la vie des hommes; on ne s'en sert que pour imposer au chirurgien et à la sage-femme une patente sans laquelle ils ne peuvent exercer; les charlatans, les matrones sont dispensés de cette peine pécuniaire. N'est-il pas du plus grand intérêt que les magistrats s'occupent d'une réforme si nécessaire pour le salut du public? S'ils savaient combien leur négligence entraîne de dangers, ils songeraient aux intérêts des citoyens. C'est inutilement que les médecins, les chirurgiens, les officiers de santé et les sages-femmes signalent à l'autorité tous ces vampires exerçant illégalement l'art de guérir, c'est inutilement qu'il existe des dispositions légales pour ces sortes de délits; elles ne sont pas exécutées. Quelle que soit la probité de ceux délégués pour rendre la justice, l'expérience démontre qu'il ne faut pas les laisser maîtres de punir ou d'innocenter à leur gré ; il est indispensablement nécessaire de leur tracer des plans invariables de conduite. Le cœur humain, mon cher ami, est le jouet de tant de passions; l'esprit humain est tant subordonné à l'influence des préjugés, qu'il est bien difficile à l'homme de ne pas s'égarer lorsqu'il est maître d'agir sans contrainte !

J'ai connu, dans la Bourgogne Chalonnaise, une fameuse guérisseuse à domicile, elle était non-seulement tolérée, mais encore soutenue par les autorités locales ; l'officier de santé du lieu demanda l'interdiction de cette femme dont l'ignorance et les fautes furent constatées par un grand nombre de témoins; eh bien, mon cher Livelan, cette femme, loin d'avoir été punie comme le méritait son effronterie, a été fêtée, applaudie, complimentée par les juges, et renvoyée de l'accusation portée contre elle; le front levé, elle exerça l'art de guérir, et se joua de l'officier de santé qu'elle peignait sous les couleurs les plus hideuses; ce chirurgien ne put plus, par les manœuvres de cette femme, espérer acquérir de la confiance dans ce pays, qu'il quitta pour aller s'établir dans un lieu où il ne serait plus inquiété par cette guérisseuse; mais ce qui passe les bornes de la croyance et qui remplit l'âme d'indignation, c'est que des médecins et des chirurgiens protégèrent cette misérable au détriment de leur confrère qui fut leur élève (1).

Comme tu le vois, l'homme de l'art boit à longs traits la coupe du déplaisir; il est abaissé par la justice et ses confrères qui devraient le soutenir!

Certes, la liberté de conscience que prennent les juges dans les décisions de police correctionnelle sur la matière qui nous occupe est éminemment pernicieuse au bien public; elle accoutume les juges à une jurisprudence arbitraire, et il en résulte les plus graves inconvéniens.

Les réglemens ont été établis concernant l'art de guérir pour protéger l'homme de l'art contre celui qui, sans connaissance, sans autorisation, ose exercer la première des professions.

Les législateurs ont cru mettre ainsi un frein au charlatanisme; ils ont voulu forcer la raison humaine à se plier, pour sa propre sûreté, devant les connaissances médicales; ils savaient que les hommes ont besoin d'un appui contre les attaques des passions, que les juges même en avaient également besoin, et que ce n'est que dans l'observance exacte de la loi, qu'on peut trouver cette force qui empêche de se laisser entraîner par l'erreur du cœur ou de l'esprit.

(1) Décédée actuellement, cette guérisseuse à domicile est remplacée par sa fille, qui exerce aujourd'hui l'art de guérir, et produit les plus grands maux dans la société.

Mais il semble, mon cher Livelan, que le sort de l'homme soit d'être toujours dupe de ceux dont la société devrait être purgée ; une effrontée qui prétend raccrocher l'estomac, une matrone accoucheuse qui cause tant de maux, sont souvent protégées par le maire de leur village ; le guérisseur à domicile a le pas sur le médecin légalement institué ; le guérisseur ambulant débite effrontément sur la place publique son baume et son orviétan, et éclabousse de son char triomphal le modeste chirurgien : l'homme de l'art se plaindrait-il ? A quoi serviraient ses plaintes ? à lui susciter des peines, à faire triompher l'imposture, à le faire regarder comme délateur. Examine, mon cher Livelan, jusqu'où peuvent entraîner ces abus, et quel sera le sort de la médecine, si bientôt le gouvernement ne s'arme d'une verge de fer pour châtier les millions de charlatans de toute espèce, qui, au moyen de la tolérance blâmable des magistrats, ont envahi toutes les branches de l'art de guérir !

Adieu, mon cher Livelan, conserve ta santé et continue-moi ton amitié.

LETTRE TROISIÈME.

Dijon, 3 mars 1819.

APOLLONIUS A SON AMI LIVELAN.

Tu sais, mon cher Livelan, que c'est surtout à la suite des couches que la femme mérite toute l'attention du médecin à qui elle a confié sa santé, parce qu'elle se trouve bien plus susceptible de recevoir les diverses impressions que peuvent lui communiquer les objets qui l'entourent.

L'accouchement produit chez la femme un changement qui peut exercer sur sa santé future une influence dangereuse. De plus, si la mère nourrit son enfant, les mêmes fautes qui auront compromis sa santé, agiront aussi sur l'existence du nouveauné : ainsi cet état ne saurait exiger trop de soins et de soins éclairés; mais il en est bien différemment, car la nouvelle accouchée reste soumise au pouvoir de la dangereuse ignorance.

Tu sais, mon ami, de quelle nécessité est le repos pour la femme qui vient de mettre au monde; mais les matrones accoucheuses prétendent qu'il faut la tourmenter pendant les quatre à cinq heures qui suivent l'accouchement; au lieu de la laisser sur le lit où elle vient d'accoucher prendre quelque repos, et réparer ses forces affaiblies, elles s'empressent de la faire lever, de la conduire dans un autre lit où il faut qu'elle subisse encore le joug de l'ignorance. Ce lit est garni de linges sales ; elles défendent surtout le linge blanc lessivé comme funeste aux accouchées ; des pertes souvent mortelles, des chutes de matrices, la suppression de l'écoulement sanguin naturel, etc., etc., sont ordinairement la suite de cette coutume stupide et barbare, mais ce préjugé a tant de force chez les habitans de la campagne, que ce n'est qu'avec la plus grande peine qu'on parvient à les convaincre de la nécessité absolue où sont le chirurgien et la sage-femme de laisser quelques instans l'accouchée sur le lit qu'ils appellent lit de misère. Et en effet, mon cher Livelan, rien n'est plus simple que la conduite à tenir envers la femme qui vient de mettre au monde : il s'agit seulement, quand la mère est délivrée, de la laisser quelques momens tranquille, de substituer des linges secs aux linges humides, d'examiner l'état de l'utérus, de la défendre d'un air froid, de la placer horizontalement sur son lit, de lui faire joindre et alonger les membres inférieurs, et de faire de temps en temps de légères frictions sur le ventre pour faciliter le dégorgement et le resserrement de la matrice. Ce n'est qu'une ou deux heures après l'accouchement, qu'on peut se permettre de transporter l'accouchée dans un lit bien sec, bien propre, bassiné en hiver seulement; mais alors il ne faut l'y placer qu'après avoir découvert le lit quelque temps pour laisser circuler le gaz acide carbonique qui pourrait incommoder.

Loin de laisser la femme sur des linges salis par le sang, il faut les renouveler le plus souvent possible, et pour cela se servir de petites serviettes pour éviter des déplacemens à l'accouchée; par cette précaution, on évite que les écoulemens séjournent et s'échauffent.

C'est alors qu'on laissera la femme goûter un sommeil réparateur, que ses premières heures seront tranquilles; dans ce premier moment de calme, elle oublie les douleurs qu'elle vient d'éprouver, semblable au matelot qui, après un orage qui menaçait d'engloutir son vaisseau, arrive au port, noie, dans la coupe du plaisir, les craintes qui l'ont fait trembler, et s'abandonne à la plus douce sécurité; de même au sortir de son sommeil bienfaisant, la nouvelle mère, dégagée de ses craintes et du souvenir de ses douleurs, ouvre son âme au bonheur et à l'espérance, toutes ses affections se concentrent sur l'enfant qui lui doit le jour, qu'elle nourrira de son lait et qui, pour ainsi dire, renouvelle son existence.

Cependant, avant de laisser prendre le sommeil aux nouvelles accouchées, il faut s'assurer si elles ont été bien délivrées, si la matrice débarrassée du placenta, est revenue sur elle-même, si l'écoulement sanguin consécutif à l'accouchement n'est pas trop abondant; car s'il est pénible d'interrompre le sommeil de l'accouchée, lorsqu'on n'a pas à craindre d'hémorragie, il serait bien imprudent de la laisser s'y livrer quand le sang coule en trop grande quantité, puisqu'il pourrait pendant le repos produire un sommeil de mort; mais tourmenter la nouvelle accouchée quand elle se livre à un repos qui réparait ses forces, qui amenait le calme et la tranquillité de corps et d'esprit, c'est s'ériger en furie et pousser l'ignorance jusqu'à la barbarie.

Un autre usage des matrones consiste à serrer fortement, au moyen de serviettes, le ventre de la nouvelle accouchée sous prétexte de faire disparaître les rides et les vergetures; ce bandage, lorsqu'il soutient seulement les parois du ventre sans le comprimer, est propre à diminuer la force des tranchées, à prévenir les syncopes; mais lorsqu'il est trop serré, il donne lieu à des accidens graves, aux tranchées, à la retenue des lochies dont l'écoulement est si salutaire et dont la suppression détermine des accidens dont le médecin n'est pas toujours sûr de triompher.

Elles ont encore la mauvaise habitude de surcharger les nouvelles accouchées de nombreuses couvertures pour exciter des sueurs abondantes qu'elles prétendent, ainsi que les gens de la campagne, être absolument nécessaires pour terminer les couches heureusement.

Il est très-difficile de les persuader que cette conduite est nuisible; tu sais, mon cher Livelan, que c'est en vain que l'on veut déterminer des transpirations forcées, tu sais que la prudence exige d'attendre la volonté de la nature, et qu'enfin les sueurs ne sont pas dans ce cas d'absolue nécessité. Des sueurs abondantes sollicitées par ces moyens causent les constipations, diminuent les forces, dérangent l'écoulement des lochies, rendent la peau trop susceptible des impressions de l'air environnant, ce qui expose beaucoup les femmes à être attaquées de rhumatismes. Les mêmes erreurs règnent sur les positions que doit avoir la femme dans les premiers jours de son accouchement, à peine les matrones leur permettent-elles de s'agenouiller sur leur lit pour uriner; elles leur imposent la loi pénible d'être sur le dos pendant les trois premiers jours, ou sans être changées de linges; elles croupissent dans l'ordure tandis qu'elles pourraient, si aucun accident ne s'y opposait, choisir la position qui leur serait la plus convenable et la plus commode.

Oublierais-je la coutume nuisible de couvrir la tête de l'accouchée de manière à exciter une abondante sueur pour la préserver de ce qu'on nomme lait répandu, affection qui n'est autre chose qu'un rhumatisme chronique de la tête ; en surchargeant cette partie, la sueur ne pouvant se vaporiser, forme une croûte de crasse qui détermine des éruptions, des démangeaisons, des céphalalgies violentes.

Combien de femmes font couper leurs cheveux, peu de jours avant d'accoucher, croyant ainsi favoriser la transpiration, tandis qu'au contraire, en se privant de leur chevelure, qui entretient une chaleur convenable, elles nuisent évidemment à cette excrétion ! d'autres, comme je te l'ai dit, emploient des procédés ridicules et nuisibles pour les conserver.

Je ne finirais pas, mon cher Livelan, si je voulais te tracer le tableau de toutes les fautes commises par les matrones, pendant et après l'accouchement ; mais je ne puis me dispenser de t'entretenir de leurs pratiques relatives aux enfans nouveaux-nés, que de réflexions pénibles nous fournira un pareil examen ! A peine l'enfant vient-il au monde, qu'on emploie, j'oserai le dire, tous les moyens possibles pour l'en retirer. Lorsque, dans un accouchement laborieux, la tête est trop volumineuse pour franchir facilement le détroit inférieur du bassin, elle se trouve soumise à une pression momentanée à laquelle peut céder le crâne, composé à cet âge d'os élastiques et mobiles ; mais dès que l'effort a cessé, le crâne revient sur lui-

même et reprend sa forme primitive. Les nouveaux-
nés ne donnent-ils pas chaque jour la facilité de
vérifier un fait qui, aujourd'hui, ne devrait plus
être douteux? voit-on les enfans naissant avec une
tête alongée la conserver quelques heures après?
Mais les matrones ne connaissent pas cette élasti-
cité des os du crâne, elles pétrissent impitoyablement la tête du nouveau-né, pour remédier à ce
qu'elles pensent être un vice de conformation. Si
encore ces manœuvres n'étaient qu'inutiles! mais
combien elles sont dangereuses! Ces pressions exercées sur l'extérieur de la boîte osseuse flexible et
faible, peuvent meurtrir le cerveau, et y causer de
véritables altérations.

Ne peuvent-elles pas être la cause de certains
vices de l'entendement? Ne peuvent-elles pas
même priver de la vie ceux qui y sont soumis?

Les impressions sur les joues et le menton pour
former des fossettes agréables, les tiraillemens
pour alonger le nez, sont des procédés tout au
moins inutiles, s'ils ne deviennent pas préjudiciables. Pourquoi ne pas laisser agir la nature?

Un nez long rend-il plus recommandable qu'un
nez court? et les maladies qui peuvent se développer à la suite de pareilles tentatives, ne doivent-
elles pas porter l'homme de l'art à employer tous
les moyens de persuasion pour empêcher ces mu-
tilations dangereuses?

Les matrones accoucheuses ont encore introduit un préjugé relatif au lavage des nouveaux-nés ; elles s'imaginent et prétendent qu'on ne peut les nétoyer qu'avec une liqueur aromatique et huileuse ; pour cela, elles mêlent du vin rouge avec des huiles souvent très-rances. Ces lotions sont très-mauvaises, elles irritent la peau, produisent de la rougeur, de l'inflammation, de véritables érysipèles ; une légère eau de savon, et ensuite de l'eau tiède, c'est tout ce qui convient ; l'eau tiède est indispensable pour enlever les parties alkalines du savon, qui, par leur séjour, produiraient le même inconvénient que le vin mélangé avec des huiles fixes. Après avoir été soumis à ces lotions dangereuses, ces malheureux enfans ne sont pas encore soustraits aux soins homicides des matrones : à peine les ont-elles nétoyés, qu'elles compriment leurs membres dans des linges rudes et serrés ; elles rétrécissent, au moyen du cruel maillot, leur poitrine étonnée de ces nouvelles fonctions. Il semblerait, par ce moyen contraire à la nature, qu'on voulût les replonger dans le néant dont le créateur les a tirés ; en comprimant circulairement la poitrine des nouveaux-nés, on rétrécit cette cavité, on gêne les poumons dans l'exercice de leurs fonctions et on dispose les enfans à mourir jeunes d'une affection de ces organes ; mais, mon ami, cette pratique a tellement d'empire dans l'imagination des mères, que les raisonnemens sont inutiles pour la renverser; l'éloquence même de J. J. Rousseau n'a pu triompher d'un préjugé si absurde; pour parvenir à le détruire, il faudrait que le gouvernement interposât son autorité, et que les mères qui laissent ainsi maltraiter leurs enfans, fussent condamnées à des amendes et à des peines corporelles. Ne devrait-il pas en être de même pour anéantir les pratiques dont j'ai encore à te parler? car les enfans ne sont pas plutôt garrotés dans leur maillot, que les matrones s'empressent de leur faire prendre du vin, une pomme cuite, et même de la bouillie préparée avec de la farine de froment et du lait. Bien loin d'être convenables, ces alimens sont tous dangereux. La constipation, le spasme, les coliques, l'inflammation de l'estomac et du tube intestinal, souvent même la mort, résultent de l'ingestion du vin, jointe à la retention du *méconium*, causée par cette boisson irritante, et dont l'excrétion est absolument nécessaire pour mettre les premières voies en état de remplir leurs fonctions; les pommes cuites, la bouillie les suffoquent presque toujours; et il n'est pas rare de trouver quelque temps après sa naissance, un enfant mort dans son berceau, pour avoir été traité avec si peu de ménagement. L'eau sucrée seule est tout ce qu'on peut se permettre de donner; elle seule convient à un enfant nouveau-né.

L'asphyxie qui succède si souvent à un accouchement laborieux dans lequel la mère a essuyé des pertes abondantes, ou qui tient à la compression du cordon ombilical pendant l'accouchement, ou seulement à la constitution débile de l'enfant; cet état dans lequel le nouveau-né paraît avoir cessé d'exister, devient une mort certaine entre les mains des accoucheuses ignorantes; ne connaissant ni les causes ni les symptômes de cette mort apparente, elles ignorent aussi les moyens de faciliter, de ranimer la respiration, elles ne s'occupent jamais de la lecture des sages instructions publiées à cet égard; car la plupart d'entre elles ne savent même pas lire; et cependant, c'est à des êtres semblables que se trouve confiée la vie de l'homme; aussi tous les nouveaux-nés asphyxiés qui se présentent à elles, sont des enfans perdus; car tu sais combien il faut de persévérance, de sagacité dans l'emploi des moyens dont l'administration sagement dirigée est souvent couronnée du succès. J'en aurais autant à te dire de l'apoplexie qui se rencontre fréquemment aussi; même ignorance de leur part, même danger à redouter ou plutôt même certitude de la perte du nouveau-né qui vient au monde ayant une apoplexie; mais je n'entrerai dans aucun détail à ce sujet. Ne doit-on pas gémir sur les accidens si funestes que causent les matrones accoucheuses pendant et après l'accouchement? et n'est-il pas de l'intérêt général que ces bourreaux femelles n'exercent plus sur la société leurs pratiques et leur influence dangereuse.

Adieu, mon cher Livelan; dans ma prochaine lettre je continuerai l'examen des préjugés, de l'empire qu'ils exercent sur les esprits vulgaires, et des maux qu'ils occasionent à l'humanité.

LETTRE QUATRIÈME.

Dijon, le 4 avril 1819.

APOLLONIUS A SON AMI LIVELAN.

IL est des préjugés qui agissent plus puissamment sur l'esprit des femmes que sur celui des hommes; et doit-on s'en étonner puisqu'elles sont si susceptibles et si faciles à recevoir toutes sortes d'impressions?

Pourra-t-on jamais détruire leur opinion sur l'influence prétendue que leur imagination exerce sur le fœtus renfermé dans leur sein? Elles pensent que les taches ou envies, les défauts de conformation, que leurs enfans apportent au monde, dépendent uniquement de l'effet de leur imagination, qui, mise en jeu par diverses passions, réagit directement sur le fœtus, et lui transmet l'impression qu'elles ont reçue.

Elles pensent que si la mère désire vivement une pomme, un chou, une fraise, et que si elle pose sa main sur une partie quelconque de son corps, la pomme, le chou, la fraise, seront empreints sur la partie de son enfant semblable à celle qu'elle aura touchée. Si un enfant vient au monde avec des convulsions, des fractures, des luxations, des difformités qui le défigurent plus ou moins, la mère aura, selon elles, éprouvé de vives émotions, aura été frappée de spectacles désagréables, et l'enfant même ressemblera à tel ou tel animal.

S'il en était ainsi, que de bizarreries contre-nature frapperaient les regards, l'état de grossesse rendant les femmes si susceptibles de percevoir vivement les diverses sensations agréables ou désagréables !

Il est vrai que l'on s'étaie de quelques autorités (1), il est vrai qu'il existe des phénomènes extraordinaires, mais on les rend merveilleux, mais l'expérience de tous les observateurs attentifs, et la grande quantité des faits exactement vérifiés, détruisent des observations inexactes et des récits infidèles.

En effet, ne prétend-on pas que des fraises placées au visage ont fleuri au printemps, se sont colorées, et après la maturité se sont flétries ? Qu'une fille portait sur le sein une rose qui fleurissait à chaque printemps ? Cependant chaque jour des femmes enceintes très-délicates, après avoir éprouvé un accès de colère, une vive frayeur, après

(1) Pline, dans son Histoire naturelle, rapporte qu'une servante enfanta un serpent. Le docteur Paullini donne la description d'un monstre *canino 'humain*; une foule d'absurdités semblables se trouve dans les Mélanges de l'académie des scrutateurs de la nature.

avoir été tourmentées par les goûts les plus bizarres, et la crainte de mettre au monde un enfant empreint de quelque tache ou mal conformé, accouchent d'un enfant parfaitement sain et en bon état. D'autres femmes, au contraire, n'ayant jamais reçu aucune impression vive, n'ayant éprouvé aucun désir, aucun goût particulier, mettent au jour des enfans qui offrent quelque singularité. Que de fois les taches ou envies ne sont que des contusions, suites des violences exercées pour extraire le fœtus !

Ces taches brunes peuvent bien avoir une sorte de ressemblance avec un objet connu, mais jamais elles n'en ont une aussi exacte qu'on se plaît à la trouver. Ce sont des altérations de tissu de la peau de l'enfant : dans ces endroits son épaisseur est diminuée, elle est privée de tissu cellulaire, et parsemée de vaisseaux capillaires veineux, souvent même artériels, qui sont plus ou moins dilatés ; et c'est au sang qu'ils contiennent qu'est due leur couleur d'un rouge plus ou moins foncé.

A combien d'erreurs n'ont pas donné naissance les difformités et les maladies que les enfans apportent en naissant ? Combien ne cite-t-on pas d'enfans venus au monde conformés exactement comme des animaux, et dont cette ressemblance parfaite n'a jamais existé que dans l'imagination de gens crédules et peu attentifs ? Jamais les caractères des espèces animales n'ont été changés au point de leur donner les formes d'une autre espèce ; ces apparences singulières dans lesquelles on cherche à démêler quelque ressemblance que l'on qualifie toujours du titre de frappante, sont causées par les diverses maladies qui peuvent affecter le fœtus dans le sein de la mère, telles que l'acéphalie ou privation du cerveau, la hernie du cerveau ou encéphalocèle, l'hydrocéphale ou hydropisie du cerveau, le rachitis ou la mollesse des os. Les fractures, les luxations du fœtus préexistaient à l'accouchement ; elles dépendent de la fragilité des os, ou des convulsions que l'enfant aura éprouvées, ou de manœuvres imprudentes pour son extraction. Jamais, quelque terrible que puisse être le spectacle offert à une mère, quelque pénible et vive que soit une sensation, l'impression n'en sera communiquée au *fœtus* d'une manière assez forte pour produire des fractures et des luxations. Hippocrate avait pensé que les défauts de conformation de l'utérus pouvaient produire des difformités remarquables chez le *fœtus*, qui, semblable en cela à un fruit qui se trouve pressé par une branche, ne prend pas régulièrement son accroissement, et parvient à sa maturité avec diverses impressions.

Quant aux jumeaux réunis ensemble par un ou plusieurs points de leur surface, ou n'offrant

qu'une tête pour deux corps, ou deux têtes pour
un corps, ou des membres surnuméraires, ou des
membres de moins, toutes ces difformités dépendent ou d'adhérences contractées par les surfaces
des deux individus dans l'intérieur de la matrice,
ou de la réunion intime de l'identification de deux
êtres dont le développement a été plus ou moins
imparfait, c'est un vice dans l'organisation, dans
la direction des germes, il est impossible d'expliquer ces écarts, ces jeux de la nature ; l'imagination de la mère ne peut avoir aucune influence sur
la production de ces phénomènes : et quelle preuve
plus forte peut-on en apporter que l'espèce d'isole-
ment dans lequel se trouve l'enfant dans le sein
de la mère ? En effet, le fœtus et la mère ne constituent pas le même individu, ils en constituent
deux distincts l'un de l'autre, qui ont chacun leur
nutrition et leur circulation propre et indépen-
dante. Le sang de la mère ne nourrit pas directement le fœtus, il ne fait que fournir à l'enfant les
matériaux au moyen desquels il élabore lui-même
son sang propre et le distribue à toutes ses parties.
Le fœtus flotte libre dans la cavité de la matrice,
suspendu, retenu par le cordon ombilical qui va se
rendre au placenta, organe adhérant seul au corps
de la matrice. Ainsi, mon cher Livelan, puisqu'il
n'y a aucun rapport immédiat entre la mère et le
fœtus, peut-on prétendre que l'imagination de

l'une puisse exercer sur l'autre une influence telle qu'il perçoive toutes les impressions qu'elle reçoit.

Passerai-je sous silence l'erreur relative à la réunion des attributs de deux sexes sur le même individu? N'assure-t-on pas qu'il existe des exemples d'hermaphrodites?

Ce serait vainement qu'on en chercherait des exemples chez l'homme et les animaux à sang rouge. On a rencontré des dispositions d'organes singulières, des jeux de la nature qui ont pu induire en erreur des observateurs peu attentifs; mais pour prouver l'absurdité d'une telle opinion, et la non existence de l'hermaphrodisme, il suffit de l'examen exact des individus : l'on trouve alors tantôt un accroissement, tantôt une diminution d'organes, ou une séparation ou une réunion contre nature, enfin, une conformation plus ou moins bizarre des parties sexuelles qui néanmoins sont toujours en état d'être distinguées et ne doivent laisser qu'un instant le jugement incertain.

L'hermaphrodisme ne se rencontre que dans les végétaux et les animaux à sang blanc; tels sont les moules, les huîtres, les limaçons.

Il est donc démontré que toutes ces dispositions singulières, ces conformations diverses et bizarres ne reconnaissent nullement pour cause l'imagination de la mère. Ne les observe-t-on pas dans les végétaux? et ici, irait-on les attribuer au pouvoir de l'imagination? Ce sont des jeux de la nature qui, dans la formation des êtres, s'est écartée des lois qu'elle s'est imposées, du plan qu'elle suit ordinairement.

Soyons spectateurs de ses œuvres, soyons ses admirateurs; mais il ne nous est pas donné d'expliquer ses mystères. Vouloir pénétrer ses secrets intimes, ce serait prétendre dépasser les bornes de notre intelligence, et nous enfoncer dans les ténèbres profondes de l'erreur.

Adieu, mon cher Livelan; dans ma prochaine lettre je continuerai à t'entretenir des préjugés populaires, et des maux qui en résultent pour l'humanité.

LETTRE CINQUIÈME.

Dijon, 5 mai 1819.

APOLLONIUS A SON AMI LIVELAN.

LE traitement des maladies qui affectent l'homme, mon cher Livelan, est subordonné à une foule de préjugés et se trouve aussi sous l'empire d'un grand nombre d'erreurs : et peut-on s'en étonner, puisque chacun se mêle de vouloir connaître la médecine, puisque chacun affirme posséder un remède certain contre chaque maladie (1) ?

(1) A ce sujet, Joubert rapporte une anecdote plaisante. Le bouffon d'Alphonse d'Este, duc de Ferrare, paria un jour avec son maître qu'il y avait plus de médecins que de toute autre sorte de professions. Le lendemain, il sortit, la tête et la mâchoire bien enveloppées; chaque personne qu'il rencontre lui demande ce qu'il a, il répond à chacune qu'il a une horrible douleur de dent, et chacune lui indique un remède certain et infaillible; il rentre au palais où tous ceux qui l'aperçoivent lui rendent le même service, il a soin d'inscrire chaque nom; il arrive devant le duc qui lui fait la même question, et lui donne, ainsi que les autres, un remède assuré; aussitôt Gonelle s'écria : « Vous aussi, » Monseigneur, vous êtes médecin! Je n'ai passé que par » une rue, et j'en ai trouvé plus de deux cents; j'en trou- » verais dix mille, si j'allais par toute la ville; trouvez au- » tant de personnes d'autre métier. »

La teigne est la première qui s'offre à mon examen. — Il existe des commères spécialement oc-
cupées du traitement de cette affection que l'on
soustrait pour ainsi dire aux regards et à l'observation des gens de l'art : je ne t'entretiendrai pas
de l'arrachement des cheveux, cette ancienne méthode de traitement pratiquée encore à la campagne par de barbares guérisseuses.

Ce procédé cruel et inutile, puisque le cuir chevelu est seul le siége essentiel de cette affection,
est heureusement moins employé; mais il a été rem-
placé par d'autres méthodes, douces, il est vrai,
mais plus dangereuses, peut-être, pour les accidens subséquens qu'elles déterminent.

Les guérisseuses qui se sont emparé du traitement des teigneux, se servent de remèdes dessi-
catifs et répercussifs; elles n'ont qu'un but, c'est
de faire disparaître l'affection locale du cuir chevelu; elles ignorent que le plus souvent cette maladie est liée au système général des solides et des
liquides, que c'est une affection véritablement dépurative qui, suivant les cas, doit quelquefois être
respectée (1), et même favorisée, tandis qu'au contraire, par leurs médicamens seulement extérieurs,
elles causent les rétropulsions de cette maladie,

______

(1) Ambroise Paré défendait aux chirurgiens d'entreprendre le traitement de la teigne.

qui, se portant vers une autre partie du corps, et le plus souvent se dirigeant vers un organe important, y détermine des accidens très-fâcheux ; ainsi on voit succéder à des guérisons précipitées de la teigne, des engorgemens mésentériques, des diarrhées mortelles, des affections scrophuleuses et même le spina ventosa.

Il faut une grande sagacité, une grande réserve, pour diriger le traitement de la teigne ; il faut savoir joindre aux moyens appliqués sur la partie affectée, un traitement interne pour s'opposer aux suites de cette maladie que l'on doit redouter.

Si les enfans étaient, au début de cette affection, confiés à des mains habiles, on parviendrait bien plus souvent à opérer une cure radicale, et les accidens consécutifs seraient bien moins à craindre ; mais c'est après plusieurs mois, après plusieurs années de l'invasion de la teigne, que les parens soumettent leurs enfans à un traitement méthodique ; alors, comme je te l'ai déjà dit, la guérison est extrêmement difficile à obtenir, et il est très-dangereux de la procurer (1). A cette époque avancée, souvent il n'est pas même possible de parve-

(1) Ainsi, Thomas Bartholin parle d'un jeune prince d'Allemagne qui mourut de diarrhée et de marasme, à la suite de la guérison d'une teigne muqueuse que l'on dessécha mal à propos.

nir à la guérir, quel que soit le remède que l'on emploie.

Et de plus, quand les mères de famille réclament les soins de l'art, dans cette circonstance, elles ne peuvent comprendre qu'une affection cutanée exige des remèdes intérieurs; les commères les fortifient dans leur funeste erreur, elles entravent la marche du médecin, et portent un préjudice considérable à la société, par les efforts funestes de leurs traitemens empiriques.

En général, mon ami, les maladies des enfans sont fort mal soignées, parce que les parens s'imaginent que la nature doit faire tous les frais pour leur guérison, et ils n'ont souvent recours au médecin que lorsqu'il ne peut plus être d'aucun secours, que lorsque les forces de l'enfant ont été épuisées; oserai-je convenir, mon ami, que cette négligence des parens a souvent été favorisée par la conduite de quelques médecins? oui, mon cher Livelan, en Bourgogne, il existe des gens de l'art qui apportent peu d'attention aux maladies des enfans; ils les négligent parce que, disent-ils, la nature doit être leur seul médecin; parce qu'ils ne peuvent se plaindre des maux qu'ils éprouvent, et qu'on ne peut les deviner; comme si les divers symptômes, comme si l'aspect seul de l'enfant ne devait pas indiquer son affection ; et en effet, n'est-ce pas en grande partie, d'après le faciès seul

de l'enfant malade, qu'on peut découvrir la nature et le siége du mal ?

Combien de maladies ne se trouvent-elles pas,
pour ainsi dire, dépeintes sur son visage et sur
tout son extérieur? Le faciès et l'état de la peau
sont-ils les mêmes dans une hydrocéphale, dans
une inflammation du ventre, dans une péripneu-.
monie, etc., etc., etc.

Les signes commémoratifs que les médecins
peuvent recueillir auprès des personnes qui soignent les enfans, ne les conduisent-ils pas à la
connaissance des causes qui ont pu les produire?
Pauvres enfans, l'homme de l'art qui devrait être
votre protecteur, vous abandonne quelquefois, et
et vous tombez dans les mains de l'ignorance qui
vous tue !

Une affection qui moissonne presque tous les
enfans qu'elle atteint, l'hydrocéphale ou hydropisie du cerveau, soit aiguë, soit chronique, offrirait
certes plus de chance de succès, si l'on avait recours au médecin dès qu'elle se manifeste. Tu sais
que le plus ordinairement cette maladie meurtrière
s'annonce par de l'inappétence, des envies de vomir, des vomissemens, souvent accompagnés d'un
état d'inflammation du ventre. Si, à cette époque,
on appelait le médecin, un examen attentif lui
indiquerait quel ennemi il aurait à combattre, il
pourrait triompher du mal en l'attaquant dès sa

naissance ; mais on cherchera à faire vomir l'enfant, ensuite on surchargera son estomac d'alimens ; l'affection fera alors de rapides progrès, et on n'aura recours au médecin que lorsqu'il ne sera plus en son pouvoir d'arrêter la marche de la maladie.

Le traitement de la petite vérole est entre les mains du peuple : on ne se donne pas la peine d'appeler le médecin ; on n'écoute pas ses conseils, la routine a prévalu sur les moyens employés par l'art. Heureusement la vaccine, par ses bienfaits, diminue considérablement la mortalité que causaient les traitemens empiriques de la variole ; cependant, malgré les succès évidens, il est encore beaucoup de pères et de mères de famille qui persistent dans un préjugé funeste contre cette découverte précieuse ; et beaucoup d'enfans, s'ils ne sont pas victimes de l'erreur de leurs parens, portent sur leur visage en caractères ineffaçables, les marques d'une insouciance et d'un entêtement coupables.

Dès que les enfans sont atteints de la petite vérole, les commères guérisseuses s'empressent de leur faire boire du vin rouge en abondance ; l'inflammation est alors exaspérée, la fièvre, les maux de tête, la douleur, chaque symptôme, augmentent d'intensité, et très-souvent une inflammation violente du poumon, des intestins, des membranes

du cerveau, etc., etc., est la suite de l'administration de cette boisson incendiaire (1).

La petite vérole volante, le plus ordinairement
si simple, si peu dangereuse par elle-même, est
traitée par ces femmes ignorantes de la même manière que la petite vérole ; l'administration du
vin a donné naissance à des accidens souvent funestes, qui n'auraient point eu lieu si on s'était
conduit sagement.

Quelle erreur, mon cher Livelan, de penser que
le vin de Bourgogne doit guérir toutes les maladies
cutanées des enfans ! Parce qu'une chose est bien-

(1) Je me rappellerai toujours avec une vive peine, la
perte d'une jeune personne de seize ans, atteinte d'une variole confluente, et qui était confiée à mes soins ; la maladie
s'était annoncée avec beaucoup de gravité : des symptômes
d'inflammation du poumon et des intestins avaient cédé
aux moyens appropriés ; l'éruption qui s'était ralentie, re-
prenait sa marche naturelle ; les parens et moi nous nous
bercions d'un espoir fondé, lorsqu'une amie, laissée seule
avec la malade, lui donne deux cuillerées de vin pour remonter, disait-elle, ses forces. Il était une heure. Dès le
soir, tout était changé. Le lendemain à neuf heures du matin, cette jeune personne avait cessé d'exister ; on fit l'ouverture de son corps, les pustules extérieures avaient diminué considérablement, le poumon droit était enflammé,
la surface intérieure des intestins l'était également, elle
était criblée de pustules, semblables à celle de la petite
vérole. Là, surtout, s'était portée l'affection.

faisante dans beaucoup de circonstances, faut-il, en l'appliquant mal, la changer en poison ? Il en est du vin comme de toutes les productions de la nature ; c'est du bon ou du mauvais usage que nous en faisons que nous en ressentons du bien ou du mal.

Je devrais ici te dire un mot des préjugés répandus sur le préservatif de la variole, sur la vaccine. Je me propose de t'en entretenir dans ma prochaine lettre. Les remarques faites au sujet du traitement de la variole s'appliquent à toutes les affections cutanées : ainsi la rougeole, ordinairement bénigne quand elle est bien soignée, et que les enfans ne sont pas préliminairement affectés de la poitrine, devient très-dangereuse par les traitemens empiriques des guérisseuses. Leur préjugé que le vin seul est ici nécessaire pour faciliter l'éruption, coûte la vie à la moitié des enfans atteints de cette maladie : l'usage du vin cause des ophtalmies extrêmement vives ; j'ai vu des enfans dont les larmes étaient si âcres et si brûlantes, qu'elles corrodaient la peau tendre de ces jeunes victimes ; cette boisson favorise les congestions du sang dans les poumons ; elle rend la toux plus sèche, plus fréquente, plus douloureuse, la difficulté de respirer plus grande, les douleurs de reins plus vives, la soif plus ardente ; la fièvre déjà très-forte dans cette maladie augmente d'intensité ; l'éruption au lieu d'être favo-

risée se fait mal, est presque toujours incomplète;
les taches rouges deviennent plus douloureuses,
leur couleur devient souvent livide, plombée; l'inflammation, au lieu de se borner à la peau, envahit
les organes intérieurs, et un état adynamique nommé putride résulte du breuvage donné dans l'invasion d'une maladie qui réclame l'usage des délayans légèrement sudorifiques.

J'en ai autant à te dire de la fièvre scarlatine,
même conduite à l'égard de cette affection, même
danger pour les enfans.

En général, leurs maladies tiennent à des causes
si multipliées, offrent souvent des symptômes si
obscurs, que l'homme de l'art se trouve quelquefois fort embarrassé pour en reconnaître la nature.

Quant aux gens du peuple, ils ne savent faire
aucune distinction entre elles; et à moins que
l'affection n'ait un caractère bien tranché, comme
la petite vérole, la rougeole, ils attribuent toutes
les maladies de leurs enfans, et tous les symptômes qu'elles offrent, à la présence des vers.

Les vomissemens, les coliques, les diarrhées,
le gonflement du ventre, sa dureté, ses engorgemens, les suffocations, la toux, l'épilepsie, les
fièvres, etc., toutes les maladies, en un mot, sont,
dans l'esprit populaire, déterminées par les vers.
Cette erreur devient bien funeste aux enfans que
l'on soumet, dans des affections si différentes, à

l'influence d'un traitement uniforme. Quand on réfléchit, mon cher Livelan, qu'une simple diarrhée peut devenir mortelle si on en a méconnu le caractère, on est effrayé de la hardiesse de ces commères qui se permettent de donner à tort à travers des conseils sur toutes les affections. Quel danger n'y a-t-il pas de se méprendre sur la nature, sur la cause d'une simple diarrhée ? N'est-il pas d'une grande importance de découvrir si elle est seulement primitive, essentielle, ou si c'est un simple accident survenu dans une affection, ou si c'est une crise qui diminue la force des symptômes et est bientôt suivie de la terminaison de la maladie.

Considérée sous le rapport et la nature des matières évacuées, la diarrhée saburrale ou stercorale qui est le produit d'une indigestion, est loin de ressembler à la diarrhée bilieuse qui a lieu surtout dans les affections gastriques, et qui consiste principalement dans l'excrétion d'une bile jaunâtre ou verdâtre. Dans la diarrhée putride, les matières sont brunes, noirâtres, très-fétides. Dans la diarrhée lientérique, les alimens sont rendus presque intacts : celle-ci ne ressemble pas à la diarrhée blanche d'Alphonse Leroy, etc, etc. Que de causes diverses, que de symptômes particuliers, quelle différence d'excrétion dans toutes les espèces de diarrhées, sur lesquelles je n'ai jeté qu'un rapide coup d'œil! ne nécessitent-elles pas des remèdes différens et appropriés à chaque mode d'affection?

Dans tous ces cas, ces femmes ignorantes emploient la rhubarbe, et rendant pernicieux ce médicament par leur mauvaise application, elles déterminent souvent les accidens les plus graves.

En effet, tantôt il faudra se servir d'un vomitif pour débarrasser promptement l'estomac, s'il n'est pas trop irrité déjà, et surtout, dans le cas, comme l'observe Cullen, où la diarrhée est due à la suppression de la transpiration; tantôt un léger purgatif sera préférable; quelquefois il faudra administrer des toniques, d'autres fois des émolliens.

Le médecin ira-t-il, dans une diarrhée lientérique, donner, comme nos guérisseuses, de la rhubarbe? Il prescrira un régime, il fera prendre des alimens faciles à digérer qui, sous un petit volume, contiennent beaucoup de substances nutritives, la décoction blanche, les gelées, les consommés, etc., etc., unis quelquefois aux toniques et aux astringens.

Est-il étonnant, mon ami, d'après cet exposé, que le traitement routinier des commères guérisseuses fasse périr au moins la moitié des enfans atteints de diarrhée?

Que d'enfans seraient conservés, mon cher ami, si, dès l'apparition des symptômes maladifs, les parens au lieu de s'en reposer sur eux-mêmes et d'administrer eux-mêmes des soins, et surtout au lieu de s'adresser aux charlatans et aux commères, reclamaient les conseils du médecin! Ne voyons-nous pas chaque année un nombre considérable d'enfans périr, surtout dans les campagnes, par la négligence, ou par la mauvaise administration des soins que se permettent de donner des personnes totalement ignorantes?

Sera-ce un de ces guérisseurs, sera-ce une matrone qui pourra reconnaître l'invasion du croup, qui saura employer les moyens nécessaires pour entraver la marche, pour s'opposer au développement d'une affection si meurtrière? Cependant, si dès le début de cette maladie, on a recours aux conseils de pareilles personnes, on sera pleinement rassuré, on pensera que l'enfant n'est attaqué que d'un rhume léger, on se conentera de préparer une légère infusion de quatre fleurs ou de violettes, etc., etc., sur l'effet bienfaisant de laquelle on se reposera. Mais peu de temps, peu d'heures après, l'affection prendra un autre caractère, la vie de l'enfant sera menacée; heureux alors, si, loin de perdre un temps précieux, on se hâte d'appeler le médecin, et s'il est encore en son pouvoir de rendre à la vie cette victime de l'ignorance (1)!

(1) Le jeune D...., âgé de six ans, fut le 25 janvier 1820, affecté d'une petite toux dans laquelle le docteur B..... re-

Que dirons-nous aussi, mon cher Livelan, du mode de traitement en usage parmi le vulgaire, contre l'engorgement des ganglions mésantériques qu'il appelle *carreau*. Cette affection exige beaucoup de sagacité de la part du médecin, un traitement différent selon diverses circonstances, selon les diverses périodes : mais on ne suit pas les sages conseils, on s'efforce de faire boire à l'enfant affecté de cette maladie dangereuse, du vin pur pour soutenir ses forces, on exaspère ainsi son état, on le fait périr, et on ose accuser l'homme de l'art de

connut aussitôt l'invasion du croup, et conseilla les moyens appropriés ; l'enfant étant d'une bonne constitution et robuste, il ordonna d'abord l'application de sangsues au col, et promit de revenir dans une heure. On se disposait à faire ce qui était ordonné, quand une de ces femmes qui s'arrogent le droit de disposer de la santé des gens assez crédules pour ajouter quelque foi à leurs prétendues connaissances, s'éleva contre l'ordonnance du docteur, la fit mettre de côté et conseilla une simple tisane d'orge : « C'est un rhume léger, un rhume de croissance, dit-elle aux parens. » Le médecin, à son retour, manifesta hautement son étonnement, son mécontentement et ses craintes fondées, on lui avait allégué qu'on avait craint d'affaiblir l'enfant. Trois heures après, l'enfant était dans un état de suffocation imminente ; honteux de leur conduite, les parens alors avouèrent leur faute à l'homme de l'art qui eut le bonheur, par des soins énergiques, et administrés avec promptitude, de rendre le jeune D.... à la tendresse de ses parens, désabusés par une expérience qui eût pu les priver de leur fils unique;

n'avoir pu s'opposer aux progrès d'un mal qu'il eût dompté sans la boisson incendiaire.

Quel rôle joue la présence des vers dans les maladies de l'enfance ! Je t'en ai déjà dit un mot, mon cher ami, les commères, les nourrices, les médicastres de tout genre attribuent à l'existence des vers tous les symptômes maladifs quels qu'ils soient ; aussi, que d'inflammations des intestins, que d'irritations sympathiques du cerveau, que de diarrhées, etc., etc., sont la suite des traitemens mis en usage pour expulser ces vers qui n'existent souvent que dans l'imagination des gens ignorans, et des gens crédules !

Je n'en finirais pas, mon ami, si je voulais passer en revue toutes les fautes commises journellement à l'égard des enfans malades. Chaque commère possède un remède certain, chaque guérisseur débite un baume qui non-seulement fait disparaître toutes les sortes d'affections, mais encore qui a la vertu de les prévenir.

Adieu, mon ami, je vais t'entretenir dans ma prochaine lettre de la vaccine et des préjugés qui s'opposent à l'adoption générale d'une découverte aussi éminemment précieuse. Déplore avec moi l'aveuglement funeste de la partie la plus nombreuse des hommes, et sache te préserver d'erreurs si dangereuses à la société.

LETTRE SIXIÈME.

Dijon, le 7 juin 1819.

APOLLONIUS A SON AMI LIVELAN.

Quand on réfléchit, mon cher Livelan, sur les désastres qu'entraînait autre fois après elle la petite vérole, quand on examine la dépopulation qui était la suite de ses funestes effets, on gémit sur l'aveuglement des personnes qui hésitent encore aujourd'hui à soumettre à l'influence bienfaisante du vaccin, leurs enfans qu'ils craignent cependant de perdre : mais si l'on considère que les plus grands ennemis de cette découverte ont été et sont encore des gens de l'art, l'étonnement et l'indignation remplacent la pitié, car ils sont seuls coupables d'un déplorable aveuglement.

Ces ennemis du bien présentent des objections, victorieuses, disent-ils, tandis qu'aucune n'est fondée, que toutes, sans exception, sont renversées par l'expérience. Examinons-en quelques-unes, c'est le moyen de faire ressortir l'évidence des bienfaits d'une découverte qui a rendu le service le plus important à l'humanité tout entière.

Les uns prétendent que la vaccine ne préserve pas constamment de la petite vérole, que son effet préservatif ne dure que quelques années ; les autres avancent qu'il est dangereux de s'opposer au développement de cette affection, parce que, disent-ils, elle est liée à notre constitution, elle est indispensable pour la santé future des enfans, elle épure leurs humeurs, et en l'empêchant de se manifester, on les expose à toutes les maladies causées par les humeurs. Il en est qui prétendent que si la vaccine n'est pas une maladie grave par elle-même ; elle dispose à d'autres affections, qu'elle en fait naître, qu'elle communique les maladies de l'enfant sur lequel on prend le vaccin ; enfin, on en trouve encore qui soutiennent qu'une maladie aussi légère que la vaccine, ne peut pas préserver d'une maladie aussi grave qu'est la variole. Heureusement pour l'humanité, mon cher Livelan, aucune de ces objections n'est fondée ; il n'est plus douteux que la vaccine préserve pour toujours du fléau variolique, les individus soumis à sa bienfaisante influence.

Depuis plus de quarante années que cette découverte a étonné le monde et immortalisé son auteur, nul des individus qui ont été bien vaccinés n'a été atteint de la peste variolique ; nous avons déjà par nous-mêmes vingt années d'expérience, et le succès depuis l'introduction de cette heureuse découverte en France, n'a pas été un instant douteux, les vaccinations faites avec soin en Angleterre, par le fameux *Jenner*, ensuite par *Péarson* et *Woodeville*, nous avaient déjà donné, il y a vingt ans, une semi-preuve que notre expérience propre a confirmée; pense, mon ami, que dès l'année 1799 la Bourgogne est en possession de la vaccine, et que dès 1778, plus de vingt ans avant, les premières observations avaient démontré, en Angleterre, les étonnans succès de ce précieux bouton; il n'est plus permis aujourd'hui de douter de l'efficacité de la vaccine et de sa propriété anti-variolique, et le pourrait-on avec quelque fondement, puisque la vaccine a été introduite dans toute les parties du globe; que dans les pays les plus chauds comme dans les plus froids, elle a parfaitement réussi, que partout elle a produit son effet préservatif; l'Europe, l'Asie, l'Afrique, l'Amérique connaissent actuellement ses bienfaits; partout les mêmes expériences ont été suivies du même succès, partout on offre à *Jenner* la couronne de l'immortalité, la reconnaissance et l'amour !

Il faudrait pour que l'objection de ceux qui prétendent qu'il est dangereux d'empêcher le développement de la petite vérole fût fondée, que l'humeur variolique fût innée en nous; il faudrait qu'elle dépendît du principe constituant de nos humeurs, et qu'elle fût, pour ainsi dire, liée au système humoral; il n'en est rien de toutes ces hypothèses; nous naissons, il est vrai, avec la disposition de contracter la peste variolique; mais le germe de cette affection ne naît point avec nous. La variole est une maladie étrangère, comme la syphilis : c'est un présent funeste apporté en Europe, elle n'est point utile au développement de l'humeur de gourme, elle ne fait par sa présence que compliquer les effets de cette salutaire dépuration, souvent elle l'entrave dans sa marche et donne lieu à des maux sans nombre quand elle existe conjointement avec cette viciation lymphatique; et n'est-il pas ridicule de penser qu'une peste pareille à la petite vérole qui, lorsqu'elle se dévie sur l'espèce humaine, en décime la septième partie, puisse être un moyen de dépuration, un moyen salutaire? Il faudrait pour que cette objection pût être admise, que la variole fût elle-même préservatrice de quelques maladies; mais sans être jamais nécessaire, elle est toujours nuisible, c'est un fléau qu'il fallait vaincre, qu'il fallait anéantir, et il appartenait à la vaccine d'en triompher.

Il est également facile de répondre d'une manière victorieuse à ceux qui prétendent qu'une maladie aussi légère que la vaccine, puisse donner lieu quelquefois au développement d'affection de nature très-grave, puisque l'expérience de quarante années a prouvé le contraire; et en effet peut-on raisonnablement supposer qu'une affection qui n'est presque

que locale, dont les symptômes généraux sont si faibles, puisse, par la suite, donner lieu à des maladies
graves ; il faudrait pour que cela fût à craindre , que
le virus vaccin produisît dans toute l'économie
une série de phénomènes véritablement graves ;
il faudrait que le virus vaccin se manifestât dans
d'autres lieux que dans celui seulement où il a été
déposé ; tandis que c'est dans le bouton seul qu'on
peut le recueillir, et ce bouton, tout en détruisant
une disposition générale, n'est qu'une maladie presque isolée, presque séparée, qui se développe,
croît et s'anéantit par elle-même sans communiquer aux solides et aux fluides de notre corps d'autres vertus que celle de neutraliser la disposition
qu'ils ont de recevoir le virus variolique ! L'expérience, mon ami, ne nous prouve-t-elle pas tous
les jours qu'un bouton vaccin desséché a perdu
toutes les qualités reproductives ; voyons-nous naître d'autres boutons que ceux que nous avons produits par l'inoculation, et depuis quarante ans a-t-on
vu se développer des maladies avec des phénomènes
nouveaux ? A-t-on remarqué depuis sa découverte,
que les maladies aient augmenté d'intensité ? Rien
de tout cela n'est arrivé , les maladies qui existaient
avant la découverte de la vaccine , existent encore,
et se développent avec leurs phénomènes particuliers et distincts ; les individus qui ont été vaccinés,
comme ceux qui ne l'ont point été , en sont égale-

ment atteints. Non-seulement la vaccine n'a causé aucune maladie, mais on a remarqué fréquemment que des affections, déjà existant ou développées pendant le cours de la vaccine, ont diminué d'intensité, et même ont disparu promptement. Ainsi M. Maunoir ayant vacciné un enfant qui avait des maux d'yeux très-rebelles, les vit disparaître pendant le développement de la vaccine, et il ne put attribuer cette guérison à aucune autre cause ; M. le docteur Husson, à qui nous sommes redevables d'un ouvrage rempli d'érudition et d'intérêt sur le sujet dont je te parle, a vu, à la suite de la vaccine, disparaître un engorgement aux poumons, une disposition scrophuleuse, et une migraine très-rebelle ; M. Odier a observé que la vaccine a amélioré, a consolidé la santé de plusieurs enfans faibles et débiles (1).

(1) Emilie G...., âgée de neuf ans, admise à l'Hôpital des Enfans en 1818, pour des engorgemens scrophuleux des glandes cervicales, et offrant les caractères du tempérament lymphatique, fut mise à l'usage des médicamens dits antiscrophuleux ; le traitement continué pendant deux mois n'avait procuré aucun changement dans l'état général et local de cette enfant, lorsqu'elle fut vaccinée ; l'inoculation réussit parfaitement ; peu de temps après, l'enfant nous parut en meilleur état de santé. Cette amélioration fit des progrès, et deux mois et demi après la vaccination, la petite malade sortit de l'hôpital. Les glandes cervicales n'étaient plus engorgées, le teint était plus animé, les chairs

On accuse encore la vaccine de se développer souvent de manière à constituer une maladie particulière qui, prétend-on, dispose à diverses affections.

Je veux parler de la fausse vaccine; or, tu sais que ce mode d'inflammation dépend, ou de ce que la personne soumise à l'inoculation, a déjà eu la petite vérole, ou de ce que l'on a vacciné avec du virus desséché, ou porté sur des fils durcis; dans le premier cas, dès le deuxième jour au plus tard, la piqûre s'enflamme, puis il se forme une vésicule ressemblant à un bouton ordinaire, et quelquefois à une simple plaie, qui dès le sixième jour commence à sécher. Ce bouton ne laisse qu'une tache à la peau et pas de cicatrice. Dans le deuxième cas, l'inflammation est causée par l'irritation physique que déterminent du vaccin trop desséché et devenu comme vitreux, puis liquifié par l'humidité de la partie, ou des fils trop durs imprégnés de vaccin, etc. C'est l'effet de tout corps étranger introduit sous l'épiderme.

Il développe rapidement l'inflammation et la purulence; cette phlegmasie est locale, le tissu cellulaire qui entoure l'insertion devient le siége de

plus fermes, la constitution générale s'était beaucoup fortifiée. Je vaccinai en 1812 deux jeunes personnes affectées de *chloroses* : les menstrues s'établirent immédiatement après le développement de la vaccine.

la matière purulente. La fièvre secondaire naît sous l'influence de cette irritation locale et cesse dès l'instant que le pus du faux bouton vaccin s'est écoulé; ainsi donc la fausse vaccine n'est pas plus susceptible que la véritable de donner des maladies à celui sur qui elle se développe.

Il ne faut, tu le sais, mon cher Livelan, qu'un seul bouton vaccin pour mettre le vacciné à l'abri d'une maladie aussi grave que la petite vérole, et quoi qu'en puissent dire les détracteurs du vaccin, l'expérience a encore confirmé cette vérité.

Que les ennemis de la vaccine cessent donc de fortifier dans l'esprit des pères et des mères des craintes qui doivent s'évanouir à jamais; leur raison doit enfin s'épurer au creuset de l'expérience. La vue de succès aussi constans, aussi prodigieux, aussi universels, doit ramener les hommes les plus prévenus; que peut-on en effet encore opposer de bonne foi à cette série de faits innombrables et partout identiques? Oui, j'aime à le croire, mon cher ami, le temps n'est pas éloigné où chaque père de famille s'empressera de soumettre à l'influence bienfaisante de la vaccine, ses enfans nouveaux-nés.

Déjà dans chaque canton il est des maisons qui, comme des temples, sont ouvertes au public et où les médecins vaccinateurs de toute la Bourgogne se rassemblent pour inoculer gratuitement la vaccine à tous les infortunés; les préfets et sous-préfets,

les maires rappellent chaque jour à leurs administrés les instructions du gouvernement ; les ecclésiastiques toujours intéressés et toujours prêts à
propager le bien, éclairent le peuple sur les bienfaits de la vaccine ; de toutes parts on s'efforce de
présenter le secours avant le danger ; encore quelques années, on n'hésitera plus ; les pères et mères
secoueront le joug imposé par l'opinion ignorante,
la mauvaise foi, les propos vulgaires et les rapports
mensongers ; les craintes feront place à la vérité
des rapports fidèles des médecins. L'erreur, l'insouciance et l'aveuglement des parens ne seront
plus gravés en caractères ineffaçables sur le front
de leurs enfans ; les formes primitives seront conservées ; la population ne sera plus décimée par ce
fléau destructeur, la vaccine l'aura vaincu, elle en
aura alors complétement triomphé ! ! !

Je ne quitterai pas ce sujet important sans te
faire connaître que les intéressantes expériences du
docteur Loy prouvent évidemment que l'homme
peut contracter la vaccine par le contact de la matière fournie par la maladie des chevaux, appelée
Eaux aux jambes. — Ainsi la vache ne fournit
pas seule le préservatif de la variole. — Cette découverte, annoncée par Jenner, a été mise dans
tout son jour par MM. Tanner, Lupton, Sacco,
Lafont, et principalement par M. Loy. M. le docteur Husson, que es importans travaux sur la vac-

cine rendent si cher à l'humanité, inocula à plusieurs enfans la matière contenue dans des boutons parfaitement semblables à ceux de la vaccine, qui s'étaient développés sur le poignet d'un cocher qui pansait un cheval atteint d'eaux aux jambes ; et sur les enfans inoculés se développa une vaccine régulière.

Adieu, mon cher Livelan ; dans ma première lettre je continuerai mes remarques sur les préjugés populaires, sur leurs influences pernicieuses, et sur les obstacles qu'ils apportent dans l'exercice de l'art de guérir ; en attendant, porte-toi bien et continue-moi ton amitié.

~~~~~~

LETTRE SEPTIÈME.

Dijon, le 4 juillet 1819.

APOLLONIUS A SON AMI LIVELAN.

Les préjugés, les sottes pratiques, mon cher Livelan, n'arrêtent pas seulement l'homme de l'art dans les traitemens des maladies des enfans, il faut que l'espèce humaine paie un tribut à l'ignorance et à la superstition depuis la naissance jusqu'à la mort.

Les maladies qui attaquent l'homme dans sa jeunesse, dans l'âge viril, dans la vieillesse, sont moins nombreuses peut-être que les erreurs relatives à la médecine, qui les assiégent et qui les tuent.

Je te tracerai rapidement l'esquisse de quelques-unes; tu jugeras si le médecin ne doit pas déplorer le triste sort des humains qui, entourés, éclairés par toutes les ressources de l'art, les évitent, les repoussent pour se livrer aveuglément à l'empire des préjugés et des pratiques populaires.

Commençons notre examen par dire un mot du traitement de la fièvre parmi le peuple; car la fièvre, selon lui, est un être particulier (1), et on

(1) Le mot fièvre n'indique pas plus un être individuel,
~~~~~~

ne peut le détromper. Quelle que soit l'espèce de fièvre, quelle qu'en soit la cause, quel qu'en soit le caractère, qui décident de la nature du traitement à employer, le vulgaire a la fièvre et veut un remède contre la fièvre ; qu'elle réclame une médecine très-active, ou qu'il suffise pour la guérir d'une médecine expectante, le charlatan vantera son remède comme souverain. Or, tu sais, mon ami, que si la fièvre est inflammatoire, on n'ira pas se servir, pour la combattre, des moyens qu'on emploiera si elle est bilieuse, ou si elle est muqueuse, ou si elle est intermittente, etc. Dans tous ces cas si divers, l'homme crédule croira *couper* la fièvre en buvant de l'eau-de-vie, avec du poivre et du miel, ou autre liqueur semblable ; et tu juges ce qui doit en résulter.

Il est de certains endroits en Bourgogne où règnent assez communément les fièvres intermittentes, et dont les habitans prétendent se débarrasser en ceignant un arbre, qu'ils regardent comme sacré, avec un lien dont ils se sont entouré le corps auparavant (1).

Que d'accidens fâcheux souvent causés par la répercussion d'érysipèles ! C'est au moyen d'ap-

que le mot arbre ne désigne un végétal particulier (RI-CHERAND, *Erreurs populaires.*)

(1) Si un frère mendiant demande la fièvre pour l'amour de Dieu, il la prendra (JOUBERT.)

plications froides et styptiques que les gens du peuple ont l'habitude de faire disparaître cette affection dès qu'elle se manifeste, sans jamais examiner quelle en est la cause, quelle en est l'espèce. Des compresses trempées dans de l'eau vinaigrée, ou de l'eau blanche (faite avec quelques gouttes d'extrait de Saturne), sont de suite appliquées sur la surface érysipélateuse; l'inflammation disparaît, et trop souvent se porte sur un organe intérieur (1).

Tu sais cependant combien il est important d'agir contre la cause de cette affection : ainsi, tantôt elle ne disparaîtra qu'après l'administration d'un laxatif, d'un vomitif, tantôt après une évacuation sanguine, etc., etc. Irait-on se servir de répercussifs contre les érysipèles périodiques ayant lieu chez plusieurs femmes qui ont éprouvé une suppression menstruelle, et revenant chaque mois vers l'époque où l'écoulement des règles doit avoir lieu ? N'a-t-on pas vu des érysipèles salutaires, opérer, par leur éruption soudaine, la solution d'affections dangereuses ? *Klein* rapporte qu'un zona abdominal fit disparaître une cardialgie chronique ; on a beaucoup d'autres exemples de ces effets

______

(1) *Erysipelas verd foris quidam extare utile, intrò autem vergere lethale ; cujus quidem rei indicium est, cùm, rubore evanescente, pectus gravatur, et ægrius spiritum trahit æger.* (Hip. Coac., n°. 366).

salutaires. Faudrait-il dans ces cas se servir de répercussifs? On ne peut les employer sans danger que quand l'érysipèle est purement accidentel, causé par l'insolation, la piqûre d'un insecte, etc.

Quel champ plus fertile en moyens curatifs prétendus infaillibles que l'histoire des dartres ! Partout il existe des remèdes secrets seuls capables de les guérir. Chacun les débite, chacun y ajoute confiance; et, en effet, si le plus ordinairement ces remèdes ne changent rien à la maladie, si même ils l'aggravent, n'est-il pas quelques exemples de disparition de dartres par leur emploi? mais dans ce dernier cas, on se garde bien de parler des maux de tête, des toux, des douleurs de poitrine, des coliques, etc., etc., suite de l'action directe de ces remèdes infaillibles, ou de la répercussion du virus herpétique sur les parties intérieures et surtout sur les membranes muqueuses (1). Que me servirait de te rapporter des exemples fâcheux, suite de ces traitemens empiriques? ils sont très-nombreux, et malheureusement funestes. Déplorons la sottise de ceux qui mettent leur confiance

(1) La tendance du virus herpétique à se propager aux membranes muqueuses, indiquée par Hippocrate et rappelée par un de nos plus habiles praticiens, le docteur *Alibert*, a été fréquemment vérifiée par lui; il a eu souvent occasion de remarquer les effets du vice herpétique agissant sur le cerveau, les intestins, le foie, etc., etc.

dans des gens qui en sont indignes, et dont toute la science est fondée sur la crédulité des hommes.

N'oublions pas de signaler ici l'erreur qui attribue aux dartres un caractère contagieux. Chaque jour de nouvelles observations paraissent détruire cette idée. Rappelle-toi que l'amour de la science et de la vérité porta M. *Alibert* à s'inoculer deux fois du pus herpétique, et que ces expériences n'eurent aucune suite. Honneur au médecin philantrope qui, par ce bel exemple, instruit l'homme à approfondir les maux de son semblable, et à les combattre au lieu de le repousser !

Je le répète, mon ami, aucune affection ne mérite davantage d'être confiée aux soins d'un médecin sage et éclairé !

Les mêmes réflexions nous sont suggérées par les remèdes vantés contre la gale, et contre les affections cachées qui proviennent de cette maladie. Tous ces remèdes possèdent la vertu de prévenir les suites de la gale. Cette affection a de tout temps procuré une ample récolte aux charlatans inventeurs de remèdes précieux dont la recette est un mystère. Sans vouloir chercher à citer les noms et les inventeurs prétendus de ces remèdes précieux, je me contenterai de te dire qu'ils sont composés en grande partie de sublimé corrosif, d'arsenic, d'acétate de plomb, etc., etc., de toutes substances corrosives et répercussives. Ces guéris-

seurs s'en servent pour toutes les gales, sans distinction d'espèce, d'ancienneté, de complication.
Il résulte de leur emploi des coliques, des spasmes,
des tremblemens, de la salivation, des éruptions
consécutives non psoriques, de vives démangeaisons; des lotions arsenicales ont déterminé plusieurs empoisonnemens; M. *Antoine Petit*, chirurgien de l'Hôtel-Dieu de Lyon, en rapporte un
exemple. Voilà, mon cher Livelan, où conduisent
l'ignorance et la crédulité; et si les campagnes de
la Bourgogne n'étaient pas infectées par une foule
de commères et de guérisseurs, elles compteraient
beaucoup moins de victimes.

Les inflammations de poitrine, pleurésies, pé-
ripneumonies, moissonnent plus de la moitié des
habitans des campagnes, faute d'un traitement méthodique. Les commères et les guérisseurs à domicile sont dans l'usage de se contenter d'appliquer sur le point douloureux des tuiles chaudes
entourées d'un linge trempé dans le vinaigre, ou
bien ils se servent d'avoine grillée, ou de croûtes
de pain brûlées, arrosées de liqueurs acides; du
vin chaud est le remède intérieur; ils surchargent
le malade de couvertures pour le faire suer; et par
tous ces moyens ils s'imaginent débarrasser l'organe affecté, tandis que ces affections exigent les
connaissances les plus positives en médecine et
souvent les remèdes les plus actifs.

Le rhumatisme, cette affection contre laquelle la médecine le mieux dirigée vient souvent échouer, paraît être le triomphe des guérisseurs, des commères, des bonnes femmes qui ne connaissent contre le rhumatisme qu'un seul remède, mais qui est souverain. Tu sais cependant quelle différence il existe entre l'état aigu et l'état chronique du rhumatisme ; il en résulte des indications générales tout-à-fait différentes, subordonnées en outre à l'âge, au sexe, au tempérament du sujet, aux causes, au siége de l'affection, etc., etc. Mais pour le guérisseur le nom seul de rhumatisme indique le remède du rhumatisme : aussitôt il cherche à provoquer une transpiration abondante en mettant les malades dans des tonneaux remplis de feuilles de verne échauffées, ou de feuilles d'ièble ; il les y laisse jusqu'à ce qu'ils soient affaiblis par la sueur ; il a soin de seconder l'effet de ce bain par de fortes infusions de sureau prises à l'intérieur. Il est fréquent que les malades soient dans ces bains affectés d'évanouissemens, de spasmes et d'autres accidens ; il est très-rare qu'ils se trouvent soulagés, et il est d'expérience journalière que la majeure partie des personnes soignées de cette manière voient leur maladie s'exaspérer.

Peut-on ainsi traiter une affection qui exige une médication variée, difficile, et qui ne saurait être dirigée par des mains trop exercées ? Le médecin

emploiera-t-il les bains de verne au lieu des rafraîchissans, des antiphlogistiques, des purgatifs, des
bains tièdes, des saignées locales et générales, etc.?

Il est de la plus haute importance de bien établir le diagnostic des crampes, dont les causes
établissent une grande différence dans le traitement. Lorsqu'elles se manifestent aux membres
inférieurs chez les personnes qui ont le système
nerveux très-développé, chez les personnes hystériques ou hypocondriaques, elles peuvent céder
assez facilement à des médicamens calmans et
adoucissans; tandis que si l'estomac en est le siége,
ce qui constitue une affection des plus graves, il
faudra combattre la crampe par l'emploi sagement
combiné des moyens qui agissent directement sur
l'estomac, et peuvent calmer la douleur et l'irritation dont il est le siége; et si l'on ne peut par leur
usage faire cesser le spasme et l'irritation, on cherchera par les dérivatifs à les détourner de l'estomac. C'est ici le cas d'employer l'oxide blanc de
bismuth, nommé *magister de bismuth,* uni aux
applications émollientes, et souvent aux saignées
locales, etc., etc. Tu sais que c'est à ce médicament que je suis redevable de la guérison d'une
crampe d'estomac qui me causait les plus vives
douleurs.

Mais le guérisseur ignorant peut-il reconnaître
toutes ces espèces de crampes? Partout où une

crampe se manifeste, il l'attaque par le remède
des crampes, et ce remède est infaillible. Si la
crampe siége aux membres, une ficelle, soufrée
ou non, et modérément serrée, la fera cesser; si
elle se fait sentir à l'estomac, des applications, des
frictions stimulantes seront faites sur la région de
cet organe, et le malade boira une forte infusion
de romarin. Cette boisson augmentera les douleurs, et c'est ce que le charlatan appelle produire
son effet. Oui, sans doute, le remède fait son
effet; il tue la victime qui périt dans les douleurs
atroces causées par l'exaspération de la crampe
nerveuse, ou par une gastrite, ou une entérite.

Les hémorragies dont la connaissance exacte
est indispensable pour indiquer leur véritable traitement, sont encore soumises à l'empire des charlatans et des commères; sans s'inquiéter si elles
tiennent à une disposition innée ou acquise, si
elles dépendent d'une cause passagère et peu importante, si elles remplacent une autre hémorragie
supprimée, si elles sont critiques pendant une maladie, si elles dépendent d'une maladie elle-même,
ils cherchent par tous les moyens styptiques à
l'arrêter le plus tôt possible. Les guérisseurs de
campagne se servent d'une dissolution d'alun et
de vitriol bleu pour les hémorragies nasales; ils
en imbibent un tampon qu'ils introduisent dans
les narines. Ont-ils affaire à un crachement de

sang? les infusions de grande consoude de roses de Provins, de grenades sont aussitôt employées. Heureux encore si leur empressement à arrêter une hémorragie ne les pousse pas à se servir de pilules alumineuses et d'acides végétaux à l'intérieur, pour donner des remèdes infaillibles!

Les hémorroïdes dont les espèces, dont les variétés sont si nombreuses, exigent beaucoup de prudence dans l'emploi des moyens curatifs; rarement cette affection est purement locale, mais le plus ordinairement critique et symptomatique; aussi doit-elle dans ces cas être respectée. Il est des circonstances particulières où l'art doit y porter remède, et ces circonstances ne peuvent être appréciées que par le médecin; et encore combien ne faut-il pas de précautions et de prudence pour obtenir un résultat satisfaisant! Cependant, après avoir consulté les médecins, les gens de la campagne surtout s'adressent aux charlatans pour se faire guérir; ils ne peuvent s'imaginer que l'art doit respecter l'existence de quelques maladies. Le médecin est pour le vulgaire un ignorant dès qu'il n'est pas guérisseur; et du reste, s'il jugeait à propos d'appliquer un exutoire, tel qu'un cautère, un vésicatoire, ces mots équivalent au mot *peste* pour le campagnard Bourguignon; et sur cent individus qui en auraient le plus grand besoin, il n'en est pas quatre qui s'y soumettraient.

Rendons grâces, dans ce cas, à la crédulité des hommes qui pensent se guérir par le secours des amulettes et autres moyens analogues ; une bague portée au doigt entretient l'homme affecté d'hémorroïdes dans une utile sécurité ; et s'il a le bonheur de s'en tenir à ce remède innocent, sa santé, son existence ne sont pas sacrifiées.

L'établissement de la menstruation, soit accidentelle, soit naturelle, est accompagné et suivi chez les personnes du sexe de phénomènes qui très-souvent exigent la surveillance d'un œil très-exercé, pour s'opposer à des accidens graves : pour les prévenir, le médecin n'aura quelquefois recours qu'à des moyens hygiéniques, tandis que d'autres fois il fera une médecine plus ou moins active, et plus ou moins variée, selon les tempéramens et selon les symptômes généraux ou particuliers. Ainsi les saignées locales et générales, les délayans, les évacuans utiles dans plusieurs circonstances, seront remplacés dans d'autres par les préparations martiales, les aromatiques, les toniques, les frictions, etc., etc.

Les femmes doivent observer avec d'autant plus d'attention les règles de conduite que le médecin leur trace lors de l'établissement des menstrues ou de leur suppression, que leur santé future dépend ordinairement des soins qu'ils prennent dans ces circonstances ; mais nos guérisseurs et nos commères les détournent de se confier au médecin ; elles insinuent dans l'esprit des habitans de la campagne, que le travail de la menstruation doit être abandonné aux soins de la nature ; mais ils ont soin d'accompagner ce jugement de quelques bouteilles contenant du vin blanc, dans lequel ils ont fait infuser des plantes aromatiques. Juge quels effets doivent résulter d'un tel remède chez les femmes qui réclamaient l'usage des adoucissans, des calmans et des évacuans ! Malgré les accidens déterminés par un traitement aussi empirique, le médecin est rarement consulté dans les cas dont je te parle, un traitement suivi pendant quelques jours déplaît aux gens de campagne ; il leur faut des secours prompts, et le charlatan seul peut avoir l'effronterie de leur promettre d'enlever leur mal *comme avec la main.*

Les affections des yeux, de l'oreille, l'épilepsie, l'apoplexie, qu'on nomme coup-de-sang, la paralysie, sont toutes prévenues, combattues, guéries par des poudres, des pilules, des eaux composées, des baumes, etc., etc. Tous ces remèdes efficaces ont opéré des cures merveilleuses ; chacun a soin de s'en munir, et pendant qu'il s'en sert, la cataracte, les taies de la cornée qui devaient être mangées par les poudres et les eaux, la goutte sereine, la surdité font des progrès, et parviennent à un degré où l'art ne peut plus les vaincre. L'é-

pilepsie dont le médecin eût pu modérer les accès,
est devenue plus fréquente et plus fâcheuse ; malgré la fiole antiapoplectique, des accès d'apoplexie
se sont manifestés ; s'ils n'ont pas mis un terme à
l'existence de la malheureuse victime, ils l'ont menacée, ils ont déterminé des paralysies qui la pri-
veront de l'usage de ses membres, ou de ses sens.
Eh bien ! un guérisseur aura encore l'impudence
d'assurer la cure de cette paralysie, en appliquant
sur les parties affectées des topiques stimulans ; et
pendant qu'il perdra son temps ainsi, sans s'occuper de la cause qui, presque seule, exige toute
l'attention, une nouvelle attaque d'apoplexie tran-
chera une vie à moitié éteinte.

Adieu, mon ami ; détournons un instant nos
regards de l'affligeant tableau de ces misères hu-
maines, l'âme sensible a besoin de repos.

LETTRE HUITIÈME.

Dijon, 2 août 1819.

APPOLLONIUS A SON AMI LIVELAN.

Les coliques de toute espèce offrent à l'observateur philantrope des remarques et des réflexions bien pénibles; les guérisseurs, les commères ignorant les différences qui existent entre ces affections, les traitent toutes de la même manière. La colique venteuse, la menstruelle, l'inflammatoire, la bilieuse, la spasmodique ou hystérique, la néphrétique, la stercorale, fréquente chez les femmes enceintes, etc., etc., seront toutes combattues par une boisson composée de vin chaud, dans lequel on fait bouillir de la canelle, de la muscade et des cloux de girofle. Que peut-il en résulter si je te fais observer que la colique menstruelle exige l'emploi des dérivatifs, tels que des bains de pied irritans, quelquefois de la saignée générale ou des sangsues à la vulve, et à l'intérieur l'usage des calmans?

Cette boisson incendiaire fera-t-elle cesser la colique qui survient aux femmes enceintes, au deuxième, troisième ou quatrième mois de leur grossesse? cette colique qui reconnaît pour cause l'afflux de sang qui peut déterminer l'avortement, et qui réclame l'emploi des adoucissans, des rafraîchissans, et de la saignée du bras; la colique nommée stercorale causée par la quantité et la qualité des matières accumulées dans l'intestin, ou dans les derniers temps de la grossesse, par la pression de la matrice sur le rectum, et dans ce cas, purement spasmodique; celle du même nom qui se remarque très-souvent chez les femmes qui ont eu plusieurs grossesses, et qui dépend de l'amas des matières dans des sortes de culs-de-sac déterminés à l'intérieur de l'intestin, par la compression qu'exerçait sur eux l'utérus, se dissiperont-elles autrement qu'en facilitant la sortie des matières contenues, et qu'en joignant souvent aux évacuans, l'usage des calmans, des antispasmodiques, et même des antiphlogistiques de tout genre? Que d'accidens causés alors par le vin aromatisé !

Sydenham, *Tissot*, *Boerrhaave*, qui ont tracé l'histoire des coliques bilieuses avec tant de sagacité, tant d'exactitude, ont-ils conseillé de les combattre avec le vin, la canelle, la mnscade et les cloux de girofle? Cette boisson adoucira-t-elle la douleur atroce qui constitue la plus terrible des coliques, que *Sydenham* a nommé bilieuse épidémique? Fera-t-elle cesser la bilieuse sporadique, ou celle qui dépend de la présence de calculs dans la vésicule biliaire? Que produira-t-elle dans des cas qui réclament les délayans, les acidules, les fomentations émollientes sur le ventre, quelque-fois les émétiques, les évacuations sanguines, etc. Tu sais, mon ami, que la colique inflammatoire, la néphrétique exigent les antiphlogistiques de tout genre ; je ne passerai pas en revue chaque espèce de colique, c'est peut-être contre la venteuse que l'in-fusion aromatique offrira quelque soulagement ; mais il faut toujours faire précéder leur emploi par l'usage des moyens propres à arrêter la fermenta-tion des substances, et favoriser la sortie des gaz contenus dans le tube intestinal distendu, et à le ramener à son diamètre naturel ; aussi, mon cher Livelan, avons-nous à gémir chaque jour sur les malheureux qui, réclamant les secours de nos gué-risseurs contre ces affections, deviennent les vic-times de leur remède homicide.

Chaque jour d'effrontés charlatans ne vantent-ils pas contre les palpitations, des fioles qui con-tiennent une liqueur toujours excitante, et débitées à tort et à travers, reçues avec confiance, c'est par leur usage seul que le peuple pense se guérir : est-ce là le remède à employer contre le dévelop-pement d'un anévrisme ? Est-ce là le moyen de faire cesser des palpitations nerveuses ?

Que de réflexions pénibles à faire sur les trai-temens de la maladie vénérienne ! A combien de fourbes n'ont-ils pas donné naissance ! L'imposture, on peut le dire, s'est emparé du traitement d'une affection qui, revêtant les formes les plus singulières, se voilant sous des apparences multi- pliées et diverses, ne peut être reconnue que par l'œil exercé, ne peut être suivie, atteinte et com- battue, que par une main habile et sûre. Tous ces remèdes qui agissent sûrement et en peu de temps, sont des répercussifs ; le charlatan n'a d'autres in- tentions que de faire disparaître les symptômes ap- parens ; mais l'affection générale subsiste, elle reste masquée pendant un temps plus ou moins long, et reparaît enfin plus formidable que jamais : le jeune homme plein de confiance dans le traite- ment, dans l'assurance que lui a donnée le guéris- seur, transmet à sa jeune épouse le poison dont il était infecté ; il devient père et souvent il a la douleur de voir ses enfans victimes, comme leur mère, de sa crédulité, héritiers dès leur naissance (1)

(1) Il existe des exemples d'enfans nés avec des signes certains d'infections syphilitiques. M. Cullerier en a observé plusieurs. M. Bertin en a inséré quatre dans son Traité de la maladie vénérienne chez les enfans nouveaux-nés, les femmes enceintes et les nourrices ; elles lui ont été fournies par M. Gilbert. Pleuk est intimement persuadé que l'enfant peut venir au monde avec cette affection, et il la distingue en congeniale et acquise. Notre estimable ami le docteur Lagneau admet aussi ce mode de communication du virus syphilitique. Je suis également de cet avis.

d'une source impure qui portera à leur existence une atteinte funeste, et peut-être fatale.

S'il était possible, mon cher Livelan, de réunir dans le même cadre toutes les sottises, toutes les fautes commises par le charlatanisme dans le traitement des maladies, nous verrions chaque affection subordonnée à une foule de pratiques toutes bizarres, toutes plus ou moins dangereuses. L'un débite un remède qui a la vertu de dissoudre les obstructions du foie, les pierres de la vessie, de fondre les engorgemens de la rate (1) ; un autre

(1) L'engorgement, la dureté du foie se remarquent à la suite de son inflammation chronique, ou dépendent de la production de tissus développés dans son parenchyme ; ainsi, on trouve souvent dans ce viscère des tubercules de diverses espèces, plus rarement le tissu squirreux, etc. Des boissons, des pilules, qui toutes ordinairement sont irritantes, peuvent-elles s'opposer aux progrès d'une affection qui réclame une médication difficile et variée, basée sur les adoucissans et les dérivatifs ? Le charlatan veut, par des boissons, par des injections acides, alkalines, dissoudre les calculs de la vessie ; l'action de son médicament opère ; mais sur l'estomac, mais sur la vessie, il détermine leur inflammation, et le malheureux sera forcé tôt ou tard d'avoir recours au seul remède, l'extraction du calcul. — Suite fréquente des fièvres intermittentes, le gonflement de la rate n'aurait pas eu lieu si, au lieu d'écouter d'absurdes conseils, le malade avait réclamé le secours de l'art. L'administration du quinquina eût arrêté cette fièvre, et eût par conséquent

possède un secret qui procure la guérison complette de la phthisie pulmonaire (1); celui-ci peut
seul guérir, quel que soit son degré, l'ascite (ou
hydropisie du ventre (2)); celui-là fait appliquer
sur une dent cariée du baume du Commandeur,
de l'encens. Il s'oppose à l'extraction de la dent,
parce que c'est la dent œillère; le peuple le croit,
et préférera souffrir les douleurs les plus vives,
qui sympathiquement se portent jusqu'à l'oreille,
et préfère même risquer la perte des autres dents,
que de perdre l'œil par suite de l'extraction de la
dent. Si le patient n'a recours au baume ou à l'essence, il a soin de couper ses ongles tous les lun-

prévenu l'engorgement de la rate; mais le sot guérisseur
l'attribuera à l'usage du quinquina, et prétendra le dissi-
per avec des emplâtres revêtus du titre de fondans.

(1) C'est le comble de l'ignorance et de la fourberie. Dès
que la phthisie est confirmée, que les tubercules ont passé
de l'état stationnaire à l'inflammatoire, qu'ils ont commencé
à augmenter de volume et à se ramollir, la possibilité de la
guérison n'est, il est trop malheureusement vrai, qu'une
vaine chimère. L'art possède seulement quelques moyens
de diminuer les souffrances, de retarder le développement
de la phthisie, et même de prolonger l'existence.

(2) Parvenue à un certain degré, la collection aqueuse
ne peut être évacuée que par la ponction. D'ailleurs cette
affection dépend de causes si multipliées et si différentes,
que ce sont ces causes qu'il faut combattre presque seules :
par leur cessation, disparaîtra l'hydropisie.

dis; son guérisseur touche ses dents en balbutiant quelques mots inintelligibles, et c'est un remède divin (1).

Enfin, un guérisseur prétend que la guérison d'un ulcère à la jambe ne peut s'obtenir qu'en faisant beaucoup d'exercice, et qu'en faisant usage de ses drogues pour purifier la masse du sang (2).

(1) La dent petite molaire supérieure que l'ignorance a nommée *œillère*, ne communique pas plus directement à l'œil que les autres dents; il n'existe pas de nerf qui les unisse l'un à l'autre comme on se plaît à le prétendre.

(2) Un ouvrier charpentier m'en offrit un bien funeste exemple. Une planche tombée sur sa jambe l'avait légèrement écorchée, le moindre soin aurait suffi pour guérir cette petite plaie. il s'adresse à un guérisseur qui applique sur la partie dénudée un emplâtre de poix de Bourgogne, et engage le blessé à le venir trouver dans deux jours; il lui fait prendre à l'intérieur une tisane qu'il appelle dépurative, et qui au bout de quelques jours détermine des coliques et la diarrhée : dès le troisième jour, une plaie grave remplaçait une simple écorchure. Devait-il en être autrement? Sous prétexte de faire couler l'humeur, le charlatan entretint pendant trois mois une suppuration abondante; il recommandait surtout l'exercice. Pendant ce temps, la plaie fit de rapides progrès; le malade fut forcé de cesser son travail, et alors il demanda son admission dans un hôpital.

L'ulcère était plus large que la main, profond; ses bords étaient relevés, durs; sa surface grise rendait un pus abondant, fétide; le tibia était dénudé dans une étendue de quatre à cinq pouces; les douleurs étaient atroces; le ma-

Je borne ici, mon cher Livelan, mes considérations particulières sur le traitement de quelques maladies ; ce tableau n'est que faiblement ébauché, mais il te suffira, j'espère, pour faire apercevoir combien il est nécessaire que le gouvernement aide le médecin philantrope, châtie et extirpe le charlatanisme, fléau le plus dangereux pour la société. Auras-tu le courage, mon cher Livelan, dans l'ouvrage que tu te proposes de publier pour le bien de l'humanité, de retracer tous les vices dont je ne puis t'esquisser que faiblement l'immense tableau ? Auras-tu la fermeté d'implorer le secours protecteur des lois ?

Adieu, mon ami ; dans ma prochaine lettre je te parlerai d'une sorte de guérisseurs femelles connues sous le nom de ravaudeuses, de rebroyeuses, qui désolent nos campagnes par leurs sottises. J'attends de tes nouvelles avec impatience.

lade était dans un état d'épuisement général. La surface d'os dénudée se nécrosa, et sans le secours bienfaisant de l'art, ce malheureux n'eût pu supporter les efforts de la nature ; c'eût été une victime de plus immolée par la fourberie.

LETTRE NEUVIÈME.

Dijon, le 9 septembre 1819.

APPOLLONIUS A SON AMI LIVELAN.

Les matrones accoucheuses et les commères guérisseuses ne sont pas les seuls charlatans femelles qui trompent le public sur leur ignorance grossière, quoiqu'elles se vantent de posséder la science ; cette manie de vouloir guérir est devenue épidémique parmi la basse classe de la société : et il est beaucoup d'autres femmes qui, sous des noms aussi bizarres que le ministère qu'elles exercent, trompent tous ceux qui ont la faiblesse de les consulter. Les unes sont nommées *ravaudeuses*, et *raccrochent l'estomac*, qui ne se décroche point ; les autres, nommées *rebroyeuses*, guérissent le prétendu *mal de mère*, toutes sont des pestes publiques qu'il serait de l'intérêt social d'anéantir.

Les ravaudeuses prétendent remonter les estomacs qui sont descendus, et pour me servir de leurs expressions elles raccrochent *le crochet de l'estomac*. Les gens de la campagne y ont une telle confiance que dès qu'ils ont une indisposition, ils s'imaginent que leur estomac est décroché, et ont recours à ces femmes pour le faire remettre à sa place. Les créatures qui se livrent à ce vil métier en connaissent bien la fourberie ; elles savent parfaitement que l'estomac n'a point de crochet et que par conséquent il ne peut se déplacer ; mais il leur importe beaucoup d'entretenir dans cette erreur les personnes qui se présentent à elles, puisque c'est à leurs dépens qu'elles se procurent une existence. Ce qui tend encore à propager cette sotte erreur, c'est que parmi le grand nombre de dupes qui passent entre leurs mains, il en est qui se trouvent bien de leur remède, et ce succès suffit pour donner à la ravaudeuse une vogue très-considérable. La description de l'opération nommée *ravaudage* t'en fera connaître le danger ; elle consiste en pressions et frictions exercées avec les deux pouces sur toute la région épigastrique ; et pour en imposer davantage à leurs dupes, les *ravaudeuses* n'opèrent que dans le silence et l'obscurité ; elles allument la magique lampe contenant de l'huile de noix ; elles trempent leurs deux pouces dans la lampe, puis les passent sur la flamme. Ce sont là de petits préliminaires faits pour en imposer ; le malade se trouve dans l'obscurité, seul avec une femme qui, armée d'un sang-froid imperturbable, lui débite mille inepties qu'il prend pour autant de sentences ; et ce préambule, ce jargon agissent d'autant plus sur l'esprit du malade ou du patient, qu'il peut être affaibli par une maladie, et qu'il est aveuglé par l'ignorance et la superstition.

C'est alors que les ravaudeuses commencent leurs frictions qu'elles pratiquent de la circonférence au centre de la région épigastrique ; elles ont bien soin, et elles en font l'observation importante, de ne pas croiser les pouces l'un devant l'autre, de procéder de bas en haut et jamais de haut en bas : les frictions en tous les sens ne sont point de recette pour *raccrocher le crochet de l'estomac*. Pendant l'opération, les pauvres malades font des grimaces vraiment diaboliques, mais ils invoqueraient inutilement tous les saints du paradis ! l'enfer est là, il faut que les furies prouvent par les douleurs qu'elles occasionent, le bien qui doit en résulter, et qu'elles procurent en ayant soin de diminuer graduellement les pressions en feignant d'en exercer de fortes, et les malades ne souffrant plus autant que dans le commencement croient véritablement que leur estomac est *raccroché ;* les guérisseuses demandent de temps à autre si les pressions sont moins douloureuses, et ne cessent de tourmenter leurs victimes que quand elles sont persuadées que l'estomac est arrivé en son lieu et place. Pendant tout le temps que durent les manœuvres des ravaudeuses, elles ont le soin d'exhorter leur dupe à la patience ; et cette précaution est très-utile à leur intérêt, car souvent il faut recommencer la merveilleuse opération.

Un emplâtre de thérébentine maintenu par un mouchoir roulé et placé en ceinture termine l'opération, ce dernier procédé est à *seule fin* que l'estomac ne se décroche plus.

Il arrive souvent que les pressions, les frictions, les emplâtres et les ligatures manquent le but que désiraient les malades crédules, c'est encore une ressource dont profitent ces femmes exercées dans l'usage de la fourberie; et elles vendent à ces malheureux des herbes cueillies au hasard qu'elles conservent en provision et qu'elles nomment thé mexique. Les individus ravaudés doivent prendre ce prétendu thé infusé dans du vin, car, mon cher Livelan, il faut qu'en Bourgogne le vin ait la primauté sur tous autres liquides, on est nullement hydropote dans ce pays.

Quelquefois ces pauvres dupes ne s'en tiennent point à la première épreuve et retournent quatre ou cinq fois se faire raccrocher l'estomac, cette erreur leur est funeste; un temps précieux se perd en manœuvres dangereuses, et la langueur, le dégoût, des nausées, des envies de dormir, un malaise général, des frissons et la fièvre sont le plus ordinairement les suites de cette conduite contre nature, mais tous ces soins sont inutiles; le mal fait des progrès; les malheureux sont alors contraints d'avoir recours au médecin qui souvent ne trouve dans ces prétendues *décrochures du crochet de l'estomac* que la distention des gros intestins par des gaz ; mais fréquemment aussi il s'agit d'embarras gastrique ou intestinal : quelquefois même il existe des engorgemens des ganglions mésentériques, ou des organes voisins de l'estomac; de simples frictions faites avec méthode sur la région du colon auraient peut-être suffi pour favoriser l'expulsion des gaz et par conséquent de la maladie.

Mais si ce sont des matières visqueuses, glaireuses, ou acides, qui tapissent l'estomac et les gros intestins, en un mot, s'il y a sabure dans les premières voies, ce qui est le cas le plus ordinaire, tous les secours de l'art infernal des ravaudeuses sont plus qu'infructueux, ils sont réellement dangereux. Ces pressions déterminent et augmentent toujours une irritation locale qui pourra peut-être s'opposer à l'emploi d'un vomitif, d'un purgatif, qui eussent été suffisans pour débarrasser l'estomac ou l'intestin.

S'il existe des engorgemens à la région épigastrique, ces pressions violentes les rendent plus considérables ; la main imprudente et téméraire, en les pétrissant pour les faire disparaître, en méconnaît le caractère et la cause, elle les aggrave, elle les augmente à tel point qu'il faut tous les secours de l'art bien combinés et le plus sagement admi-

nistrés pour les guérir, si la guérison est encore
possible ; enfin si ces douleurs à la région épigastrique, ces lassitudes, etc, etc., sont des symptômes
précurseurs d'affections éloignées, comme cela arrive fréquemment pendant le temps employé aux
pressions, aux applications d'herbes, etc, etc., une
maladie se déclare souvent très-dangereuse, et dans
cet appareil de symptômes qui paraissent gastriques,
le médecin l'eût prévue, et s'il n'eût pu la prévenir,
il en eût modéré l'invasion.

Les femmes qui se livrent à ce genre d'empi-
risme sont donc des plus dangereuses pour la société, leurs manœuvres ne peuvent jamais être
utiles et elles sont souvent funestes.

Les *rebroyeuses* ou *rebriauleuses*, mon cher
Livelan, ne devraient travailler que pour le sexe ;
mais par une bizarrerie attachée à l'ignorance et à
la sotte crédulité, les hommes et les femmes sont
également sujets *au mal de mère*. Tu ne te se-
rais pas douté qu'il y eût des hommes qui se font
rebriauler l'utérus, et qui sérieusement croient
que les maux qu'ils éprouvent viennent de la *débriaulure* d'un organe qui constitue la femme ; ce
sont des hypocondriaques qui engraissent les *rebroyeuses*, tourmentés souvent par des flatuosités,
des borborygmes. Les manœuvres des *rebroyeuses*
les soulagent quelquefois, et c'est ce qui entretient leur erreur ; les femmes hystériques qui sont

sur le retour de l'âge se mettent sur le même rang que les hommes pour payer un tribut à ces viles créatures. Cette singulière opération qui se rapproche beaucoup pour le procédé de celui de la ravaudeuse, consiste à frictionner le ventre avec les mains pour remettre la matrice qui, disent-elles, est en *mal de mère*.

C'est une erreur et un préjugé bien enraciné que le mal de matrice, ou le *mal de mère*. A entendre les hommes et les femmes qui s'en croient affectés, ils sont bien malheureux; ils ne peuvent pendant les accès lever même les bras; ils sont si faibles, que souvent, et cela se remarque surtout parmi les femmes, il en est qui ne pourraient soulever un brin de paille; c'est pourquoi dès qu'ils se sentent malades, ils envoient chercher la rebroyeuse. Cette femme arrive en hâte pour profiter du moment de la crise. Elle fait placer la personne souffrante sur un lit; elle lui frotte le bas-ventre directement au-dessus du pubis : elle ne cesse que lorsqu'elle est fatiguée elle-même, ou que le patient lui déclare qu'il se trouve mieux. Après ces frottemens et ces pressions, la rebroyeuse fait prendre au malade une forte infusion de rhue et de sabine, et ce breuvage échauffant fait disparaître ordinairement les flatuosités, les douleurs, le sentiment de gêne ressenti dans le ventre, et qu'elle appelle *mal de mère* de la matrice : puis le traitement finit par l'usage du vin blanc dans lequel on infuse de la grande consoude. Si ce prétendu *mal de mère* ne dépend pas d'embarras dans les intestins, ce n'est pour la plupart du temps qu'une affection purement nerveuse, plus fréquemment simulée que réelle ; ce sont de véritables vapeurs si fréquentes chez les hystériques et les hypocondriaques, et qui céderaient à l'usage des calmans, des délayans et des moyens hygiéniques appropriés ; mais il faudrait de la persévérance, et il est bien plus commode, bien plus prompt de se faire *rebroyer;* ce remède est si facile à se procurer qu'on en use complément. Peutêtre, mon ami, trouvons-nous une des causes de l'emploi des rebroyeuses dans le peu d'attention que quelquefois le médecin apporte dans un appareil de symptômes qui, quoique souvent extrêmement légers, peuvent constituer cependant une véritable maladie; ainsi, lorsqu'ils sont produits par l'influence du moral sur le physique, c'est contre cette cause que le médecin doit diriger son attention, et il peut être assez heureux pour obtenir un ample succès. Que de fois le prétendu *mal de mère* ne doit son apparition qu'à des querelles de ménage, qu'à des refus ! que de fois surtout les femmes savent avec adresse recourir aux effrayans symptômes du *mal de mère* pour obtenir de leurs maris l'objet de leurs désirs! et leurs pauvres maris ne soupçonnent même pas leur astuce, accordent tout, se désespèrent de voir leurs femmes dans des situations aussi graves, et font en grande hâte venir la *rebroyeuse*, qui ne manque pas de reprocher au mari d'être en partie cause de la *débriaulure;* mais à son tour la grimacière devient dupe de la fourberie de la guérisseuse en faisant usage de ses boissons échauffantes qui stimulent son imagination déjà trop exaltée, tandis qu'elle aurait eu besoin d'être calmée. Quelle source abondante de recherches dans l'imbécillité du peuple et la mauvaise foi de ceux qui l'abusent! L'homme n'est-il donc fait que pour tromper et être trompé? Pour un homme estimable et instruit, combien ne compte-t-on pas de fourbes, d'ignorans et d'imposteurs qui font servir la crédulité du peuple à leur sordide intérêt! Pourquoi Dieu n'a-t-il pas donné aux faibles humains quelques moyens sûrs pour démasquer les imposteurs aussi facilement qu'avec la pierre de touche nous distinguons l'or pur?

Dans ma prochaine lettre je t'entretiendrai des guérisseurs ou médecins du secret et des *rebriauleurs* ou *rengueunieurs*. Les personnes qui se mêlent de ce genre de charlatanisme font tant de mal à la société, qu'il est utile que tu puisses les signaler. J'ai reçu tes réflexions sur la morgue des médecins. J'aurai bientôt à t'écrire à cet égard ; mais, mon ami, plus je réfléchis sur les vices qui accompagnent et qui assiégent l'art de guérir, plus je vois reculer les bornes que désirent atteindre mes méditations. Adieu.

LETTRE DIXIÈME.

Dijon, 3 octobre 1819.

APOLLONIUS A SON AMI LIVELAN.

Il existe dans le monde des êtres qui prétendent guérir par des secrets toutes les maladies incurables ; les uns font des gestes et prononcent des paroles qui n'ont aucun sens ; les autres font des grimaces et dessinent des figures avec le gros orteil gauche qu'ils tiennent serré dans leurs deux mains, et qu'ils promènent sur les parties affligées : il est quelques-uns de ces guérisseurs ou *médecins du secret* (car c'est ainsi qu'on les nomme) qui se servent pour ce ministère ridicule d'une petite baguette de coudrier biffurquée ressemblant assez bien à la baguette divinatoire dont se servent les sorciers : nos montagnes, mon cher Livelan, sont infectées de ces *médecins du secret*. Ce sont les incurables, les estropiés qui leur donnent la vogue ; celui-ci vient de six lieues consulter pour une ankilose, celui-là arrive en grande hâte pour un effort qui date de six mois ; les uns sont atteints d'engorgemens des viscères, les autres ont des douleurs : toutes les maladies sont indifférentes pour le médecin du secret. Semblable au fameux *Mesmer*, il n'y a, suivant lui, qu'une seule santé, qu'une seule maladie et qu'un seul remède; les formes sont indifférentes, puisque c'est le même moteur qui les produit. Tous les maléfices de la nature dérivent du même principe, donc il ne doit exister qu'un seul et même moyen de guérison, et seul il en possède la connaissance; seuls les médecins du secret ont reçu ce bienfaisant privilége. Il en est qui ont l'impertinence et la hardiesse de faire croire qu'ils ont le don de donner ou de guérir des maladies selon leur volonté, et tout cela s'exécute par un geste, une parole, une grimace, une contorsion, un secret, etc. Pauvre espèce humaine, qui se laisse duper par de semblables subterfuges !

Mais rassure-toi, bientôt ta raison éclairée t'en garantira ; tu ne verras dans ces *guérisseurs du secret* que de vils imposteurs, des fripons, qui sont aussi à craindre que la peste!

En Bresse, les gens du peuple sont souvent affectés d'ulcères de nature sordide et difficile à guérir ; le sol de la Bresse, en grande partie marécageux, est la cause ordinaire de leur naissance ; si ces ulcères sont négligés, ils deviennent habituels et incurables : ce sont ces malheureux qui le plus souvent servent à alimenter la cupidité des médecins du secret. Dès qu'ils sont affectés d'ulcérations aux jambes, ils viennent dans nos montagnes trouver ces charlatans qui les dupent et qui les volent, après avoir employé beaucoup de procédés bizarres que ces malheureux respectent comme si c'étaient des choses saintes. Les villes ne sont pas exemptes de cette véritable peste. Dans ma dernière lettre je t'en ai présenté un déplorable exemple. Les *guérisseurs du secret* sont encore consultés pour des luxations, des fractures précédemment traitées ou plutôt maltraitées par les *rebriauleurs*, espèce bien distincte de charlatans dont je t'entretiendrai bientôt.

Ici les mots, les gestes mystérieux ne peuvent suffire, il faut des remèdes, ils ont soin d'en administrer : sont-ils consultés pour une ankilose dépendant d'un engorgement articulaire ou d'une luxation mal réduite; après avoir pendant une demi-heure promené sur la partie malade les pouces enduits de graisse, après l'avoir ainsi irritée et enflammée, ils la recouvrent de linges trempés dans l'urine ou d'un cataplasme composé de fiente de vaches et d'eau salée, et renvoient ainsi leurs dupes en ayant le grand soin d'obtenir le salaire dû à leurs procédés ridicules et dangereux ; ils recommandent souvent encore des remèdes plus dégoûtans et dont, par pudeur, je t'éviterai les détails. Les malheureux qui consultent ces fourbes ne tardent pas à s'apercevoir qu'ils ont été trompés; mais, entraînés par la superstition, ils se livrent à des conjectures qui, quoiqu'innocentes en apparence, ne laissent pas de les entretenir dans l'erreur pendant un temps considérable, et les maux dont ils souffrent dégénèrent et deviennent incurables : cette faiblesse de raisonnement se remarque surtout chez les personnes affectées de scrophules ou d'humeurs froides qui, n'ayant pas été guéries par les prestiges du médecin à secret, s'imaginent que leurs maux sont des punitions de Dieu ; ils croient s'être attiré ces maléfices par leur inconduite, et ne sachant pas précisément à quel saint s'adresser pour demander grâce et pour obtenir guérison, ils usent d'un stratagême assez singulier que voici : des feuilles ou mieux des pétales de lis ou de pervenche, en aussi grand nombre que les saints qu'ils ont à invoquer, sont numérotés par des ciselures. *Saint Marcoux, saint Roch, saint Sébastien* et *les trois Rois* sont ceux à qui ils ont le plus souvent recours ; les feuilles de lis ainsi marquées depuis un jusqu'à quatre, par autant de coups de ciseaux, sont mises dans de l'eau bénite où on les laisse vingt-quatre heures. Pendant ce temps le malade invoque tous ces saints et les prie de se manifester sur ces feuilles qui sont en macération ; au temps et à l'heure prescrits, il examine avec soin les pétales qui, pénétrés de l'eau bénite, sont plus ou moins tachés suivant leur épaisseur. Celle qui l'est davantage désigne le saint qu'il est nécessaire de prier, et le malade se fie sur cet indice pour le reste de sa guérison : il adresse au saint désigné de ferventes prières, et se repose entièrement sur les grâces qu'il en attend. Il oublie que Dieu nous a dit : *Aide-toi,* je t'aiderai, c'est-à-dire, *fais de ton côté tout ce qui est convenable et la nature fera le reste.* Il existe tant de superstitions de cette espèce, mon cher Livelan, que je ne puis entreprendre de t'en esquisser le tableau ; il me suffit de te faire remarquer que les médecins du secret sont des êtres méprisables et dangereux qui portent de grandes entraves à la pratique de l'art de guérir ; ils sont d'autant plus nuisibles que beaucoup de gens de la campagne ont l'esprit rempli d'idées superstitieuses qui livrent cette classe intéressante de la société à la merci des fourbes, qui la détruisent par leurs pratiques grossières et barbares. Les *rebriauleurs* dont je vais t'entretenir nous présentent le même aspect.

Cette espèce de charlatans se mêle de la réduction des fractures et des luxations, mais malheur à celui qui s'adresse à ces empiriques si véritablement il est atteint d'une pareille maladie ; il est bien certain qu'il sera estropié pour la vie. Fort heureusement la plupart de ceux qui s'adressent à eux n'ont éprouvé que des contractions dans les membres ou des extensions forcées dans les ligamens articulaires ; ces maladies sont bien suffisantes, il est vrai, pour priver le membre du mou-

vement et y produire l'inflammation, mais l'usage
des sangsues, des émolliens, des résolutifs, suivant l'état des parties et les diverses indications
qu'elles présentent, suffisent pour amener la guérison ; mais les *rebriauleurs* ne se doutent nullement des ressources et des principes de l'art de
guérir ; au lieu d'employer les moyens convenables, ils font tous les efforts possibles pour opérer les
prétendues réductions ; plus les malades souffrent
patiemment, plus ils mettent d'acharnement à les
tourmenter, plus ils ont espoir de retirer un fort
salaire : plus les pauvres malades devraient avoir
de craintes à appréhender ; en effet, mon cher
Livelan, un membre privé du mouvement par
l'effet d'un engorgement résultant d'une contusion
ou d'une distention des ligamens, peut devenir
une maladie très-grave par suite des procédés empiriques des *rebriauleurs*. Les tractions violentes,
les pressions de toute espèce, augmentent l'engorgement si elles ne produisent pas des abcès dans
les parties distendues ou contuses ; l'inflammation
qui en est la suite inévitable, dispose les surfaces
articulaires ainsi fatiguées, à s'enflammer, à contracter adhésion entre elles, enfin à produire des
ankiloses extrêmement difficiles à guérir ; ces accidens sont encore souvent aggravés par les applications que se permettent les *rebriauleurs*, sur les
parties affectées ; ils les recouvrent d'un mélange

de blancs d'œufs et d'alun de roche qu'ils étendent sur un linge ou un morceau de peau, des compresses maintiennent ce topique, et un bandage fortement serré vient encore augmenter les accidens et les dangers ; souvent cette compression circulaire sur une partie contuse, enflammée, en s'opposant à une circulation libre, exaspère l'inflammation au point de déterminer très-souvent la gangrène du membre. Que de fois ces applications résolutives donnent naissance à des abcès ou des dépôts consécutifs qui viennent aggraver des dangers déjà trop redoutables !

Ces imposteurs se mêlent également d'application de ventouses et de sangsues, ils font ou prétendent faire beaucoup d'opérations qui sont du ressort de la chirurgie-pratique.

Les *rebriauleurs* ou *rengeugnieurs*, mon cher Livelan, ont une tactique qui sert beaucoup à augmenter leur réputation et à remplir leurs bourses ; partout ils trouvent des fractures ou des luxations : quelquefois il ne s'agit que d'un érysipèle, d'une inflammation phlegmoneuse ou toute autre phlegmasie cutanée qui, par l'engorgement et l'état inflammatoire, privent momentanément les parties affectées de l'exercice de ses fonctions. Réfléchis, mon ami, aux maux qui doivent résulter d'un traitement uniforme et si barbare dans des maladies de nature si différentes !

Ces fourbes ont un langage, ou pour mieux dire, un véritable ergot dont ils se servent pour en imposer aux gens ignorans : une luxation, une fracture, une entorse, est, dans leur barbare langage, un *tressaut de nerfs*, une *démangeure*, une *déboiture*, une *foulure*, une *cassure*, etc.; c'est avec de pareils termes et mille autres plus ridicules encore qu'ils assaisonnent leurs propos et qu'ils gagnent la confiance des malheureux.

Je ne puis trop te le répéter, mon cher ami, il faut que le gouvernement mette ordre à toutes ces fourberies ; les victimes que font ces imposteurs sont très-nombreuses, et quand je pense qu'en Bourgogne il n'est pas un village, un hameau même qui n'ait son *rebriauleur*, ou plutôt son *estropieur* (s'il est permis de se servir de cette expression), je frémis en songeant aux maux qu'ils causent à la société.

Adieu, mon cher Livelan. Dans ma première lettre je te parlerai des guérisseurs proprement dits : ceux-là sont si nombreux que je ne puis entreprendre de te les peindre isolément ; je tâcherai de te faire de tous ces charlatans un seul tableau capable de fixer ton attention sur leurs nombreuses jongleries.

LETTRE ONZIÈME.

Dijon, le 1er novembre 1819.

APOLLONIUS A SON AMI LIVELAN.

Les guérisseurs proprement dits, mon cher Livelan, sont de deux sortes, les uns sont stationnaires et les autres ambulans ; ces charlatans sont très-dangereux ; ceux qui sont à domicile exercent impunément la médecine, la chirurgie et la pharmacie sous les regards bénévoles des magistrats, qui les tolèrent à tel point que beaucoup ont la hardiesse et l'effronterie d'aller visiter les malades ; tous ignorent les principes de l'art qu'ils prétendent professer : combien ces gens-là ne font-ils pas de victimes, quand on considère l'attention que doit porter l'homme de l'art, à l'inspection des maladies pour ne point se méprendre sur leurs caractères et leurs causes ; combien il éprouve d'ennuis, de peines et de travail pour exercer consciencieusement son art ? On gémit en songeant que des ignorans, des fourbes se revêtent d'un titre qui devrait être sacré, et qu'au moyen de ce titre qu'ils ont usurpé, ils portent impunément à l'homme soumis à leurs soins le poison et la mort.

Les guérisseurs à domicile, dans toutes les es-

pèces de maladies suivent toujours la même routine de traitemens, qu'ils vantent comme infaillibles, comme si la médecine consistait en une seule
et même médication, comme si les maladies ne
dérivaient pas de causes différentes, ne variaient
pas dans les mêmes espèces ; enfin, comme si les
saisons, les âges, les tempéramens n'apportaient
pas dans leurs traitemens des différences dont la
parfaite connaissance est le triomphe du médecin
instruit et la sauve-garde des malades. Quelle imprudence d'administrer un vomitif, un purgatif
dans tous les cas de maladie ! aussi beaucoup de
malades succombent sous les traitemens empiriques des guérisseurs à domicile. Ce sont, proprement dit, des assassins plus à craindre encore que
tous ceux dont je t'ai entretenu ; je t'ai démontré
que beaucoup de ces fourbes veulent guérir des
maux qui n'existent pas, et que, profitant de la
crédulité des consultans, ils cherchent à exaspérer leurs maladies pour remplir plus promptement leurs bourses ; mais les guérisseurs à domicile, sans connaissance de la nature des maux
qu'ils veulent traiter, n'administrent pas un remède qui ne soit un poison. L'homme devrait
trembler quand il est dans de pareilles mains.

Que le guérisseur à domicile administre des remèdes actifs ou qu'il n'en donne que d'insignifians,
la chose est également dangereuse par ses résultats ;

dans le premier cas, les remèdes étant contraires à l'indication que réclame la nature de la maladie, elle doit faire des progrès et tourner promptement à mal ; dans le second, les maladies qui exigent des remèdes actifs, doivent augmenter également, et ainsi le guérisseur n'en sera pas moins l'assassin des malheureux qui se confient en ses mains. Ceux qui font la médecine active ont la prétention de croire que leurs remèdes conviennent à la maladie qu'ils traitent, ils sont en cela doublement coupables ; ceux qui font (pour ainsi dire) la médecine expectante, savent parfaitement bien que les différens breuvages qu'ils administrent à leurs malades ne conviennent pas, et les uns et les autres font périr leurs malades : que ce soit avec ou sans connaissance de cause qu'ils aient pris la marotte d'indiquer des remèdes actifs ou seulement des boissons insignifiantes, ils n'en seront pas moins également téméraires, également ignorans, et par conséquent également répréhensibles.

La seconde espèce de guérisseurs dont j'ai encore à t'entretenir, sont les ambulans. Il y en a de tant d'espèces, que de hasarder la description de tous, serait manquer le but que je me propose en t'écrivant ; je veux seulement fixer un instant ton attention sur ces ennemis de notre santé qui nous entourent, nous dupent et nous tuent. Ils font cependant moins de mal que les guérisseurs à domicile, non pas parce que les médicamens qu'ils débitent pour les besoins à venir sont détériorés par le temps et que les guérisseurs à domicile rejettent leurs drogues pour fournir les leurs, mais parce que souvent un paysan bourguignon qui s'est laissé sé-duire par le bavardage d'un charlatan, consulte le médecin de son village avant d'en faire usage, et qu'il a souvent oublié le moyen de s'en servir lors-qu'il croit en avoir besoin ; en général, les remèdes qu'ils vendent au public sont fort mauvais, quoi-que par beaucoup de déclamations ils vantent leurs bons effets pour un grand nombre de maladies. Les uns vendent un clou rouillé pour guérir le mal aux dents ; les autres vantent leurs tablettes vermifu-ges ; celui-ci débite un élixir merveilleux contre l'apoplexie et la paralysie ; celui-là prône la vertu de ses pilules contre la pituite, la fièvre, les maux d'estomac, ou son huile judaïque pour les migrai-nes, les vapeurs et l'épilepsie. C'est le raisonnement ou la rhétorique des guérisseurs, paraissant plus ou moins spécieuse qui fait la vogue ou la rareté des acheteurs.

Tous les guérisseurs ambulans n'atteindraient pas leur but s'ils se contentaient de débiter publi-quement leurs prétendus spécifiques, le vrai motif de leurs démarches est d'indiquer leur domicile en donnant leurs adresses : c'est en place publique qu'ils font un appel aux crédules qui les ont complaisamment écoutés ; s'il se trouve dans le nombre des auditeurs quelque personne qui ait besoin de consulter un médecin, engagée par le langage séduisant du guérisseur, elle deviendra facilement sa dupe. Les gens de la campagne sont ceux qui écoutent le plus souvent les sermons étudiés des guérisseurs ambulans, et comme : pour la plupart, ils ne sont pas au fait de ces sortes de fourbes, ils ne manquent pas de se rendre à l'heure indiquée dans le lieu des consultations ; ces bonnes gens sont toujours les dupes de ces charlatans qui profitent adroitement de la terreur que leurs raisonnemens leur a inspirée ; les pauvres sots reçoivent pour l'ordinaire des consultations verbales, accompagnées de beaucoup de remèdes insignifians, ils payent le tout fort cher ; mais le ton d'assurance, le maintien ferme joint à un raisonnement qui paraît d'autant plus juste qu'il est débité avec plus d'emphase, font tout passer pour précieux.

Tel charlatan qui, sur la place publique, promet de traiter les pauvres gratuitement, ne connaît plus de pauvres quand on vient le consulter chez lui ; ce n'est point votre santé qui l'intéresse, ce n'est point pour elle qu'il vous étourdit de ridicules conseils débités avec assurance, c'est votre bourse qui est l'objet seul de sa sollicitude, c'est là le malade qu'il lui importe de purger jusqu'à vacuité.

Figure - toi, mon cher Livelan, un de ces êtres

méprisables, monté sur un tréteau, revétu d'un
habit doré sur toutes les coutures, les doigts garnis
en entier de bagues, avec une mine hardie, effrontée, un sang-froid imperturbable; il pèse chaque parole, prononce chaque mot avec un air de
dignité, fait mille questions, comme si véritablement il avait le désir ou le pouvoir de guérir, et
vous examine avec une sorte d'attention recher-
chée. Voilà le tableau de tous les guérisseurs ambulans; si vous vous fiez à eux, si vous vous laissez
éblouir, vous êtes bientôt dupes, et vous l'êtes
d'une manière d'autant plus fâcheuse et dispen-
dieuse, qu'ils ont découvert plus d'admiration et
de confiance peintes sur votre physionomie : un
guérisseur ambulant sait déjà, pendant que vous
lui racontez l'histoire détaillée de vos maux, la
réponse qu'il doit vous faire, il la savait il y a dix
ans; car à tous et toujours il tient le même langage, c'est une leçon qu'il sait par cœur, et qu'il
débite comme une tireuse d'horoscope. Il a des
remèdes également tout prêts et dont il vous a
parlé dans son espèce de sermon alambiqué : ce
sont toujours les mêmes, quelques maladies que
vous ayez; il est vrai que ce sont des médicamens
qui, par leur nature et leur composition, ne peuvent souvent faire ni bien ni mal : une topette d'eau
caramelée et aromatisée avec quelques essences
formera l'élixir délicieux qui doit vous guérir de

tous vos maux : cette topette change de nom et devient de l'huile judaïque selon les circonstances maladives, c'est l'étiquette qui fait la différence ; des pilules de mie de pain et de poudre de réglisse, rougies quelquefois avec de la sanguine, formeront les précieuses pilules anti-pituitaires et stomacales ; les admirables tablettes vermifuges ne sont composées que de farine de froment ou d'autres graminées qu'il a le soin de colorer pour leur donner un aspect imposant, mais elles n'ont d'autres propriétés que celles d'être nutritives. La poudre dentrifique ne proviendra que de vaisselle cassée, ramassée dans les égouts, mise en poudre impalpable ; elle sera colorée avec de la sanguine et aromatisée avec des clous de girofle réduits en poudre, de l'iris ou du romarin.

Je ne fais, mon cher Livelan, que t'esquisser faiblement les traits qui caractérisent ces fripons ; il faudrait écrire un volume si je voulais te peindre la moindre partie des tableaux dont ils fourniraient abondamment le sujet ; il suffit de te les signaler, pour que tu puisses les démasquer au public toujours trop facile à se laisser tromper, et pour que le gouvernement prenne des mesures capables de les anéantir.

En général, les guérisseurs ambulans agissent à peu près de la même façon que les magiciens et diseurs de bonne fortune qui, dans le grand nombre de mensonges qu'ils débitent, rencontrent parfois certaines vérités, c'est pourquoi parmi une infinité de malades qui ne recouvrent de leurs conseils aucun soulagement, il s'en trouve quelques-uns que le hasard et plus souvent encore une imagination exaltée et prévenue guérissent de leurs maux; il n'en faut pas davantage pour donner à ces imposteurs une réputation extraordinaire, et dès-lors on leur attribue des cures merveilleuses et surprenantes; et le peuple, imbécille, fait pour être perpétuellement la dupe de quiconque veut prendre la peine de le tromper, suit aveuglément les conseils des guérisseurs. Quand donc les hommes, mon cher Livelan, ne ressembleront-ils plus à ces agneaux dociles qui se laissent tondre et égorger sans exprimer leurs souffrances?

Enfin, je termine ma lettre par un trait récent d'un opérateur oculiste; il te donnera la mesure de la crédulité du peuple et de l'effronterie du charlatan qui le haranguait.

Attiré par un rassemblement sur le quai de Saône à Mâcon, je distinguai un homme fort bien vêtu et debout dans une belle voiture attelée de deux chevaux gris; cet homme venait de faire l'opération de la cataracte, et l'opéré descendait de la voiture à l'instant où j'abordais le groupe nombreux qui l'entourait, il se disposait à s'en retourner chez lui; une bonne femme l'avait amené par le bras comme on conduit un aveugle. Je fus curieux d'examiner ce nouvel opéré, dont la démarche assurée n'était point celle d'un homme à qui l'on vient d'abaisser ou d'extraire le cristallin. Je perçai la foule et je l'examinai.

Quelle fut ma surprise, mon cher Livelan, lorsque je lui vis deux beaux et bons yeux qui n'avaient pas été altérés par l'instrument, et dont les deux cristallins, loin d'être opérés, étaient en état de laisser librement passer les rayons de lumière! Je crus, afin de mieux m'éclaircir des moyens qu'avait employés ce charlatan pour tromper le public, dissimuler le sentiment d'indignation dont j'étais saisi; et, après avoir assez haut félicité l'opéré de la réussite, je m'approchai de la voiture de l'opérateur pour visiter deux cristallins placés sur une assiette qu'il montrait au peuple, enthousiaste de ses rares talens; je m'aperçus qu'en les montrant à ses nombreux auditeurs, il ne les laissait point toucher. Je vis en effet deux corps ressemblant à des cristallins opaques; j'y eusse été trompé comme les autres si auparavant je n'eusse visité les yeux du prétendu opéré; je crus d'abord que l'opérateur avait adroitement placé deux cristallins sur l'assiette et qu'il faisait croire que c'étaient ceux qu'il venait d'extraire; mais, résolu de m'éclaircir entièrement, je priai le charlatan de me laisser examiner de près, et je ne trouvai sous mon doigt, un

peu trop scrutateur pour lui, qu'une peau mince,
demi-sphérique, convexe du côté que l'opérateur
montrait au public, et concave du côté placé sur
l'assiette, j'avais grand désir de retourner ces prétendus cristallins ; mais ne voulant pas inspirer de
méfiance, je témoignai ma surprise, et me retirai
bien convaincu, mon cher Livelan, que ces prétendus cristallins n'étaient que deux pelures d'oignons, macérées et désséchées, que l'imposteur
avait préparées en les coupant d'abord avec un
emporte-pièce de forme circulaire ; il les avait probablement placées quelque temps avant son opération, sur les cornées transparentes des yeux de
celui qui venait de lui servir de compère, et toute
son opération avait consisté à les enlever avec une
lancette à cataracte. C'était ainsi que ce charlatan
éblouissait le public ; un concours considérable de
dupes lui acheta fort cher des topettes d'eau pour
les yeux. Il resta huit jours dans cette ville, et en
partit en emportant l'admiration, l'étonnement et
les regrets d'un grand nombre de gens crédules qui
ne furent désabusés que lorsqu'ils virent les remèdes ne répondre pas aux effets promis.

Porte-toi bien, mon cher Livelan, et attends
dans ma première lettre quelques réflexions sur les
charlatans qui prétendent guérir les hernies ; reçois
aussi mes vœux pour la prospérité de tes affaires.

LETTRE DOUZIÈME.

Dijon, 5 décembre 1819.

APOLLONIUS A SON AMI LIVELAN.

LES campagnes, mon cher Livelan, sont infectées de fripons des deux sexes, qui prétendent
guérir toute espèce de hernies, au moyen d'une
plante à laquelle ils attribuent la vertu d'être anti-
herniaire : la turquette ou herniole est cette plante
précieuse ; ils l'administrent intérieurement ou ex-
térieurement sous toutes les formes, en poudre,
en cataplasme, en infusion dans du vin, de l'eau-
de-vie, de la bière, en opiat mélangé avec du miel,
des confitures ; il n'est pas de formes qu'ils n'in-
ventent pour donner de l'importance à ce remède
qu'ils vendent au poids de l'or. Cette plante est
extrêmement commune dans les terres blanches de
la Bourgogne, ils la dénaturent pour qu'elle ne soit
pas reconnue par les consultans, qui croient ne
pouvoir se passer de ce prétendu spécifique. C'est
à cette secte de gens nommée *herboriste-herniaire*
que les enfans doivent la conservation d'une infirmité dangereuse · dès que quelqu'un est affecté de
cassure (car c'est ainsi que les herboristes-herniaires
nomment les hernies), il va trouver un guérisseur

de cette espèce, qui paraît examiner avec attention la partie malade, et il pourrait s'en dispenser, puisqu'il n'a qu'un mode de traitement pour toute espèce de hernie; qu'elle soit ancienne ou récente, la chose est pour lui indifférente, la nature de la hernie lui importe également peu, puisqu'il ne connaît qu'un seul remède, dont seulement il varie les formes pour faire accroire qu'il emploie une réunion de différens moyens, tous indispensables.

Il faut, pendant deux ans, se médicamenter, et ce n'est qu'après ce long terme que le charlatan répond de la guérison; mais deux années employées par l'herboriste-herniaire pour la cure d'une hernie récente, rendent cette affection incurable, et l'on sait qu'elle l'est chez les adultes. Pendant ce long espace de temps, il est extrèmement rare que les hernies, si elles sont restées sans être contenues, ne viennent à s'étrangler, et cet accident alors nécessite les secours de l'art.

Cette infirmité, dont on peut facilement obtenir la guérison dans l'enfance, est ainsi entretenue, favorisée dans son développement et son accroissement par une stupide ignorance, et c'est un crime punissable. Ils constituent une des grandes calamités de l'espèce humaine, ces fourbes effrontés qui prennent le titre d'herboriste, quand ils ne connaissent qu'une plante, selon eux spécifique,

mais réellement inutile pour la guérison des hernies, puisqu'il est reconnu qu'il n'y a que le bandage qui puisse guérir dans la jeunesse. Ces fripons
sentent la nécessité de donner à cette plante toutes
les formes possibles pour duper le public, et ne se
rendant pas même justice de leur tromperie; ils
se pavanent d'un titre qui appartient à l'homme
instruit.

O vous, pères et mères de famille, dont les
enfans sont atteints de hernies, gardez-vous bien
de vous adresser à ces imposteurs, profitez des
jeunes années de vos enfans pour faire disparaître
cette infirmité, faites maintenir ces tumeurs par
des bandages bien confectionnés, la nature en for-
tifiant leur corps opérera la guérison; aucun remède interne, aucune application médicamen-
teuse ne conviennent, le bandage seul facilitera les
efforts salutaires de la nature; souvent six mois,
une année seront le terme suffisant pour obtenir
une cure complète de ce genre d'infirmité; mais
pour plus de sûreté, ne faites quitter l'usage
des bandages à vos enfans qu'à l'âge de la puberté;
continuez l'emploi de ce moyen salutaire jusqu'à
l'âge de la virilité, si la hernie s'est développée à
l'époque de la seconde dentition, et soyez certains
d'un succès. L'art de guérir possède des moyens
assurés, il n'y a que les charlatans qui vous trompent.

Cette partie de ma lettre, mon cher Livelan, m'amène naturellement à te parler des bandagistes et des bandages. L'art du bandagiste est, comme tu le sais, très-important; le charlatanisme s'est emparé de cette partie qui rentre dans la chirurgie. Si actuellement les personnes affectées de hernie s'adressent aux maréchaux-ferrans, aux serruriers et aux couteliers, pour la confection des bandages dont elles ont besoin, nous en trouvons la cause dans le peu d'attention que des gens de l'art ont apporté à la surveillance de leur fabrication; ce sont eux qui devraient commander les ressorts et les pelottes convenables, au lieu d'adresser leurs malades aux fabricans, ce qui fait que les bandages sont très-souvent plus que défectueux; car, de leur bonne ou mauvaise confection, dépendent le maintien, la guérison de la hernie et la conservation de la vie de celui qui en est affecté.

Pour arriver au point de perfection, il faut avoir une parfaite connaissance des accidens qu'occasionent les bandages mal confectionnés, il faut connaître les hernies, leurs causes, leurs dangers. Les gens de l'art peuvent seuls posséder ces connaissances, et cependant rien n'est plus commun dans le monde que ces fabricateurs de bandages.

Comment se fait-il, mon cher Livelan, que les médecins et chirurgiens se reposent sur ces ouvriers des soins d'appliquer les bandages herniaires?

Un fabricant de bandages ne devrait en poser qu'en présence des gens de l'art, seuls capables d'apprécier leur conformation et leur mode d'action (1). Il appartient aussi aux magistrats de défendre expressément aux fabricans de bandages, d'en vendre au public sans un billet signé par un homme de l'art connu, et de les appliquer eux-mêmes. Ils peuvent fort bien les fabriquer d'après les mesures et proportions indiquées ; et dans le cas où il y aurait des réparations à faire aux bandages précédemment posés, ce devrait encore être aux médecins ou aux chirurgiens à les indiquer ; par ces moyens on éviterait bien des maux que le sordide intérêt fait naître, et les malheureux seraient au moins préservés de fâcheux accidens.

C'est dans la classe ouvrière que se rencontre le plus de personnes obligées de porter des bandages ; ces objets ne peuvent être d'un haut prix par la nature des matières employées à leur fabrication, cependant les fabricans vendent un bandage simple douze à quinze francs ; cette somme est considéra-

(1) Une famille entière déplore la perte de son chef, victime de l'impéritie d'un bandagiste qui prit une hernie crurale pour une inguinale. Les tentatives répétées pour faire rentrer la prétendue hernie inguinale, les compressions que le bandage exerça sur elle, déterminèrent promptement une péritonite qui fit périr en trois jours cet homme cher et utile à ses parens et à ses amis.

ble pour un artisan qui, faute de pouvoir se la procurer, conserve son infirmité qui le gène beaucoup
dans le travail. Un bandage simple, à ressort, garni
en bonne laine et recouvert de peau de mouton,
peut se fabriquer au quart du prix que le vendent
les bandagistes; certes ils profitent d'une manière
bien sordide de la nécessité où se trouvent chaque
jour les individus qui en ont besoin, et qui, souvent préféreront conserver une infirmité qui peut
leur devenir fatale, que de sacrifier une somme
d'argent utile à leur famille.

Adieu, mon cher Livelan; dans ma prochaine
lettre je te parlerai des charlatans qui examinent
les urines. Conserve ta santé, c'est le bien le plus
précieux que nous puissions raisonnablement am-
bitionner.

LETTRE TREIZIEME.

Dijon, le 9 mai 1820.

APOLLONIUS A SON AMI LIVELAN.

L'inspection des urines pendant le cours des maladies, en général, est sans doute très-importante ; souvent la nature opère ses crises par les voies urinaires, souvent encore dans le principe de beaucoup de maladies, les urines servent de symptômes importans. Il n'est donc pas étonnant que les médecins instruits examinent de temps à autre les urines des malades ; mais nous savons aussi qu'une infinité de causes peut opérer dans le fluide urinaire des variations si multipliées qu'il ne peut fournir des données éminemment certaines.

Il est reconnu que le libre exercice des urines prévient et guérit plusieurs maladies, que les gens de l'art sont souvent dans la nécessité de les exciter et qu'ils doivent toujours éviter les moyens propres à les supprimer, mais, excepté dans le diabètes, jamais l'état de l'urine ne peut être le symptôme propre et caractéristique d'une maladie, il ne peut suffire pour la distinguer et la démas-

quer (1), aussi quand je pense que des charlatans
prétendent guérir toutes les maladies par la seule
indication que donne l'inspection des urines, j'é-
prouve une sensation douloureuse et un chagrin
d'autant plus vif, que les fourbes de ce genre sont
très-nombreux et que le peuple leur donne une entière confiance, ce sont surtout les campagnes qui
deviennent tributaires de ces charlatans; il arrive
souvent qu'un Charollais, un Morvandeau, un
Bressan vient consulter pour sa femme, son père
ou son fils (2). Quand ces malheureux s'adressent
à un médecin honnête, la topette est mise à l'é-
cart, ce n'est qu'après avoir écouté le détail des
symptômes maladifs qu'il peut quelquefois, mais
fort rarement recourir à l'inspection des urines, et
il est encore plus rare que celle contenue dans la
topette puisse rien indiquer de certain sur le genre
de maladie pour laquelle on le consulte; le plus
souvent les narrations sont si confusément faites,

(1) Les praticiens regardent comme des imposteurs les
soi-disant médecins qui prétendent connaître toutes les maladies à la simple inspection de l'urine, et les traiter uniquement d'après l'indication qu'elle leur fait apercevoir.
(*Séméiotique* de M. Landré Beauvais).

(2) Il ne s'occupe pas des symptômes de l'affection ; son
soin principal consiste à se munir d'une fiole pleine d'urine
de la personne malade ; il pense que cette urine doit dévoiler la maladie.

même si contradictoires que, par prudence, il ne peut hasarder de donner son avis sans avoir visité le malade ; mais ces malheureux sont si ignorans, et le préjugé est tellement enraciné dans leur esprit, que le médecin, pour les détourner des atteintes des charlatans, est forcé de leur donner des conseils, et dans ce cas, la nécessité fait la loi, car si l'homme de l'art leur observait que l'on ne peut en médecine se hasarder de prescrire des remèdes pour une maladie dont on n'a pas une parfaite connaissance, le consultant sortirait très-mécontent de chez le docteur et se rendrait de suite chez le médecin d'urine ! L'homme de l'art doit avoir la prudence dans ce cas d'écouter avec attention ce que lui raconte le consultant, et il doit lui donner des conseils généraux en attendant qu'il puisse voir par lui-même l'état du malade ; mais comme la conduite du médecin, dans cette circonstance et dans beaucoup d'autres, fera l'objet de mes lettres subséquentes, je passe de suite à l'examen du médecin d'urine.

Celui-ci habitué à manier le langage de la fourberie et de l'imposture, ne manque pas à l'examen de la précieuse bouteille d'entrevoir une foule de symptômes, il parvient même par son adresse à deviner l'âge et le sexe du malade, mais surtout il a grand soin d'exaspérer les dangers ; il annonce qu'on a trop attendu pour le consulter, qu'il ne peut répondre des succès qu'autant qu'on suivra bien exactement ce qu'il va prescrire.

Il ne manque pas non plus de décrier les gens de l'art, qui, dit-il, tout en examinant beaucoup les urines chez leurs malades, ne veulent pas convenir que l'on peut toujours connaître les maladies et les remèdes qui leur conviennent, par leur seule inspection.

C'est après avoir vociféré beaucoup de calomnies contre les médecins, que ces charlatans donnent leurs avis et leurs remèdes, qui consistent, dans tous les cas, en purgations et en herbages plus ou moins excitans ; et leurs dupes s'en retournent avec l'intention de revenir dans huitaine rapporter de l'urine à ce savant médecin. Que les remèdes qu'a prescrits ce fourbe aient produit l'effet contraire à celui que le malade espérait, que les symptômes maladifs se soient aggravés ou non, la chose est indifférente pour notre ignorant qui retourne chez son divin médecin, et lui fait avec confiance l'énumération de l'état du malade et de l'effet des remèdes. Le charlatan l'écoute cette fois avec un sang-froid admirable, et au poids de l'or il lui distribue de nouveaux remèdes : c'est ainsi, mon cher Livelan, que ces effrontés font la médecine et qu'ils exposent sans pitié la vie des malheureux malades. Je ne finirais pas si je voulais tracer tous les tableaux résultant de ces traitemens empiriques ; mais pour te démontrer combien il est absurde d'attribuer des connaissances à ces charlatans, combien leurs procédés sont dangereux, je vais te raconter une anecdote dont j'ai été témoin.

J'étais allé dans un village visiter la femme d'un cabaretier; pendant que j'étais près d'elle, arrivent trois hommes qui venaient de se rencontrer. La conversation s'engage entr'eux, et l'un raconte que sa femme étant tombée malade pendant la nuit, il était venu dans ce village pour consulter une femme qui connaissait les maladies par l'inspection des urines, et en même temps il tira de sa poche une fiole contenant de l'urine de sa femme malade, et la posa sur une commode : on raille un peu cet homme sur le choix qu'il a fait d'un pareil médecin. Quelques instans après, il sort du cabaret, et pendant son absence, les deux compagnons remplacent l'urine contenue dans la topette par un mélange de la leur; notre homme rentre, reprend sa fiole et sort pour aller consulter le médecin femelle, qui, examinant cette urine avec la gravité nécessaire, déclare que la femme est enceinte et menacée d'une hydropisie contre laquelle est remis au consultant un paquet d'herbes qu'il faut faire infuser dans du vin blanc. Le pauvre dupe, de retour au cabaret, raconte avec détail l'avis du docteur féminin, fait voir les herbes, et s'étonne de n'avoir payé que trois francs la consultation et les remèdes. Ses camarades alors lui avouent leur supercherie, lui représentent le peu de cas qu'il doit faire d'une pareille consultation et le danger qu'il y aurait d'administrer à sa femme des remèdes distribués par l'ignorance ; cet homme, outré d'avoir été ainsi la dupe de sa crédulité et de la fourberie de la guérisseuse, retourne chez elle, la force de lui rendre son argent et lui laisse ses remèdes en l'accablant de malédictions. Je fus voir cette malade qui demeurait à une lieue de mon domicile ; je la trouvai en effet fort indisposée d'une indigestion causée par une quantité de limaçons et d'œufs qu'elle avait mangés la veille, et qui céda aux moyens ordinaires : dans ces cas, l'infusion d'herbes dans le vin blanc eût déterminé l'inflammation de l'estomac et des intestins.

Il me reste, mon cher Livelan, pour compléter le tableau des charlatans en général, à t'entretenir des maîtres fourbes en cette partie. Des succès dus au hasard, une audace et une imposture effrénées leur ont acquis une célébrité trop dangereuse pour ne pas te démontrer les vices et la fragilité des bases de l'édifice élevé par la crédulité au char--latanisme. Cet examen fera l'objet de ma prochaine lettre.

LETTRE QUATORZIÈME.

Dijon, le 4 juin 1820.

APOLLONIUS A SON AMI LIVELAN.

Le mépris, le silence seul, mon cher Livelan , devraient faire justice de ces charlatans usurpateurs d'une fastueuse renommée , mais leurs manœuvres ont causé et causent tant de maux chaque jour, même dans la Bourgogne éloignée du théâtre principal de leurs exploits, que je tiendrai ma promesse, et t'en entretiendrai pendant quelques instans. Plusieurs de ces fameux imposteurs n'existent plus, mais leurs sectateurs restent, plus dangereux encore parce qu'ils se sont multipliés.

C'est ici que doivent être placés les inventeurs de ces découvertes si précieuses, de ces médicamens si héroïques prônés et débités partout : ces individus sont d'autant plus dangereux , qu'ils ont eu le soin de se faire revêtir de titres qui les mettent à même d'exercer leurs funestes talens : ce sont là ces espèces de gens qui se croient concédés *virtus et puissancia medicandi, purgandi, seignandi , purgandi, taillandi, coupandi et occidendi impunè per totam terram !* O honte! des hommes n'ambitionnent donc des pouvoirs que pour rassasier leur sordide intérêt au détriment de leurs semblables ! Eh bien ! mon ami, que l'honnête homme élève sa voix, qu'il lance sur l'imposteur nn anathème trop mérité, qu'il le signale comme un fléau destructeur, le fourbe saisit avec avidité cette occasion d'attirer sur lui les regards de la multiude ; aussitôt mille exemples de ses cures miraculeuses naissent à l'appui de ses impostures ; dépouillant toute pudeur, il ose attaquer l'honnête homme devant les tribunaux, et son diplôme de médecin ou d'officier de santé, prouvant ses droits à l'exercice de l'art de guérir, l'affaire est jugée en sa faveur et pour le malheur de l'humanité (1). Suffit-il donc d'avoir un parchemin pour disposer de la vie de l'homme ? Tant qu'une mesure répressive de pareils abus ne sera pas organisée et soutenue par le gouvernement, la société sera décimée par les charlatans ; ce sont ses plus cruels ennemis. Quelques pensées consolantes adoucissent cependant les peines que cau_ sent d'aussi tristes objets. Déjà quelques-uns de ces édifices de l'imposture ne sont plus, à peine en avons-nous le souvenir ; ainsi tomberont ceux

(1) Que de procès n'a-t-on pas vus intentés par ces débitans de remèdes spécifiques et miraculeux ! Récemment encore, l'un d'eux vient de couvrir les murailles d'un jugement rendu en sa faveur contre un homme dont s'honore l'humanité.

qui s'élèvent encore, chaque jour l'expérience les mine sourdement, un instant suffit pour les faire écrouler ! C'est ainsi qu'un de ces hommes, Mesmer, en prônant les étonnans effets d'un fluide universel, dont la non existence a été démontrée, avait tenté de renverser l'institution médicale ; son nom n'a été que trop connu pour l'humanité, il s'est déshonoré en s'efforçant de vouloir traiter la science par des conformités qui n'existaient que dans son esprit exalté : mais bientôt ce moteur universel, qu'il décora du nom de magnétisme animal, rentra dans le néant, et les maux qu'a fait naître cette fausse croyance attestent combien un système erroné est dangereux quand il s'agit de la santé et de la vie de l'homme.

Il n'existe plus maintenant que quelques fourbes qui, même sans y ajouter la moindre confiance, magnétisent le petit nombre des incurables entretenus par cette erreur dangereuse.

Tu reconnaîtras tous ces habiles fourbes au titre seul des remèdes qu'ils débitent. Dès qu'un médicament est décoré du nom fastueux et trompeur de spécifique, il ne sort pas de la main de l'homme savant et désintéressé ; son cachet est celui du charlatanisme. On ne peut dire qu'il existe de remèdes spécifiques pour telle ou telle maladie, tels que le quinquina pour la fièvre, la valériane pour l'épilepsie, le mercure pour la syphilis, etc.

Ce sont des remèdes reconnus propres à guérir ces maladies; ils les guériront souvent, mais ils échoueront quelquefois; donc ce ne sont pas des spécifiques, cela vient des dissemblances dans les maladies, des influences diverses du climat, de la saison, de l'âge, du sexe, du tempérament, des passions, etc. De ces différences infinies naît la nécessité de varier l'espèce, la forme, la dose du même médicament. Puisqu'il n'existe pas de remède pour chaque maladie, comment ose-t-on donc annoncer un remède nouveau sous le titre de spécifique pour toutes les maladies en général? Il n'y a que l'ignorance, la cupidité, la mauvaise foi, qui puissent imaginer un pareil système.

Quoique le quinquina possède la vertu de guérir les affections intermittentes, quoiqu'il arrête la marche trop rapide des pernicieuses, il ne suffit cependant pas toujours dans tous les cas de cette espèce. Le mercure, vainqueur ordinaire de la syphilis, échoue dans quelques circonstances, il en est de même pour le soufre employé contre les affections de la peau, pour la nourriture animale dans le diabètes, etc. Il suit de tout cela, je le répète, qu'il n'existe pas de remède spécifique, rigoureusement parlant, et que ceux qui prônent comme telles, certaines préparations, ne sont que des imposteurs dignes du mépris et de la vindicte publics. De même, mon ami, il n'existe pas de petits remèdes, de remèdes innocens, et toutes les bonnes mères qui nous engagent à essayer de leurs médicamens qu'elles appellent bénins, sont des femmes aussi dangereuses que les charlatans qui prônent de prétendus spécifiques.

Que peut-on penser de ces idées émises sur la nature de la goutte qui la fait regarder comme l'essence de toutes les maladies, comme revêtant toutes les formes, affectant toutes les parties du corps? Ne voir que la goutte dans tous les cas de maladies, n'est-ce pas prouver évidemment que des élixirs, des électuaires, des médicamens anti-goutteux, ne sont préparés que pour subir une transformation métallique? Nous fera-t-on encore accroire que des cataplasmes attirent au-dehors la matière calcaire, suite de la goutte? Cette exsudation blanchâtre est formée par les débris de l'épiderme. « La matière blanchâtre qui se trouve » soit à la surface des cataplasmes, soit sur la peau, » est formée des débris accumulés de l'épiderme » humecté par le cataplasme; dans les applications » suivantes, l'exsudation devient plus humide, et » se change en une sérosité quelquefois excessive. » Ces effets ont lieu souvent sous un cataplasme » de farine de lin seule; mais ils sont plus mar- » qués quand le cataplasme est chargé de teinture » alcoolique. Cette exsudation se montre aussi » chez les personnes qui ne sont pas affectées de

» la goutte, etc. » Et le rapport de MM. Hallé et Nysten, dont nous avons à déplorer la perte, prouve que ce n'est pas la concrétion tophacée de la goutte, qui se trouve déposée sur le cataplasme antigoutteux. Cependant, dans quelques circonstances de gouttes chroniques irrégulières, le cataplasme pourra offrir quelque avantage, mais il déterminerait de bien fâcheux effets dans ces accès de goutte où l'inflammation est vive, l'afflux sanguin considérable, dans la goutte asthénique primitive où les extrémités osseuses tendent à se carier, etc. Quel qu'il soit, un remède empirique dirigé par une main habile, peut quelquefois procurer des résultats satisfaisans, encore seraient-ils en petit nombre, tandis que le charlatan débitant ses prétendus spécifiques dans toutes les circonstances, ne peut qu'accabler l'humanité de misère.

Ainsi que nous l'avons déjà dit, mon cher Livelan, la syphilis est très-souvent combattue et guérie par le mercure, et les effets de ce médicament ne sont plus douteux; nous pouvons dire qu'il est vraiment héroïque, que si un médicament pouvait être nommé spécifique, le mercure plus que tout autre, mériterait ce titre illusoire; aussi ne devons-nous pas nous étonner que tous les charlatans qui prônent leurs spécifiques antisyphilitiques se hâtent de nous annoncer que dans la composition de leurs remèdes, il n'entre pas de pré-

parations mercurielles? Nous en rapporterons-nous
à leurs clameurs? pouvons-nous avoir foi à cet
égard aux opinions d'un homme respectable qui
s'est rendu, par des raisonnemens presque plausi-
bles, le défenseur d'une de ces préparations? J'ai
été d'autant plus étonné de son opinion, que toujours ce savant médecin s'est déclaré l'ennemi de
toute espèce de charlatanisme (1). Non, mon cher
Livelan, les effets prétendus de tous ces moyens
tant vantés par son auteur pour le traitement de
la syphilis, sont démentis par l'expérience. La
pratique des plus habiles médecins a démontré
qu'entre autres, cette composition indigeste nommée *rob* serait insuffisante pour guérir la syphilis
si elle ne contenait du mercure. Les salivations qui
sont souvent la suite de l'administration de ce remède, et que j'ai fréquemment observées, ne peuvent laisser de doute à cet égard : bientôt peut-
être une analyse chimique plus heureuse dans ses
résultats que celles qui ont été tentées jusqu'à présent, mettra dans tout son jour l'évidence de mon
assertion.

Oublierai-je de te signaler cette drogue contre
la gale, placardée partout, envoyée chez les particuliers, prônée dans tous les pays par son prétendu inventeur ; déjà je t'ai dit un mot des accidens qui résultent d'une certaine quintessence et

(1) *Voyez* Rob. (*Dict. des sciences médicales.*)

de tous les médicamens qui lui ressemblent. Le savant professeur M. Vauquelin a analysé une de ces liqueurs dont la composition est si précieuse, et les vertus si merveilleuses, que son prétendu inventeur osa, il y a quelques années, demander au gouvernement une somme de 400,000 fr. pour en livrer la recette.

Ce remède est composé de suc de bryone débarrassé de fécule, de quelques plantes vertes pulvérisées, incorporées selon la vertu que le débitant veut donner à son remède, de sublimé corrosif et d'une petite quantité d'esprit de lavande. Enfin cette fameuse composition n'a donné à son auteur prétendu que la peine de feuilleter un ancien ouvrage de Pedemontanus, imprimé à Turin vers l'an 1550 (1). Elle se trouve aussi dans la Médecine des pauvres, ouvrage imprimé en 1786. La saine pratique démontre chaque jour que ce prétendu spécifique occasione des accidens plus redoutables mille fois que la gale : combien d'individus à la suite de ce traitement funeste, éprouvent des coliques, des inflammations internes, des faiblesses générales, des tremblemens, des convulsions, et finissent par tomber dans un état de dépérissement qui ne cesse qu'avec la vie !

Mais pourquoi nous plaindre ! pourquoi révéler les funestes effets que ces remèdes produisent sur

(1) Bulletin de Pharmacie (1re *année*).

l'humanité ? Déjà ils devraient être oubliés puisqu'un purgatif universel vient remplacer tout ce qui a été dit et fait en médecine jusqu'à ce jour; son auteur et débitant ne prouve-t-il pas avec la dernière évidence dans un merveilleux et simple ouvrage que toutes les maladies, quelles que soient leurs causes, leur nature, proviennent de la corruption des humeurs et qu'elles réclament uniquement l'usage des vomitifs et des purgatifs. Laissons maintenant de côté ce fameux purgatif rafraîchissant la poudre d'iroé, laissons les pilules de Franck les poudres d'Aliaud et cette foule de médicamens seuls bons, seuls efficaces, le vomi-purgatif a paru ! L'illustration du siècle est à son comble !

Regardons cependant d'un œil examinateur ce tableau si consolant, au moins en apparence ; car chacun fait usage du prétendu spécifique universel. Les hommes tiennent tant à la vie, qu'il n'en est presque aucun qui n'ait l'utile précaution de se munir des divines fioles vomi-purgatives modernes. Les riches, les pauvres, les gens du plus grand mérite, les ignorans, sont tous si aveugles qu'ils usent de ce remède dans toutes les circonstances maladives ! et quoique chaque jour, des accidens nerveux et inflammatoires, des réactions effrayantes soient l'effet de son administration, la vogue accordée à ce poison continue, et je crains bien qu'elle ne cesse que lorsqu'il aura détruit une grande partie de la société.

Pense, mon ami, aux effets que doit produire un remède vomitif et purgatif dans les maladies inflammatoires et nerveuses, et tu pourras calculer les maux qu'il doit produire.

Je ne perdrai pas de temps à te parler de l'ouvrage où sont vantés les succès de cette drogue, il n'est pas digne d'une critique; mais la drogue est bien faite pour fixer nos regards; les maux qu'elle détermine sont sans nombre, et elle est tellement à la mode que les médecins, s'ils voulaient en démontrer les dangers, craindraient d'être tournés en ridicule par ses nombreux partisans.

J'étais dernièrement dans un cercle composé de gens instruits, qui prétendaient que l'envie seule engageait les médecins à désapprouver ce spécifique universel, parce que par lui, on parvient à se passer de leur ministère, et ils soutenaient que l'opposition et la critique en prouvaient la bonté : juge combien l'erreur est enracinée !

Que je plains les gens qui croient à l'existence d'êtres privilégiés, qui, sans principes, sans études, sans connaissances, possèdent la science infuse et peuvent guérir tous les maux !

Mais l'homme est amateur de la nouveauté; plus une chose est extraordinaire, plus il la croit avec confiance. C'est avec une pleine sécurité qu'il se livre dans les mains de l'ignorance, tandis qu'il fait traiter soigneusement ses chiens, ses chevaux, ses vaches par un expert vétérinaire!

C'en est assez sur ces imposteurs dangereux que l'homme aveugle caresse et recherche avec tant de soins, que les magistrats tolèrent et dont les médecins ne peuvent dévoiler la turpitude sans s'exposer à se trouver compromis par ces individus.

Ne serait-ce pas achever de salir ma plume que d'indiquer ici l'impudence des bourreaux et de leurs valets, qui osent s'arroger le droit d'exercer la médecine et la chirurgie, et qui jouissent, parmi le peuple, d'un grand crédit pour les cures des fractures, des luxations, des entorses.

Mais bientôt, je l'espère, le gouvernement ouvrant enfin les yeux sur cette foule d'abus dont je t'entretiens, d'un seul regard fera rentrer cette masse de gens ignobles dans la fange dont ils sont sortis, et qui, malgré leurs efforts, couvre encore leurs manteaux dorés.

Telles sont, mon cher Livelan, les observations que je puis te transmettre relativement aux charlatans. Dans ma première lettre je te présenterai mes avis sur les hommes de l'art, et commencerai à t'entretenir des docteurs en médecine, des docteurs en chirurgie et des officiers de santé; je te les peindrai comme ne formant ensemble qu'un

seul et même corps, exerçant la même partie ; en
attendant, envoie-moi le projet d'amélioration
que tu te proposes d'offrir au gouvernement. Fais-
moi part aussi de l'effet qu'ont produit sur l'esprit
de ton fils les réflexions trop vraies que j'ai voulu
soumettre à ton jugement et au sien. Adieu.

LETTRE QUINZIÈME.

Dijon, le 2 juillet 1820.

J. M. C. LIVELAN A SON AMI APOLLONIUS.

Que j'ai de grâces à te rendre, mon cher Apollonius! avec quel plaisir j'ai reçu tes lettres contenant tes observations sur les vices et les difficultés qui se rencontrent dans l'exercice de la médecine! Il n'est que trop vrai, mon ami, que notre belle Bourgogne, cette province naguère féconde en hommes vertueux et instruits des vrais principes de l'art de guérir, est actuellement la proie du charlatanisme le plus effronté.

Tous les vices qui déshonorent ignominieusement les sciences médicales se trouvent réunis; chaque ville, chaque bourg, chaque village, chaque hameau comptent aujourd'hui son guérisseur, sa ravaudeuse et son rengueugneur. Quoique remplies de remarques exactes et fidèles, tes peintures sont néanmoins encore au-dessous du grand tableau de misère offert à nos regards.

Tes observations, tes réflexions, mon cher Apolnius, sont établies d'une manière si solide, si intéressante, que mon fils, qui les a lues avec application, a été frappé de stupeur à la connaissance de tous ces charlatans qui, au mépris de l'honneur, des usages, des convenances et même de la loi, se sont emparé du droit des gens de l'art; son imagination s'est ébranlée, ses résolutions ont chancelé, et, si avant de lui communiquer tes lettres je n'avais disposé convenablement son esprit, je douterais aujourd'hui de sa persévérance à poursuivre la carrière dans laquelle il est entré. « L'art » de guérir, me disait-il ce matin, est entouré » d'une foule de difficultés, et je prévois l'impos- » sibilité où je serai de pouvoir les vaincre. Partout » l'homme de l'art est entouré de vampires qui épui- » sent son existence de toutes manières; loin de » l'aider, loin de le soutenir, les magistrats semblent » avoir oublié qu'il existe une loi qui le protège et » doit le garantir des atteintes du charlatanisme; » c'est au mépris de cette loi que les juges dans les » tribunaux absolvent et renvoient triomphans les » charlatans démasqués; je vois l'homme de l'art » méconnu, souvent méprisé, devenu la victime de » l'audace des imposteurs et des fourbes; le public, » plus attaché au merveilleux qu'au solide, lui refuse » la portion d'intérêt qu'il mérite; tandis que l'im- » posteur seul est écouté et applaudi, seul il sa- » voure voluptueusement les fruits de ses travaux » criminels; les vertus, la science, tout est oublié, » tout est mis de côté : il faut au public un dehors » brillant, il ne s'occupe nullement à rechercher

» ce qui est véritablement solide. Le médecin le
» plus vertueux, le plus instruit dans sa profes-
» sion, celui qui seul est à même par ses connais-
» sances de porter des consolations et des secours
» aux malades, ne recueille le plus souvent pour
» prix de ses veilles et de ses nobles travaux,
» que les fruits amers de l'ingratitude. Je vois en-
» fin, par les lettres de votre ami Apollonius, que
» mille circonstances fâcheuses viennent entraver
» la conduite de l'homme de l'art; et, si outre
» les études pénibles pour lesquelles il faut sacri-
» fier sa jeunesse et souvent sa santé, si outre les
» déboires que lui causent les médicastres, il trouve
» encore autant de difficultés à vaincre parmi ses
» confrères qui l'entourent, je doute jamais pou-
» voir arriver à la perfection que vous désirez en
» moi et dont chaque jour vous me parlez avec
» éloge. »

Tel est, mon cher Apollonius, l'effet qu'a produit sur l'esprit de mon fils la lecture de tes lettres,
elles l'auraient même détourné complétement de
l'étude, si je ne m'étais empressé, par des raisons
solides, à raffermir ses résolutions; je lui ai démontré la nécessité importante de connaître non-
seulement les beautés de l'art, mais encore d'approfondir le plus possible les vices qui souvent
l'accompagnent, pour pouvoir les éviter et les démasquer; j'ai relevé son courage, et son jeune cœur

éprouve la plus noble émulation d'être à même un jour de prodiguer à l'humanité ses soins et ses consolations.

J'attendrai donc de toi, mon cher Apollonius, la continuation de ta correspondance ; tu m'as promis des observations sur les gens de l'art en général : peins-les-moi de telle sorte que mon fils puisse les entrevoir sous les différens aspects, ne crains pas de leur enlever le masque ridicule, souvent même hideux qui recouvre et déshonore quelques-uns d'entre eux ; peins-moi leurs défauts, mais aussi fais-moi le tableau des qualités physiques et morales qui distinguent les hommes dignes d'exercer la première de toutes les professions. Que fatigué du triste et honteux tableau du vice, notre œil se repose avec complaisance sur le tableau riant du bien ; parle-moi des vertus que mon fils doit à l'avenir pratiquer ; que tes lettres soient un lien de plus attaché à notre amitié ; qu'elles soient pour mon fils un plan de conduite ; qu'elles le guident dans les tempêtes de sa vie future !

Je suis toujours occupé du projet dont je t'ai fait part, et tes lettres me sont d'autant plus agréables qu'elles serviront de soutien aux considérations et aux vues que je me propose de publier ; elles leur donneront une valeur dont elles auront grand besoin : la connaissance du mal fera mieux apprécier la nécessité des remèdes. Adieu.

DEUIXÈME SÉRIE.

LETTRE SEIZIÈME.

Dijon, le 7 août 1820.

APOLLONIUS A SON AMI LIVELAN.

JUSQU'ICI, mon ami, je ne t'ai entretenu que des désordres qu'entraîne après elle l'inexécution de la loi protectrice de l'art de guérir : j'ai cherché à te démontrer les difficultés qui naissent à chaque pas, je t'ai peint le charlatanisme comme une entrave à l'exercice de l'art, mais les esquisses que j'ai à mettre sous tes yeux seront pour ton élève d'un intérêt plus relevé. Je vais essayer de te retracer les désordres existant dans l'art même et parmi les personnes qui l'exercent ; tu seras surpris, sans doute, que tant de vices puissent trouver des appuis dans des hommes qui devraient être leurs plus puissans ennemis ! Je te parlerai en même temps des vertus caractéristiques du médecin honnête et instruit ; le tout ne formera qu'un seul cadre où ton fils pourra connaître le bien à suivre et le mal à éviter.

Il n'est pas, mon cher Livelan, de profession plus honorable et plus utile à la société que celle du médecin (1). L'homme qui l'exerce avec honneur mérite la plus profonde estime, et sa vie sera embellie par la félicité que donne la vertu. Destiné par la nature de ses nobles fonctions à porter partout avec lui les secours bienfaisans d'un art divin, à chaque pas il éprouve les plus douces jouissances ; son œil se repose avec bonheur sur le tableau de ses semblables rendus à la vie, ou au moins soulagés dans leurs souffrances ; ses soins

(1) Voltaire s'exprime ainsi sur les médecins : « Il est vrai qu'un bon médecin nous peut sauver la vie en cent occasions et nous rendre l'usage de nos membres. Un homme tombe en apoplexie, ce ne sera ni un capitaine d'infanterie, ni un conseiller de la cour des aides qui le guérira. Des cataractes se forment dans mes yeux, ma voisine ne les levera pas.... Des hommes qui s'occuperaient à rendre la santé à d'autres hommes par les seuls principes d'humanité et de bienfaisance, seraient fort au-dessus des grands de la terre ; ils tiendraient de la divinité. Conserver et réparer est presque aussi beau que faire. Le peuple romain pendant plus de 5oo ans se passa de médecins..... Comment donc en usait-on à Rome quand on avait une fièvre putride, une fistule à l'anus, un bubonocéle, une fluxion de poitrine ? On mourait (*Dict. philos.*). J. J. Rousseau qui calomnia un art si utile, s'en repentit sur la fin de ses jours, et disait à Bernardin-de-Saint-Pierre que s'il faisait une nouvelle édition de ses œuvres, il adoucirait ce qu'il en avait écrit sur les médecins. » Il n'y a pas d'état qui demande autant d'études que le leur ; par tous pays ce sont les hommes les plus véritablement savans. (*Etudes de la Nature*).

seront quelquefois dignement récompensés, et la reconnaissance lui offrant alors son hommage sera le plus précieux salaire pour son âme bienfaisante. Mais, mon ami, il faut beaucoup de qualités pour parvenir à cette perfection nécessaire, et ces qualités s'acquièrent difficilement; aussi ne soyons point étonnés s'il est des gens de l'art ensevelis dans l'oubli; n'est-il pas juste que les honneurs, la considération, la confiance, environnent l'homme instruit et vertueux? le mépris, l'indifférence, ne doivent-ils pas être la part de l'homme vicieux, quels que soient d'ailleurs ses talens!

Une bonne réputation est le bien le plus précieux que puisse obtenir le médecin, c'est elle qui doit être le but de toutes ses actions; et ses premiers, ses plus solides fondemens sont les vertus morales, source de tout ce qui est bien.

Outre ces qualités indispensables, il en est d'autres que l'on peut appeler naturelles et acquises. Ainsi, la nature donne les premières, et nous naissons médecins comme nous naissons poëtes. Mais si nous ne les possédons pas primitivement, une étude attentive, un travail opiniâtre les feront développer en nous, et souvent même elles triompheront d'une nature ingrate.

Cependant, si l'homme qui se destine à la pratique de l'art de guérir, a l'esprit lourd, si son jugement est faux, s'il ne peut triompher d'une pusillanimité ridicule, si sa mémoire infidèle ne peut lui retracer les connaissances et les faits qu'il aura dû puiser dans l'étude et l'expérience, il sera toujours incapable d'exercer convenablement la médecine, il n'y pourra jamais réussir.

Celui qui se destine à parcourir la carrière médicale doit avoir reçu de la nature un esprit actif, exact et pénétrant, une conception juste et facile; un jugement solide, du courage et de la persévérance, un corps robuste, une santé vigoureuse pour résister aux fatigues des études et de la pratique : enfin il est avantageux qu'il ait la voix douce, la parole libre et un extérieur agréable ; ce sont là, mon ami, des avantages naturels dont l'homme de l'art peut quelquefois se servir avec beaucoup d'utilité pour ses semblables et pour lui-même.

Malgré ces heureux et brillans avantages, l'homme ne sera véritablement médecin qu'après avoir employé un long espace de temps à l'étude approfondie des sciences médicales, et qu'après avoir soumis ces connaissances au creuset de l'expérience. Aussi doit-il éloigner le plus possible, doit-il redouter l'instant de se livrer à la pratique.

Un jeune médecin que de longues et laborieuses études auront rendu véritablement instruit se livrera à l'exercice de son art avec hésitation, avec défiance de lui-même, et ce ne sera qu'après une

longue réserve qu'il acquerra l'assurance que
donne le vrai savoir; mais combien voit-on, malheureusement, de ces jeunes ambitieux qui, souvent sans éducation première, osant prétendre au
titre honorable de médecin, se hâtent d'acquérir
les connaissances suffisantes pour subir les examens; et à peine revêtus du titre de docteurs,
laissant de côté toutes les sources d'instruction,
s'élancent dans une carrière qu'ils ignorent complétement, semblables à un homme qui commence-
rait un édifice sans en avoir calculé la disposition.
Leur cupidité, mal servie par leur ignorance, est
soutenue par une présomption outrée, et le charlatanisme devient leur seule ressource. Ces jeunes
présomptueux n'étudient les maladies qu'à mesure
qu'elles s'offrent à leurs yeux, aussi conservent-
ils toute leur vie, sinon une ignorance complète,
au moins une habileté si peu solide que les personnes qui se confient à leurs mains téméraires, cou-
rent de grands dangers.

Il existe en Bourgogne beaucoup de ces jeunes
médecins imprudens qui s'imaginent tout savoir
sans avoir presque jamais rien appris; j'en connais,
il est vrai, plusieurs qui, après une pratique longue,
ont acquis une certaine habileté et quelque réputation, mais on distingue toujours en eux un vide,
suite du défaut d'application qu'ils ont apportée
dans l'étude d'une science qu'on ne peut trop, ni

trop long-temps méditer. Ce n'est cependant pas,
mon ami, que nous n'ayons de jeunes médecins
instruits et recommandables, car le talent constitue le médecin, et non les années, et l'homme
doué du génie médical pourra, de bonne heure,
être excellent médecin, tandis que le praticien âgé,
s'il n'a pas reçu de la nature ce don précieux,
n'aura jamais été et jamais ne deviendra médecin.

Une des qualités les plus belles qui doivent distinguer l'homme de l'art, est le désintéressement
et la bienfaisance; un intérêt sordide éloigne la
confiance. Le médecin doit avoir de la charité et
exercer son art avec un noble désintéressement; il
doit prodiguer ses soins avec autant d'assiduité et
plus d'affection peut-être aux personnes que la
fortune n'a pas caressées, qu'à celles qui sont com-
blées de ses faveurs. Il ne doit jamais oublier qu'un
service généreux trouve toujours sa récompense, et
s'il a la douleur d'obliger un ingrat, le plaisir
d'avoir fait le bien sera une jouissance pour son
cœur vertueux. Mais il est malheureusement rare
qu'un médecin puisse d'abord exercer sa générosité,
car souvent il doit trouver dans l'exercice de son état
ses moyens d'existence. D'autres fois, et ce motif est
digne de mépris, ce ne sera que par ostentation
qu'il donnera des soins aux indigens; et le praticien renommé donne ses soins à un si grand nombre de personnes riches, que s'il n'y est porté par

son cœur bienfaisant, il n'emploiera son temps qu'auprès d'elles sans s'occuper de la classe indigente, et par cela même le plus digne d'intérêt !

Défions-nous de ces médecins qui ne pratiquent leur art que pour satisfaire leurs vues intéressées, que pour alimenter leur cupidité. La Bourgogne, mon ami, n'est que trop remplie de pareils médecins ; ils ne regardent les malades qui ont le malheur de tomber entre leurs mains, que comme des moutons qu'ils ne se contentent pas de tondre jusqu'à la peau, mais qu'ils écorchent et qu'ils dépouillent ; considérant l'art de guérir totalement du côté lucratif, ils ne voient dans les personnes qui s'adressent à eux que des ressources qu'ils mettent à profit sans s'inquiéter des résultats pour les malheureux malades. Je connais plusieurs de ces médecins avides ; l'un d'eux est parvenu, sans beaucoup de capacité, à une grande réputation, et aujourd'hui son âme est remplie d'autant de morgue que de corruption. Rien n'est si facile à distinguer que les médecins avides et envieux, ils sont ordinairement fort intrigans ; quand ils parlent, leur bouche paraît distiller des rayons de miel, ils consolent leurs malades par des discours hypocrites et les entretiennent le plus long-temps qu'ils peuvent dans l'erreur sur leur véritable position ; ils négligent même d'employer des remèdes actifs pour prolonger leurs soins. Si cette conduite est funeste aux malades, elle est très-profitable à ces gens insatiables, et ce n'est souvent que lorsque les malades ont épuisé leurs ressources pécuniaires qu'ils s'aperçoivent que les paroles miellées de ces docteurs sont dictées seulement par un sordide intérêt, et que les résultats si pompeusement annoncés ont l'amertume de l'absinthe. Fort heureusement nous sommes dédommagés en Bourgogne du mal que font les médecins avides par le bien que pratiquent les médecins vertueux et instruits.

Ils sont en petit nombre, mais faciles à distinguer parce qu'ils sont modestes, humbles, doux, généreux, humains, compatissans, circonspects dans leurs paroles, prudens dans leur conduite, prompts à secourir les malades, cherchant et aimant la paix du cœur, fuyant les intrigues qui pourraient les compromettre ; enfin ils sont tous d'un esprit pénétrant et d'un abord aisé.

Il faut, mon ami, qu'avec une âme généreuse, l'homme de l'art soit sobre et tempérant, afin que l'attrait des plaisirs ne dissipe ni son esprit ni son temps, car serait-il pourvu du plus heureux génie, s'il se livre avec passion à quelques vices désordonnés qui sont tous incompatibles avec l'étude et l'exercice de l'art, il ne pourra jamais réussir à acquérir la confiance ! L'intempérance est un poison lent qui mine et détruit les connaissances acquises, elle abâtardit l'entendement. L'homme qui s'y livre peut dans les momens de déréglemens devenir l'assassin des personnes trop confiantes qui remettent leur vie dans ses mains.

Une des qualités morales essentielles à l'homme de l'art, est l'amour de la vérité. Dans tout ce qu'il dit, dans tout ce qu'il écrit relativement à sa profession, il doit être vrai. Le médecin doit employer toute la force de son éloquence, tous ses moyens de persuasion pour faire adopter ses conseils, pour leur donner toute la force dont ils pourraient manquer s'il les présentait à nu, mais il ne doit pas employer le mensonge ou les subterfuges sur les causes productrices des maladies, leur nature, leur durée et leur issue. Il est quelques circonstances particulières où il peut, avec adresse, masquer ce qu'il en est : ainsi, lorsque la vérité toute nue porterait préjudice à l'état du malade, à sa réputation, à sa tranquillité ou à celle des personnes qui lui sont chères, il peut taire la vérité, dans ces cas même c'est un devoir. Le médecin est destiné à aider, à protéger, à soulager ses semblables, il doit avoir l'humanité de ne les point tromper ; il doit avoir également assez de probité et de modestie pour ne pas se charger seul du traitement des maladies lorsqu'elles lui offrent des difficultés ; ce serait agir contre la loyauté, contre la solidité des moyens de l'art qu'il pratique ; il ne doit pas attendre que son malade soit dans un danger imminent, pour s'aider des conseils de ses confrères, car trop souvent on ne demande consultation que dans les cas désespérés et sans ressources.

La modestie n'abaisse pas l'homme, elle est la compagne du véritable talent, elle l'élève au-dessus du vulgaire.

La présomption est cependant un vice fréquent parmi les médecins, c'est encore l'apanage des jeunes docteurs; par un orgueil condamnable, ils ne réclameront pas les conseils de leurs collègues, ou s'ils le font, ce ne sera que pour avoir l'occasion de faire parade de leurs connaissances.

Dépositaire des secrets les plus intimes, maître du repos, de la réputation de ceux qui lui accordent leur confiance, le médecin doit conserver en tout lieu, en tout temps la discrétion la plus scrupuleuse; il me suffit de t'énoncer cette vertu précieuse pour en apprécier l'indispensable nécessité (1). Nulle considération ne peut lui permettre des révélations, nulle crainte ne doit l'ébranler.

La prudence doit servir à chaque instant de guide au médecin dans l'exercice de son art. Que de dangers peuvent résulter de trop de précipitation dans le jugement et dans l'administration d'un

(1) *Quæ verò inter curandum aut etiam medicinam minimè faciens, in communi hominum vitâ, vel videro, vel audiero, quæ minimè in vulgus efferri oporteat, ea arcana esse ratus, silebo.* (Hip. *jusjur.*)

remède ! que d'égards, de décence nécessaires dans
une foule de circonstances ! Cette vertu, mon
ami, est indispensable au médecin, et dans l'intérêt de la société, et dans l'intérêt de sa propre
réputation ; l'homme instruit sait la suivre : elle
n'est pas compatible avec l'ignorance.

Il faut enfin, mon ami, que celui qui veut exercer l'art de guérir soit d'un accueil aimable, qu'il
ait de la décence dans la mise, de l'affabilité dans
le discours ; un extérieur agréable, joint aux vertus
morales et au savoir, contribue à lui gagner le cœur
des personnes qui s'adressent à lui avec la confiance
qu'inspirent ses talens.

Rien n'est plus déplacé que la mise sale et dé-
sordonnée de certains médecins. Que dirais-tu,
mon cher Livelan, d'un médecin dont la tête serait
couverte d'un torchon sale, surmonté d'une cas-
quette dont la couleur verte primitive serait, par
le temps, devenue feuille-morte ; qui porterait
chez lui, pour recevoir les malades, une robe-de-
chambre ou un long habit en lambeaux ; qui,
pour sortir, s'affublerait d'une espèce de redingote,
chamarrée de tant pièces de toutes les couleurs,
qu'elle ne différerait de l'habit d'Arlequin que par
sa forme? Pourrais-tu t'empêcher de rire d'un accoutrement si ridicule, surtout si à cette sale bizarrerie se joignait un chapeau qui se serait vu dix
fois à la mode, et dix fois hors de mode ; si enfin,

un long bâton à pique, servant de canne, complétait cet équipage grotesque? Certes, un extérieur semblable annoncerait l'être le plus original possible; et si un abord sauvage, une parole brusque, augmentaient tout cet appareil singulier, ne pourrait-on pas penser sans le moindre doute, que l'esprit du personnage est tout aussi en désordre que son accoutrement et ses manières bizarres? Et partant, mon cher ami, on m'a assuré qu'on pourrait trouver un modèle pour une telle peinture.

Adieu, mon cher Livelau; dans ma prochaine lettre je continuerai le même sujet; mais avant de te quitter, je crois devoir te recommander de te méfier de certains jeunes docteurs, qui ressemblent à l'âne revêtu de la peau du lion; heureusement comme lui, ils laissent passer le bout de l'oreille.

LETTRE DIX-SEPTIÈME.

Dijon, le 1 septembre 1820.

APOLLONIUS A SON AMI LIVELAN.

J'AI mis sous tes yeux les qualités essentielles et caractéristiques du véritable homme de l'art; j'ai fixé tes regards sur ses vertus, pour faire ressortir avec plus de force les vices qui se rencontrent chez les médecins, chez les chirurgiens et les officiers de santé.

Je vais te démontrer actuellement que l'incapacité chez l'homme qui veut pratiquer l'art de guérir, fera naître en lui une multitude de défauts, par lesquels il s'imagine, mais en vain, suppléer à son manque de science. Il deviendra envieux, médisant, ingrat, paresseux, menteur, orgueilleux, indiscret, fanfaron et charlatan; de tous les défauts qu'enfante l'assemblage informe de ces vices, s'élève un vice encore plus hideux : c'est la morgue médicale qui tient sous son empire une grande partie de médecins, de chirurgiens et d'officiers de santé de la Bourgogne; c'est un fléau destructeur qui entrave toutes les opérations de l'art; semblable à un caméléon, il revêt toutes les formes, il emprunte toutes les couleurs; ce vice honteux fait le désespoir du médecin philantrope : l'humanité est souvent sa victime. Je reviendrai plus tard sur ce triste sujet.

Quoiqu'on puisse compter l'agrément du physique au nombre des qualités avantageuses pour le médecin, cependant des connaissances profondes sont préférables à un extérieur peu agréable, et il existe en Bourgogne bon nombre de médecins recommandables, quoique laids et sans agrémens extérieurs. Je connais des médecins fort laids et qui ont acquis une grande confiance, parce qu'ils possèdent de grands talens et beaucoup de vertus : ils doivent leurs succès à l'excellence de leur genie ; néanmoins il est toujours vrai de dire que vertus et talens égaux, l'homme bien fait, ayant un extérieur agréable, beaucoup d'affabilité, s'insinuera plus tôt et plus facilement que celui qui est disgracié de la nature. Mais, quel que soit son physique, le médecin doit toujours avoir une contenance libre, sans affectation, le visage ouvert, le regard serein, l'abord affable, la démarche aisée.

Il est des médecins qui, cherchant à se donner un air d'importance et à se rendre agréables, ne deviennent que ridicules par leurs habitudes choquantes : celui-ci se serre la bouche pour parler celui-là donne de faux mouvemens à ses yeux, se ride le front ou les sourcils ; il en est enfin, qui font de telles contorsions auprès de leurs malades, qu'on les prendrait pour des bouffons.

Ne pourrait-on pas en citer qui semblent être des baladins montés sur des trétaux ? un homme semblable est-il auprès d'un malade, il danse sur un pied, fait des pirouettes dans la chambre, ou bien il tient ses jambes croisées et son corps appuyé contre une commode ou contre une cheminée, tandis que sa tête, semblable à un ressort, se jette tantôt sur une épaule, tantôt sur l'autre ; un moment après, il tirera de sa poche un flacon à odeur, et s'aromatisera le front et les mains. Il est vrai, mon cher Livelan, que cette dernière précaution est fort nécessaire à certaines gens : tu connais le proverbe : *qui benè olet, malè olet.*

Il est des médecins qui ont contracté la mauvaise habitude de couvrir la voix de ceux qui les entourent, de s'emparer toujours de la conversation, de se servir avec affectation des termes techniques de l'art, inintelligibles pour qui n'y est pas versé ; ils s'imaginent, par ce moyen, soumettre chacun à leur avis, et s'attirer la confiance ; mais cette orgueilleuse manie indispose contre eux leurs confrères, et leur attire le mépris du public éclairé. Le médecin doit être posé dans ses discours, comme dans son maintien : plus on s'éloigne du naturel, plus on devient ridicule. Nous voyons des médecins pourvus de grands talens, qui se sont attiré par ce défaut l'inimitié et l'indifférence du public.

L'orgueil des médecins envers le public, leur mépris envers leurs confrères, se rencontrent surtout chez ceux qui, par leur clientelle nombreuse, sont parvenus à la fortune; au sein de l'opulence, ils regardent d'un œil de pitié leurs confrères moins riches, et rient avec mépris des efforts qu'ils font pour parvenir à une aisance aussi désirable que convenable à l'homme de l'art; mais, mon ami, leurs confrères prudens et modestes ne se laissent point éblouir par l'éclat de ces richesses, ils se trouvent satisfaits de la possession d'un bien médiocre; ce qu'ils chérissent le plus, ce sont les véritables et solides connaissances de l'art, c'est l'estime publique, c'est la confiance : ce sont là les nobles buts de leur ambition. Il suffit qu'un médecin soit honnête et instruit, pour qu'il devienne dans l'esprit du public un être infiniment estimable; et tous les jours l'expérience ne nous prouve-t-elle pas que le médecin orgueilleux, qui est parvenu à une grande fortune, finit, malgré ses richesses, par devenir l'objet du mépris mérité de tous les gens honnêtes, qui ne le considèrent plus que comme un homme enrichi de la dépouille de ses concitoyens?

La foudre se plaît à frapper la cime des montagnes, et tombe peu dans les vallées; un ouragan déracine le plus gros chêne et épargne la faible bruyère. Ces médecins orgueilleux qui paraissent avec tant d'assurance dans le monde, sont souvent tout à coup frappés du mépris public; et cet orgueil même qui les a élevés précipite leur chute et les engloutit dans le gouffre de l'ignominie, tandis que le médecin modeste élève et consolide chaque jour l'édifice durable d'une réputation glorieuse. Essaierai-je de t'esquisser le portrait d'un de ces médecins? Voyons-le près d'un malade, au lieu de porter toutes ses attentions sur lui, il ne s'occupera que de sa propre personne; il croira se faire admirer en tournant et s'élevant sur la pointe des pieds, quelquefois en penchant une épaule et élevant l'autre pour prendre du tabac, en raccommodant son jabot dérangé. C'est pendant qu'il fera toutes ces grimaces auprès d'un père de famille dangereusement malade, qu'il décidera avec hauteur et présomption du caractère de la maladie et des remèdes convenables : il ne faudrait pas alors que son humble confrère s'avisât de lui faire la moindre observation, car il ne daignera pas répondre à ceux qui lui adressent la parole; il chantera, il sifflera, il frédonnera un air d'opéra, dira deux mots et sortira en courant, sans écouter l'épouse, le fils ou la fille éplorés, qui désirent connaître l'état du malade et les soins les plus pressans à lui administrer. Sorti de la maison où il aura déployé son impudence et son orgueil, il marchera dans les rues la tête jetée en arrière, l'estomac en avant, le cou immobile, le regard sévère et méprisant ; si quelqu'un l'arrête, à peine daignera-t-il ouvrir la bouche pour répondre ; et bienheureux le confrère, qui, par une distinction extraordinaire, pourra arracher de lui une petite inclination de tête. Il croira cependant, par tous ces dehors offusquans, se donner un ton d'importance ; mais ces manières hautaines et insultantes, loin de lui attirer la confiance, le rendront la risée des hommes sages qui, dégagés de sa présence, verront avec pitié et mépris son faste impertinent.

Il est rare qu'un médecin orgueilleux soit intrigant, parce que son caractère altier ne peut se plier à toutes les souplesses de l'intrigue et qu'il n'a point assez d'esprit pour jouer ce rôle ; cela ne dispense pas la Bourgogne de compter bon nombre de médecins fort intrigans, dont plusieurs sont doués de grands moyens et auraient mérité la plus entière confiance sans avoir recours à l'intrigue. Ces médecins réussissent plus souvent que les médecins orgueilleux, mais ce sont également des hommes méprisables qui sont presque toujours hypocrites, durs, envieux, dissimulés dans leurs paroles et dans leurs actions ; ils sont tous d'une sévérité affectée pour les principes d'honneur qu'ils connaissent, mais qu'ils ne pratiquent pas. En général, ils se couvrent de l'intérêt de l'art pour satisfaire leurs passions, ils sèment adroitement la discorde parmi leurs confrères; très-patiens en apparence à supporter les injures qu'ils croient avoir reçues, ils sont vindicatifs, irréconciliables, et se couvrent toujours du masque de la vertu dont ils ne pratiquent pas les moindres principes.

Les médecins intrigans parlent comme des philosophes, mais ils pensent comme les procureurs et agissent comme les Normands.

Quelle différence dans la conduite du médecin honnête, il ne fait aucun raisonnement qui ne soit plein de sens, de droiture et de franchise; il est simple dans ses manières, sage dans sa conduite, rassurant dans les dangers, et par l'aménité de son caractère il rapproche de lui tous ceux qui l'entourent, il se concilie véritablement tous les cœurs, et parvient sans peine à gagner la confiance!

Plusieurs médecins et chirurgiens de la Bourgogne exerçaient leur état il y a vingt-cinq ans avec le titre simple et noble de chirurgiens et d'officiers de santé, et aujourd'hui ils se sont gratifiés de celui de docteurs en médecine, docteurs en chirurgie, sans être légalement revêtus de ces grades, et ils décorent leurs ordonnances emphatiques d'un titre usurpé. Ces hommes se sont adonnés fort jeunes aux études médicales : les intrigues seules les ont élevés au-dessus de leur sphère; les hasards,

les malheurs même de la révolution leur ont servi
de marche-pied, et ils sont parvenus à acquérir de
la fortune; mais leur pratique médicale, semblable
à leur caractère impétueux et téméraire, n'est fondée sur aucun de nos sages principes, ils ne suivent que des systèmes erronés, enfans absurdes
de leur imagination exaltée, qui décèlent chaque
jour aux hommes capables de les juger, leur inap-
titude et leur témérité.

Combien n'en voit-on pas qui joignent à l'intrigue la plus consommée un cœur gonflé d'orgueil! Ainsi tel homme qui exerçait l'art de guérir,
il y a plusieurs années, allait à pied pendant les
premiers temps de sa pratique; alors il caressait les
chirurgiens ses confrères; mais parvenu tout à coup
à la fortune par l'effet de ses intrigues et de ses opérations téméraires, il se sera revêtu lui-même de
la robe doctorale et exercera son état avec une morgue révoltante; enfin traîné par de beaux chevaux,
il ne regardera plus qu'avec mépris ses confrères
qu'il courait embrasser, il ne regardera plus ses col-
légues les officiers de santé que comme des êtres
indignes de lui, et dans son fol orgueil il osera
vouloir que tout soit soumis à sa juridiction médicale! Appelé en consultation avec ses confrères,
un homme de cette espèce ne les écoute nullement
et leur ordonne pour ainsi dire de suivre les avis
qu'il laisse par écrit sans consulter le leur, il se

croit en droit de n'écouter personne et prétend posséder et veut faire croire qu'il possède la science infuse. Chacun doit avoir de la confiance en lui; malheur à quiconque en manque, et surtout malheur à ces petits médecins *extrà muros* qui osent s'approcher de lui, et qui, pour le bien de l'humanité, voudraient aussi faire les docteurs! Il n'écoute que lui, ne connaît que lui; seul, il sait tout, les autres ne sont que des ignorans et doivent s'en rapporter à ses avis seuls; bons ou mauvais, n'importe, il a parlé, c'est aux autres à obéir.

Croiras-tu, mon cher Livelan, que de semblables intrigans sont parvenus avec ce ton, ce caractère, cette conduite, tempérés, il est vrai, par quelques, talens, à captiver ou pour mieux m'expliquer à étourdir l'esprit de beaucoup de gens de bien qui les ont regardés comme des phénix!

Mais tel est, mon cher ami, l'effet des préjugés sur le cœur humain; le public s'aveugle lui-même sur le mérite personnel de ces individus qui, n'étant que de vrais singes jouant le naturel, les vertus morales et physiques, trompent tous ceux qui ne possèdent pas la connaissance profonde des hommes et de leurs travers. Mais poursuivons l'examen de ces heureux intrigans; voyons-les ayant en face des adversaires puissans : alors leur rôle change : leur ton dédaigneux, leur morgue, leur orgueil se replient quelquefois dans leur intérieur;

la crainte de déplaire au public les rend aussi souples, aussi rampans qu'ils étaient superbes ; mais
cette humilité est fausse, cette affabilité trompeuse ; ils flattent et feignent d'honorer tout le
monde, ils font la cour à quiconque possède du
mérite, de la fortune et jouit de la considération ;
ils caressent et applaudissent à leurs valets ; empressés, dévoués partout où ils veulent se rendre
agréables, circonspects, timides, quand ils ont
peur de déplaire ; et cependant lorsqu'ils paraissent d'accord avec tout le monde, leur cœur est
déchiré d'ennuis et de fiel, l'orgueil seul les dé-
vore, en un mot, ce sont des fourbes dont l'âme
est dans un tourment perpétuel.

Les hommes, mon cher Livelan, ont l'esprit
dirigé de manière qu'ils regardent toujours devant
eux et jamais derrière ; ils ne peuvent se rendre
justice à eux-mêmes, l'amour propre les aveugle,
ils s'estiment plus qu'ils ne valent réellement ; le
médecin voit avec jalousie son confrère réussir, et
ne considère dès-lors que ses défauts ; aussi combien de médecins ne sont-ils pas dévorés d'envie
et de chagrin en voyant accroître la fortune de leurs
confrères ? Bientôt l'envie aiguise ses poignards, et
la médisance et la calomnie viennent entraver la
route de celui qui commence à la parcourir favo-
rablement : quelle que soit sa science, quelles que
soient ses qualités, le médecin à son entrée dans

la carrière rencontrera une foule d'envieux parmi
ses confrères; il importe infiniment à sa tranquillité qu'il mette tout en usage pour s'attirer l'estime
publique, il doit peu s'inquiéter des chagrins pas-
sagers que lui susciteront les envieux, car dès qu'il
sera parvenu au comble de la confiance, les traits
envenimés de la basse jalousie tomberont émoussés
à ses pieds; et les noires vapeurs dont les envieux
chercheront à l'obscurcir se dissiperont bientôt
par l'éclat des rayons purs de sa vertu.

Le médecin honnête et vertueux ne connaît pas
les basses pratiques de l'envie, il a trop de grandeur d'âme, trop de magnanimité; à l'intrigant
seul appartient ce vice déshonorant.

Il faut, mon ami, que l'homme qui pratique
l'art de guérir, s'accoutume à regarder ses confrères du côté le plus favorable, et qu'il se rap-
pelle sans cesse qu'étant hommes, ils ne peuvent
être parfaits, qu'ils ont leurs vertus et leurs défauts. Est-il attaqué par les traits de la médisance?
il doit savoir les mépriser, c'est la plus belle ven-
geance; s'exerce-t-on devant lui à calomnier, à
vouloir flétrir un confrère? il saura par la force de
ses paroles, ou par un silence désapprobateur, faire
taire les cris de l'envie : comme le vent du nord
écarte les nuages et dissipe la pluie, de même un
maintien assuré, un regard sévère savent arrêter les
convulsions de la médisance. Ferme sur le roc iné-

branlable d'une conscience pure, le médecin vertueux s'aperçoit à peine de ces tempêtes mon-
daines dirigées contre lui ; ces vagues impuissantes
se brisent à ses pieds, sa belle àme ne s'occupe
que de faire le bien.

Adieu, mon cher Livelan; dans ma prochaine
épître je continuerai l'examen de la matière qui
nous occupe.

LETTRE DIX-HUITIÈME.

Dijon, le 5 octobre 1820.

APOLLONIUS A SON AMI LIVELAN.

LES vices que je viens de passer en revue ne sont pas les seuls sur lesquels nous avons à gémir; il est des médecins qui, pleins d'une sotte vanité, ne tarissent pas sur les louanges qu'ils se prodiguent; seuls, ils sont habiles; seuls, ils possèdent le talent; toujours satisfaits d'eux-mêmes, ils répètent à qui veut bien l'entendre, leurs succès étonnans, se plaignent de l'ingratitude des hommes à qui ils ont rendu les services les plus signalés, et sachant avec adresse faire naître l'occasion, ils ne manquent pas de présenter sous un jour défavorable les opinions et les faits de leurs confrères; mais en mendiant ainsi des louanges données souvent pour se débarrasser d'eux, ces ennuyeux personnages ne s'attirent que le mépris des gens sages, et l'édifice d'une réputation qu'ils s'établissent eux-mêmes s'écroule aussi facilement que le château de cartes que l'enfant élève avec tant de soin.

Dans ma dernière lettre je t'ai parlé de la discrétion, si importante à l'homme de l'art; il est

des cas aussi, mon ami, où le médecin doit être
plus que discret, il lui est permis d'être en quelque sorte dissimulé ; maintes fois dans l'intérêt de
la santé, de la tranquillité d'un malade, d'une
famille, il doit savoir avec finesse dissimuler son
sentiment, dissimuler même le mode de traitement et les doses de médicament qu'il juge nécessaires. S'il sait la manier adroitement, cette dissimulation lui procure de grands avantages sur
l'esprit des malades confiés à ses soins ; mais qu'il
prenne bien garde de laisser surprendre son secret,
le prestige s'évanouirait et avec lui la confiance.
Loin de l'âme du médecin honnête, cette dissimulation qui n'est que le masque du mensonge et
de la fourberie, et qui ne s'exerce qu'au détriment de la société et surtout de ses confrères,
l'homme vertueux ne décriera pas ses collègues ;
après les avoir embrassés, il ne causera pas leur
chute pour affecter ensuite envers eux une com-
passion perfide, il ne sondera pas leurs sentimens
secrets pour en forger des armes contre eux.

On rencontre dans le monde des médecins qui
passent, même parmi leurs confrères, pour des hommes trop ouverts ; en général, on dit qu'ils se nuisent par leur trop grande franchise ; mais, mon
ami, si on les étudiait bien, on finirait souvent par
découvrir que, malgré leurs ouvertures de cœur affectées, ils ne disent jamais rien moins que ce qu'ils

pensent, ils n'affectent ce grand air de franchise et de confiance que pour découvrir le secret de leurs confrères; et lorsqu'avec le plus grand sérieux ils consultent leurs collègues, ce n'est nullement pour faire tourner les avis divers à l'avantage de la science ou des malades, c'est seulement pour approfondir les sentimens des consultans et s'opposer, s'ils le peuvent, à leurs projets et à leurs succès; voilà, mon ami, une perfidie atroce et bien dangereuse. Autant cette basse dissimulation rend le médecin méprisable et dangereux, autant ses fonctions revêtent un caractère noble, autant il devient utile à ses semblables, lorsque prévoyant une fin trop funeste, il sait ranimer l'espoir dans l'âme abattue du malade, et prolonger son existence par quelques instans de calme d'esprit. Ce n'est pas le médecin humain qui s'éloignera de son malade aux approches de la mort, il lui prodiguera la consolation et l'espoir jusqu'à ses derniers momens; dans ces tristes circonstances, le devoir du médecin ne cesse que quand le malade a cessé d'exister.

Nous avons le malheur de compter un assez grand nombre de médecins qui, au lieu de suivre cette conduite dictée par la sensibilité et la vertu, restent près de leurs malades mourans sans pour ainsi dire s'occuper d'eux : nulle espèce de consolation ne sort de leur bouche sérieuse, qui laisse

échapper à peine quelques monosyllabes insignifians; d'autres au contraire fatiguent leurs malades
par un flux immodéré de paroles qui, loin de porter le calme dans leurs âmes alarmées, en augmente
le trouble et le désordre.

Peut-on ne pas blâmer la conduite de certains
hommes de l'art, qui, pour triompher de l'incertitude ou de l'obstination du malade, l'effraient
par la crainte de la mort? Quelques circonstances
particulières, il est vrai, ont pu motiver une conduite, je peux le dire, si barbare; mais ne doit-il
pas dans le plus grand nombre de cas en résulter
des accidens fâcheux, plus dangereux souvent que
l'affection dont l'individu est atteint et dont il néglige ou refuse le traitement?

L'homme de l'art, grand parleur, possède la
plus impertinente de toutes les importunités. Un
médecin ne doit jamais faire de la conversation un
charivaris fatigant, il ne doit parler qu'à propos;
et lorsqu'il est appelé avec plusieurs de ses confrères en consultation, il ne doit pas par un verbiage déplacé diminuer l'attention qu'ils doivent
apporter dans l'examen du malade. La nature nous
a donné deux yeux, deux oreilles; mais nous n'a-
vons reçu d'elle qu'une seule langue encore retenue
par un frein; cela ne doit-il pas être suffisant pour
démontrer à ces babillards qu'il faut bien moins
parler que voir et écouter attentivement; heureuse-

ment ce défaut est bientôt connu, on cherche à se
délivrer promptement de ces hommes dont la loquacité importune, et dont l'indiscrétion peut devenir
dangereuse; il est rare que ce défaut s'accorde avec
le talent; cependant j'ai entendu parler d'un docteur qui en est un exemple.

Ce médecin possède de véritables talens accompagnés de connaissances étendues en littérature;
son extérieur est agréable, sa mise décente, son
abord franc et doux, il est sûr d'inspirer d'abord
la confiance et d'emporter les suffrages, chacun
rend hommage à son mérite; mais malheureusement pour ce docteur, malgré tout son savoir et
ses talens, la volubilité de sa langue, les indiscré-
tions qui en sont la suite, sa manie d'employer
dans la conversation familière les termes techniques de l'art devant les personnes qui ne les connaissent pas, lui font un tort considérable, et jamais il ne parviendra à conserver la confiance.

Le devoir d'un médecin consiste-t-il à fatiguer
les malades par des propos inutiles? Il ne doit
s'occuper que de rechercher les causes des maladies, d'écouter attentivement et patiemment la
longue et souvent ennuyeuse histoire de la maladie, de témoigner de l'intérêt et de donner ses
conseils. Mais les médecins grands parleurs se
comportent différemment : impatiens de parler,
à peine ont-ils la complaisance de vous écouter

quelques minutes, encore vous interrompent-ils à tout instant pour faire briller leur éloquence et leur esprit ; ils s'imaginent que leur loquacité est le baume le plus salutaire pour guérir de tous les maux. Histoire, nouvelles de toute espèce, littérature de tout genre, anecdotes, etc., ils ne veulent vous faire grâce de rien ; vous êtes malade, ces verbiages impertinens vous assomment, mais ils ne quitteront leur poste que lorsque leur montre les avertira qu'ils ont employé quatre heures à cet utile exercice ; mais ils ont eu le temps d'oublier et votre état et les conseils que vous devez suivre : alors ils se hâtent de recommencer leurs questions ; à peine ont-ils le temps de prescrire les soins nécessaires, et vous débarrassant enfin de leur sot individu, ils se sauvent chez un autre malade, qu'ils vont étourdir de même.

Si ces médecins suivent votre maladie depuis plusieurs jours, ne vous flattez pas qu'ils vous examinent à chaque visite ; le plus souvent en ouvrant votre porte, et même sans vous voir, les histoires dont leur tête est toujours farcie sortiront de leur bouche comme le feu d'un volcan, et ils s'en retourneront sans s'être occupés d'autre chose que d'avoir fait briller leur prétendue érudition ; lorsqu'ils seront partis vous saurez les bonnes et les mauvaises nouvelles, mais vous ignorerez ce qu'il convient de faire pour recouvrer la santé. Parmi ces médecins grands parleurs, il en est de très-indiscrets et remplis de vanité ; sans pouvoir, sans intrigue, sans crédit, ils se donnent pour des hommes d'importance, et après vous avoir débité un fatras de complimens et de lieux communs, ils terminent leur fatigant verbiage par des protestations énergiques de dévouement et des offres de service. Selon eux ils sont en relation, même intime, avec les personnes les plus distinguées, le plus capables d'être utiles ; ils possèdent leur confiance entière, elles ne peuvent rien leur refuser : il en est même, mon cher ami, qui poussent l'indiscrétion jusqu'à s'occuper de vos propres affaires, mais tout ce qu'ils vous ont dit n'est que pure fanfaronade : ils n'ont voulu que se donner quelque encens, et bientôt vous vous apercevrez qu'ils n'étaient bouffis que par le vent.

Ce n'est point ainsi qu'un médecin modeste et discret doit se conduire auprès de ses malades ; si la parole est la peinture de l'âme, elle est aussi le lien des cœurs : c'est elle qui nous attire des amis et des ennemis ; c'est elle qui cimente ou détruit notre réputation ; qui vivifie ou anéantit la confiance. Il faut donc, mon ami, que l'homme qui exerce l'art de guérir apporte une extrême circonspection à régler son langage ; non-seulement il faut qu'il parle juste, mais encore qu'il sache se taire à propos, car il n'y a pas moins d'art à bien se taire qu'à bien parler; enfin, il faut qu'un médecin s'énonce avec modestie, brièveté et agrément; qu'il ne parle jamais de lui ni de ses talens, à moins qu'il ne veuille passer pour impudent ou présomptueux.

Mais n'accusons pas trop sévèrement le médecin qui a le malheur d'être terni par quelques-uns des vices dont je t'ai fait le pénible tableau; trop souvent il s'est égaré au commencement de sa carrière et n'a pas eu le bonheur de connaître à temps son erreur. Et en effet, mon cher Livelan, le médecin qui entre dans le monde ressemble à un voyageur qui se met en route pour chercher une pierre précieuse, et qui, trouvant d'un côté des chemins difficiles, de l'autre, une prairie émaillée de fleurs, ne cherche point à vaincre les obstacles qui abrégeront sa course : il oublie le but de ses recherches; son œil s'arrête avec complaisance sur les fleurs, il perd son temps à cueillir les plus belles, mais le jour baisse et la nuit le surprend au milieu de la prairie; il s'aperçoit alors, mais trop tard, qu'il n'a dans les mains que des fleurs passagères, qui se faneront bientôt, et que la perte de l'objet qu'il devait chercher est peut-être irréparable. Voilà, mon ami, la conduite de la plupart des médecins : la journée représente le cours de la vie, la pierre précieuse la confiance, et les fleurs sont les vices qui se présentent à nous sous l'aspect le plus flat-

teur. Celui qui exerce l'art de guérir ne doit jamais
oublier que c'est tout perdre que de ne pas attendre la maturité des fruits pour les cueillir ; il doit
supporter avec patience les rebuts amers que lui
offre sans cesse la pratique, et vaincre pas à pas les
obstacles qui se présentent ; car, une fois qu'un
médecin a acquis une mauvaise réputation, il lui
est difficile, pour ne pas dire impossible, de pouvoir reconquérir la confiance ; semblable alors à un
oiseau qui se débat sur la glue qui embarrasse de plus
en plus ses plumes, de même le médecin qui a
perdu la première réputation qu'il s'était acquise,
fait de vains efforts pour obtenir une nouvelle con-
quête : l'estime et la confiance publiques sont à jamais perdues pour lui.

Adieu, mon cher Livelan ; dans ma prochaine
lettre je t'entretiendrai de la morgue médicale, et
tu verras qu'elle est une des principales causes des
grandes difficultés que rencontrent les gens de l'art
dans le libre exercice de leurs fonctions. Je te
souhaite prospérité, paix et santé.

~~~~~~

LETTRE DIX-NEUVIÈME.

Dijon, 3 novembre 1820.

APOLLONIUS A SON AMI LIVELAN.

La vanité, l'orgueil, la présomption, l'avarice, l'envie, enfin tous les vices joints à l'incapacité, voilà, mon cher Livelan, les monstres qui ont donné naissance à la morgue médicale, état moral d'un médecin qui, je crois, est d'autant plus indéfinissable, qu'il faudrait, pour le peindre parfaitement, définir tous les vices dont elle tire sa source ; cependant on peut dire en général, que la morgue médicale est un dérèglement du cœur qui porte dans l'âme du médecin qui en est entaché, la haine la plus décidée pour l'avis de ses confrères, haine qui rejaillit sur la totalité de l'espèce humaine, à qui elle est aussi funeste que les connaissances de l'art lui sont avantageuses.

La morgue médicale est le plus grand des fléaux qu'ait à redouter l'homme exerçant l'art de guérir ; les médecins les plus instruits, comme les plus ignorans, les plus vicieux, comme les plus sages ou les plus modestes, ne peuvent éviter les atteintes de ses traits empoisonnés. Heureux, mon ami, le médecin qui n'a eu qu'à supporter la fougue de ces
~~~~~~

orages, sans s'être laissé imprégner par les moteurs qui les font naître et l'alimentent !

Il faut que l'amour-propre des médecins en général soit bien facile à émouvoir, et qu'il existe chez eux bien peu de sentimens nobles, comme la charité, l'amour de l'humanité, etc., pour qu'ils deviennent si facilement la proie de cette passion révoltante. Deux médecins ne peuvent souvent se trouver ensemble auprès d'un malade, qu'ils ne discutent avec aigreur sur les moyens convenables à employer pour rétablir sa santé ; si l'on en appelle trois, que de fois ils font un véritable charivari ! D'où peut dépendre, mon ami, cette diversité d'opinions en médecine ? La science de l'art de guérir n'est-elle pas une ? Peut-il y avoir plusieurs opinions sur le même fait ? La médecine ne repose-t-elle pas sur des principes certains ? Pourquoi donc tous ces sophismes, toutes ces hypothèses, tous ces systèmes, si l'art a des règles positives et des principes invariables ? Tous les médecins ne devraient-ils pas être du même avis sur le même fait ? Sans doute, il en devrait être ainsi, mais les médecins ne sont point des dieux ; leur esprit et leur cœur sont souvent corrompus et guidés par l'ambition ; et les connaissances de l'art déjà très-avancées, seraient-elles portées à un plus haut degré de sublimité, la morgue médicale existerait toujours. Elle dépend d'abord de la nécessité où se trouve le

médecin d'exercer son art pour satisfaire à ses besoins ; et bientôt le désir de la fortune l'entretient et l'augmente ; car le cœur de l'homme est
toujours fortement porté à tout sacrifier pour sortir
de son état de dépendance. La médecine, en général, était, à sa naissance, dans un état d'indépen-
dance plus grand ; il devait alors y avoir infiniment
moins de morgue, parce que l'homme qui l'exerçait était considéré comme le bras droit du créateur ; l'art de guérir était uni au sacerdoce, et son
influence heureuse portait dans le cœur des malades
des traits consolateurs qu'ils pouvaient alors considérer comme divins ; aucun salaire n'était le prix des
soins ; les médecins pouvaient se réunir plusieurs,
et ils étaient toujours de même avis ; les règles de
l'art n'étaient point encore envahies par des systèmes hypothétiques, enfans d'un sordide intérêt,
mais cette science a perdu de sa noblesse et de
son lustre dès qu'elle a été écartée du rang qu'elle
tenait dans la hiérarchie des pouvoirs humains :
l'humanité en a beaucoup souffert ; l'or que l'homme a offert au premier médecin a été un poison qui
a perdu les ressources de l'humanité ; chacun a
voulu paraître plus instruit que son confrère ; on
ne s'est point entendu même en se comprenant parfaitement, soit pour acquérir la confiance, et par
suite la fortune, soit pour l'augmenter. Le médecin
a cherché à se faire remarquer seul, au détriment

de ses confrères, et il a employé pour parvenir à ce but mille moyens plus ou moins différens. Que de fois cette morgue préside seule aux consultations dont on devrait retirer un si grand avantage ! Tantôt les médecins appelés donnent leurs avis sans faire nulle attention aux réflexions sages du médecin ordinaire ; tantôt c'est avec un ton arrogant qu'ils lui demandent les détails de ce qui s'est passé, de ce qui a été fait : ils l'approuvent avec plus de hauteur encore pour se faire regarder comme de véritables oracles ; d'autres fois, après avoir approuvé les opinions et la conduite de leur confrère en sa présence, dès qu'ils se sont retirés, ils les blâment entièrement, et ont l'impudence de prétendre que s'ils avaient été appelés plus tôt ils auraient fait suivre une marche opposée. Cette manière d'agir est le comble de l'orgueil et de la lâcheté.

Je dois blâmer ces médecins âgés qui ne peuvent qu'avec beaucoup de peine souffrir de sang-froid qu'un jeune docteur émette son avis ; ils se croient en droit de redresser publiquement leurs prétendus torts, et j'en connais qui sont assez déhontés et méchans pour faire, dans toutes les circonstances, la leçon publiquement aux jeunes confrères qui les ont fait appeler pour s'aider de leurs conseils ; souvent ils poussent l'arrogance beaucoup plus loin, et après avoir, en termes peu ménagés, ridiculisé leur conduite devant les malades, ils ont encore la hardiesse de prescrire des médicamens, dans des ordonnances emphatiques qu'ils leur laissent à suivre sans s'occuper si la chose leur convient. Ils forcent ainsi ces jeunes médecins à se mettre en opposition avec eux et dans une position embarrassante avec leurs malades : par quel prestige ces médecins ont-ils pu insinuer dans le public qu'en voyant un malade une seule fois, ils peuvent connaître le passé, calculer l'avenir et prescrire des remèdes pour le cours d'une maladie quelconque? Il n'y a qu'un hardi charlatan qui puisse chercher à se donner cette gloire factice; car en médecine il est aussi difficile de deviner, au premier coup d'œil, ce qu'il aurait fallu faire dans le principe d'une maladie, que ce qu'il faudra faire par la suite; l'observation est le seul guide certain ; mais ces médecins si habiles ne sont guidés que par l'orgueil, et leurs prescriptions sont autant de certificats de leur ineptie, de leur vanité et de leur morgue. Quand on considère, mon cher Livelan, que les maladies varient non-seulement tous les jours, mais quelquefois toutes les heures, et que ces divers changemens exigent des moyens différens et souvent opposés, on ne peut comprendre comment un homme possède assez d'impudence pour chercher à faire accroire, même à ses confrères, que la maladie se cadre dans son esprit sans qu'il ait besoin de l'observer! Combien de fois même, le plan de conduite qu'on s'était proposé de suivre pendant la consultation ne s'est-il pas trouvé nul, la nature des symptômes exigeant par sa différence subite des moyens différens!

La morgue médicale ne reste pas toujours renfermée dans la ville et dans les campagnes de la Bourgogne, les gens de l'art redoutent avec raison les docteurs urbains, parce que ces messieurs s'imaginent être pétris d'une autre pâte que les docteurs *extrà muros*. Quelles que soient les connaissances de certains médecins de la campagne, ils sont souvent forcés d'appeler les médecins de la ville pour consulter avec eux sur l'état des malades ; l'honneur, l'amour de l'humanité, la crainte de manquer de lumières sont les mobiles de leurs démarches, souvent même ils y sont engagés par les parens, quoique les maladies parcourent régulièrement leurs périodes.

Enfin, précédé par une réputation aussi gigantesque que souvent peu méritée, le médecin consultant arrive, et se conduit d'une manière bien extraordinaire; si le médecin ordinaire n'est point auprès du malade lorsqu'il arrive, il commence par l'examiner, consulte les personnes qui sont auprès de lui et qui l'ont soigné, sur les moyens qui ont été employés et ne manque pas de les désapprouver. C'est après avoir indisposé le malade et les assistans contre le médecin ordinaire, que le médecin de ville le fait appeler; celui-ci s'empresse de se rendre au lieu de la consultation et il est reçu froidement par le médecin rempli de morgue; souvent le malade lui fait publiquement des reproches de sa conduite passée, et il est forcé de se justifier devant un faquin qui en sait moins que lui, qui n'écoute qu'avec mépris, dédain et ironie, des observations lumineuses qu'il fait pour l'intérêt du malade; il semblerait avoir honte d'être de son avis, fût-il cent fois meilleur que le sien; il lève le masque et met de côté tous les procédés; il se donne un ton de supériorité révoltant, il pense qu'il est en droit de molester son confrère parce qu'il habite la campagne. C'est ainsi, mon ami, que certains médecins intrigans se conduisent : ils rompent tout à coup tous les liens qui attachent une confiance souvent acquise par beaucoup de mérite et de talens; par ce manège insidieux, notre intrigant fait prendre de lui une haute opinion : pour lui l'honneur n'est qu'un vain nom, il affecte de prendre beaucoup d'intérêt aux malades qui le font appeler, il cherche à captiver d'un seul coup leur confiance pour revenir les visiter, tandis que s'il avait agi avec honneur et probité il n'aurait pu refuser à son confrère les tributs d'éloges qu'il mérite.

Que penser de ces médecins à morgue qui sont

ordinairement altiers, dédaigneux, et ne regardent les gens de l'art qui exercent à la campagne que comme de chétifs insectes indignes de leur attention. Leur ambition est de les soumettre impitoyablement sous leur joug, ils veulent que tous subissent leurs lois arbitraires !

En général, à la campagne on appelle auprès des malades un seul médecin ou un seul chirurgien, mais on a la faiblesse de s'imaginer que le médecin de la ville possède plus de talens que celui de la campagne : aussi au moindre symptôme inquiétant, les parens, les commères sonnent l'alarme ; l'honneur, le bien de l'humanité, l'amour de la tranquillité engagent le médecin à ne pas même attendre qu'on lui propose de faire rappeler un confrère, et le plus souvent il le fait lui-même, tant il en sent la nécessité pour l'intérêt du malade et pour sa propre réputation. Son choix s'attache à celui qui possède une réputation solide et méritée, le médecin consultant arrive, visite le malade et s'entend avec son confrère; et ils décident ensemble des moyens à employer ; tout va bien , le médecin ordinaire est tranquille ; il croit avoir fait tout ce que son honneur et l'état du malade exigeaient : eh bien , mon cher Livelan, il n'a rien fait qui vaille, ce n'est point l'homme qu'il convenait de consulter, ce n'est pas le docteur à la mode , en celui-ci seul on doit avoir confiance.

Il est vrai que ce médecin à la mode a le cœur
enflé de morgue et la tête parfaitement vide, mais il
a pour prôneurs des acolytes, des commères, des
bonnes femmes qui persuadent qu'on ne peut se
passer de lui, et malheur au médecin de campagne
qui ne fera pas appeler le docteur que ses prôneurs
portent au pinacle; une foule de gens de toute espèce réclamera ses principes et ses doctrines. Celui-
ci informé par ses créatures des moindres particula-
rités de la maladie, des remèdes employés et des
conseils donnés, commence par exaspérer les dangers que court le malade qu'il n'a pas encore examiné, mais qu'il prévoit d'après les rapports fidèles qui lui sont faits par ses substituts femelles, il
décide hardiment, tantôt qu'un émétique a man-
qué au traitement, tantôt qu'une saignée était indispensable. Il se conduit ainsi qu'un aveugle qui
veut reconnaître et juger des couleurs; mais cette
perspicacité rare que s'attribue le fameux docteur,
entretient sa réputation, lui conserve l'autorité que
sa morgue a établie à défaut de ses talens et de ses
vertus! si le malade se rétablit promptement malgré ses prophéties téméraires, ses partisans ne manquent pas de dire publiquement qu'il eût été plutôt
rétabli si on l'eût saigné, ou si on lui eût administré l'émétique; si la maladie devient longue, c'est
encore au manque de saignée ou d'émétique qu'on
attribue le retard du rétablissement, et si le ma-

lade vient à succomber à une mort qui n'était que trop assurée, c'est encore parce que dès le principe du mal on n'a pas arrêté ses progrès par l'émétique ou par la saignée. Tel est , mon ami , le triste sort des médecins qui exercent à la campagne, et qui par des motifs honorables ne font point appeler en consultation les médecins à morgue ; il ne leur est pas permis pour la conservation de leurs malades de choisir les médecins capables de les seconder ; il faut malgré eux qu'ils passent , ainsi que leurs malades, par les filières avides des médecins intrigans , il faut qu'ils subissent le joug honteux ; s'ils l'évitent en face , ils le retrouvent à leurs côtés.

Rien n'est si commun dans les campagnes de la Bourgogne que de pareils faits ; je me dispenserai néanmoins d'appuyer mes remarques d'anecdotes , elles seraient trop nombreuses et trop pénibles. Mais, mon ami , malgré des efforts gigantesques pour parvenir sur le pinacle , ces médecins à morgue ne s'y maintiennent pas long-temps , le voile de l'illusion tombe et ils restent à découvert (1). Leur chute est juste, les méchans ne peuvent prospérer long-temps parce que leur prospérité n'est fondée que sur la violence et la perfidie ; leur ré-

_____

(1) Le masque tombe, l'homme reste , et le héros s'évanouit.

putation s'évanouit comme une fumée légère, la flamme n'a brillé qu'un instant.

Adieu, mon cher Livelan; dans ma prochaine lettre je t'entretiendrai des officiers de santé et des sages-femmes; méfie-toi toujours des médecins qui, au lieu de vaincre des difficultés que leur proposent leurs confrères, emploient tous les moyens possibles pour diminuer leur autorité et usurper une confiance méritée.

LETTRE VINGTIÈME.

Dijon, le 1er décembre 1820.

APOLLONIUS A SON AMI LIVELAN.

J'AURAIS pu, mon cher Livelan, me dispenser de te parler des officiers de santé qui doivent se trouver compris dans mes réflexions sur les gens de l'art en général ; mais leur existence cause tant de malheurs et d'accidens dans la pratique, ils sont si loin d'atteindre le but que s'étaient proposé les législateurs qui les ont institués, que je ne puis trop faire sentir, je ne dirai pas leur inutilité, mais leur véritable danger. On ne saurait trop désirer l'extirpation totale de cette branche de l'art qui, ne lui est qu'un accessoire nuisible. Avouons cependant qu'on peut rencontrer quelques officiers de santé doués de connaissances médicales ; mais dans le grand nombre qui exercent leur état, il en est quatre-vingt-quinze sur cent qui sont d'une ignorance extrême. La chirurgie qui doit être seulement leur partie, est celle qu'ils pratiquent le moins ; la médecine dont ils ignorent les principes, la pharmacie qu'ils ne connaissent pas, voilà le travail le plus habituel auquel se livrent les officiers de santé en général. Considère les maux qui résultent de ces abus, fixe ton attention sur la pratique meurtrière de la plupart d'entre eux, examine le nombre incalculable de ces espèces de guérisseurs, nombre qui a encore augmenté depuis la restauration par le retour des officiers de santé de l'armée dans leur patrie; pèse dans la balance de l'équité le bien et le mal qui peuvent résulter de la pratique de ces demi-savans; porte tes regards sur toutes ces belles campagnes bourguignonnes devenues le réceptacle d'une multitude de guérisseurs ignorans, vois le laboureur, le vigneron livrés, pour ainsi dire, malgré eux, dans leurs mains inhabiles; et tu seras surpris que le gouvernement paternel de nos rois légitimes laisse à la merci d'un aussi grand nombre d'officiers de santé, la classe la plus laborieuse, la plus intéressante, la plus utile de la société.

Pourquoi existe-t-il des demi-savans dans l'exercice civil de l'art de guérir? y a-t-il des demi-maladies? et les affections qui accablent l'humanité, peuvent-elles être combattues par des demi-moyens? Dans son but, cette institution pouvait offrir des avantages; ainsi, l'homme qui n'avait pu se livrer qu'à l'étude d'une partie quelconque, et qui l'avait bien approfondie, pouvait être habile dans cette partie que, seule, il lui avait été permis d'exercer. Le dentiste, le bandagiste, etc., se présentant au jury, examinés seulement dans leur partie, reçoivent le droit et prennent l'engagement de n'être que dentiste, bandagiste, etc., etc.; mais dès qu'ils sont reçus officiers de santé, ils ont la facilité d'envahir toutes les branches de l'art, l'effronterie leur tient lieu de savoir; combien même ne se décorent-ils pas souvent du titre de docteurs pour mieux arracher la confiance!

Cette classe d'individus est aussi nuisible à la société que les médecins ignorans dont je t'ai déjà entretenu; leur existence est évidemment désastreuse; il est utile que les hommes qui exercent l'art de guérir aient des titres distincts qui indiquent la partie à laquelle ils se livrent de préférence : on ne doit pas confondre pour son exercice le docteur en médecine du docteur en chirurgie; mais dans un art consacré au soulagement de l'humanité, admettre des grades subalternes pour lesquels il faut, pour ainsi dire, faire preuve d'incapacité, c'est mettre l'humanité en danger, c'est encourager l'ignorance, c'est transformer l'officier de santé en officier des parques!

Il ne doit point y avoir d'intermédiaire entre l'ignorance et la capacité, et tout homme qui se destine à parcourir la carrière civile de l'art de guérir, ne devrait être admis à la pratique que comme docteur en médecine ou docteur en chirurgie, c'est-à-dire, lorsqu'il en serait reconnu capable.

Si, dans l'état militaire, dans les ambulances, la loi admet des gradations de pouvoirs et de connaissances, c'est que les subalternes sont directement placés sous l'œil et la surveillance des supérieurs, que ce n'est point d'après leurs connaissances que les officiers de santé militaires agissent, mais bien d'après des ordres reçus journellement des officiers de santé en chef, ou des docteurs en médecine ou en chirurgie qui règlent instantanément leur manière d'agir; le *modus faciendi* de l'art ne leur appartient pas, il en est de même dans les hôpitaux civils où il est de nécessité absolue qu'il y ait gradation de pouvoirs. Ne nous dissimulons point que la loi, en soumettant par les mêmes formes à des pouvoirs différens et gradués, à des connaissances supérieures et inférieures, les gens de l'art exerçant civilement la médecine, donnent lieu à des maux incalculables, parce qu'aucun officier de santé, dans la pratique civile, n'est directement placé sous l'inspection des pouvoirs supérieurs; tous sont isolés, réduits à leurs connaissances, libres d'agir suivant leur volonté; aucun moyen répressif n'est employé contre eux, un officier de santé dans son village, dans la ville même, s'arroge les mêmes prérogatives pour sa pratique que les docteurs en médecine et les docteurs en chirurgie. Quoique restreint par la loi, il n'en visite pas moins les malades, leur donne des consultations, prépare et administre des médicamens ; il n'est soumis à aucune inspection aucune peine n'est le juste prix des maux qui résultent de son ignorance ou de sa témérité ; muni de son diplôme, payant sa patente (1), il peut poursuivre juridiquement les personnes à qui il donne des soins, si elles lui refusent son salaire ; il a donc comme les docteurs en médecine et en chirurgie tous les droits nécessaires pour l'exercice de l'art, et s'il est ignorant, la loi lui donne aussi le droit de tuer impunément ses malades. Pour qu'ils pussent quelquefois être utiles à la société, il faudrait que les officiers de santé n'exerçassent leur partie que sous l'inspection d'un docteur en chirurgie, ou qu'ils fussent tenus de rendre compte de leur conduite à une commission d'inspection instituée dans chaque arrondissement.

Et d'où peut naître cette quantité si prodigieuse de guérisseurs à qui la loi donne si improprement le nom d'officiers de sante ? c'est de la facilité qu'ils ont de se faire conférer un titre avec peu de savoir, peu de temps et peu d'argent, et il en est tout différemment, surtout par la dernière condition, pour parvenir au doctorat ; c'est enfin parce qu'un nombre considérable d'officiers de santé de

____

(1) Usage, soit dit en passant, qui doit faire rougir de honte ses instituteurs ; les arts libéraux ont toujours été exemptés de cette vexation méprisable, et la médecine, le premier des arts, a été ainsi avilie.

toutes les classes qui occupaient les armées, se sont retirés dans leurs foyers où ils exercent en maîtres un art qu'ils ne pratiquaient qu'en subalternes. Qui peut ignorer que dans les régimens les fonctions d'un officier de santé, même de première classe, se réduisaient à délivrer aux malades des billets d'hôpitaux, à traiter les galeux et les vénériens? Qui ignore encore qu'au moins la moitié de ceux employés dans les ambulances étaient munis de titres et démunis de capacité? Aussi arrivés dans la société civile, dans l'âge mûr, et ayant passé le temps des études aux armées, ils préfèrent aujourd'hui s'en tenir à leur grade primitif que de commencer des études, subir des examens et payer une forte somme pour la réception de docteur; enfin, tout en rendant hommage au très-petit nombre d'officiers de santé qui ont prouvé que le bonnet de docteur leur convenait mieux qu'à certains médecins, concluons que cette institution dans le civil est un fléau pour l'espèce humaine.

Adieu, mon cher ami, dans ma prochaine lettre je te ferai part de quelques réflexions sur les sages-femmes, leurs études et leurs pratiques. Je te souhaite, si tu venais à en avoir besoin, de rencontrer un personnage bien rare, un bon officier de santé!

LETTRE VINGT-UNIÈME.

Dijon, le 4 janvier 1821.

APOLLONIUS A SON AMI LIVELAN.

Toutes les lois conçues dans l'intérêt de l'ordre social, toutes les institutions qui tendent à l'établissement ou à la conservation des bonnes mœurs, sont des monumens éternels et sacrés qui méritent à leurs fondateurs la reconnaissance et la vénération des peuples.

C'est ainsi que la belle et utile institution des sages-femmes est impérissable, quant à son but qui présente à l'intérêt public, à l'humanité souffrante des secours que la pudeur repousse quelquefois des mains les plus habiles.

Il répugne en effet à une jeune épouse de se faire accoucher par un chirurgien ou un officier de santé, la décence la retient et lui fait souvent choisir une sage-femme ; mais souvent aussi, dès que les douleurs l'avertissent qu'elle va devenir mère, il se fait dans son âme un changement marqué ; un sentiment nouveau l'invite à s'occuper de ses plus chers intérêts, et moins craintive, sans être moins pudique, elle préférera se confier à un chirurgien-accoucheur plutôt qu'à une sage-femme, parce qu'il lui offre plus de garantie pour l'avenir.

Il y a loin, mon ami, d'un bon projet à son exécution, et l'institution légale des sages-femmes nous en offre un exemple déplorable. Cet établissement sublime ne présente plus aujourd'hui à la société les avantages que le législateur s'était proposé lors de sa création ; les sages-femmes ne remplissent aucunement les conditions exigibles pour le bien et la conservation des mères de famille : il n'existe pas de nos jours une branche de l'art plus avilie par l'ignorance , plus négligée dans son exécution, plus flétrie par les superstitions populaires. Le public en est tellement convaincu que la plus grande partie des mères de famille qui habitent la ville et les bourgs , ne se hasardent plus entre leurs mains, afin d'éviter les accidens sans nombre qui suivent ou accompagnent souvent la délivrance.

Les sages-femmes, bien qu'elles soient légalement reçues pour exercer les accouchemens , n'en sont pas pour cela moins pourvues de tous les préjugés des matrones accoucheuses ; et parmi les causes qui apportent chez elles de graves difficultés dans l'exercice de leurs fonctions , il en est une d'où dérivent toutes les autres ; c'est leur incapacité, suite infaillible du peu de temps qu'elles emploient à s'instruire dans l'art qu'elles prétendent exercer : une jeune personne qui se destine à la pratique des accouchemens assiste pendant quatre ou six mois au plus de l'année aux cours qui se professent dans les départemens; pendant trois ans elle n'en fait pas davantage; c'est tout au plus dix-huit mois employés à s'instruire, et le reste du temps livrée à elle-même, elle oublie une grande partie de ce qu'elle a appris pendant ces six mois d'étude. N'accusons ici nullement les professeurs, ils sont en général fort instruits, ils font leur cours avec zèle et assiduité, et ils conviennent eux-mêmes que le plus grand nombre des sages-femmes qui s'en retournent dans les campagnes, munies de leur diplôme, sont fort peu capables de s'en servir utilement.

La science théorique et pratique des accouchemens, mon ami, exige des connaissances trop étendues pour être acquises en si peu de temps; aussi les sages-femmes ignorent-elles souvent les choses les plus simples dans les accouchemens, même les plus naturels. Il suffit de jeter un coup d'œil rapide sur la composition des cours d'accouchement qui se professent chaque année dans les départemens pour se convaincre des difficultés qu'elles ont à vaincre. L'exacte connaissance seule des parties actives et passives qui servent à l'importante fonction de l'accouchement, et dont la description et le mécanisme constituent la première partie des cours des professeurs, ne peut se saisir d'une manière précise et certaine que par une étude soutenue et long-temps continuée. Vient ensuite l'étude de la pratique des accouchemens naturels, et cette seconde série des cours comprend des divisions qui même dans chaque classe se composent de plusieurs subdivisions essentielles; il ne suffit pas qu'une sage-femme sache que l'accouchement naturel est celui qui se fait par les forces de la mère et où l'enfant se présente par la tête, par les pieds, les genoux ou les fesses, il faut encore qu'elles sachent connaître que ces diverses positions exigent de la part de l'accoucheuse des attentions spéciales, soit pour la théorie, soit pour la pratique.

Passant ensuite aux détails des secours à donner dans les accouchemens naturels, il faut qu'elles sachent comment se comporter dans les cas de rupture intempestive de la poche des eaux; qu'elles sachent quand et comment il faut l'opérer; qu'elles connaissent les diverses positions plus ou moins favorables au travail de l'accouchement, lors de l'obliquité, ou de la hernie de l'*utérus*. Les circonstances qui indiquent l'usage de la saignée ou des fomentations, des bains de vapeur, etc., etc., demandent également de leur part un travail et une étude soutenus.

La délivrance et les premiers soins à donner aux enfans nouveaux-nés exigent de la part des élèves

qui se livrent à l'étude des accouchemens, les plus
sérieuses réflexions ; la délivrance seule demande
un fonds d'instruction qui ne s'obtient et ne s'ac-
quiert que par beaucoup de travail, et il est aisé
de voir qu'il faut des talens supérieurs à ceux que
possèdent les sages-femmes qui, seulement pendant
dix-huit mois étudient cette branche importante de
la médecine.

Mais, mon ami, si déjà l'instruction requise
pour que les sages-femmes puissent se livrer à la
pratique, exige un concours de connaissances qui
demande beaucoup de temps et d'application, combien les accouchemens contre nature, soit essentiels,
soit accidentels, les grossesses composées, etc.,
n'exigent-ils pas d'étude, d'application et de temps,
afin de saisir les différentes manœuvres nécessaires
et même indispensables !

Parmi toutes les sages-femmes pratiquant leur
état dans la Bourgogne, à peine en peut-on compter deux sur cent qui soient vraiment instruites et
dignes de confiance. De là tous les défauts que je
reproche aux matrones accoucheuses, tels que la
vanité et l'orgueil de ne pas avouer leur ignorance
dans les circonstances graves où il faudrait des lumières supérieures, des secours prompts et éclairés;
de là, enfin, tous les maux qui accablent les mères
de famille qui, à la campagne surtout, se livrent
avec trop de sécurité entre les mains de l'ignorance

et qui souvent reçoivent la mort de celles que la loi désigne et protége pour les en garantir. En général, mon ami, les sages-femmes ont besoin d'une réforme : le bien de l'humanité l'exige ; je n'entrerai dans aucun détail relativement à leur pratique. Un volume ne suffirait pas pour tracer tout ce qu'il y existe de vicieux , de dangereux et de destructeur.

Adieu, mon cher Livelan , dans ma première lettre je t'entretiendrai d'une branche intéressante de l'art de guérir : la pharmacie, ainsi que les pharmaciens, feront l'objet de mes réflexions. Je te ferai remarquer qu'un nombre considérable d'individus qui ne sont revêtus d'aucuns caractères légaux, se livrent à l'exercice de cette partie de l'art ; je te démontrerai que parmi ceux que la loi protége en raison du titre de pharmacien qu'ils ont obtenu, il s'en trouve beaucoup d'ignorans , et plus encore de fripons ; je te parlerai des abus qui existent dans la pharmacie , relativement à l'exécution des lois qui en défendent l'exercice à quiconque n'est pas nanti de diplôme. Cet article me menera naturellement à l'examen de la vente publique dans les hôpitaux de la Bourgogne, les maisons de charité, de bienfaisance ; de la vente de médicamens , permise , ou au moins tolérée chez tous les marchands de la campagne et dans les villes même, chez les marchands de chandelle , les épiciers , les confiseurs, les droguistes ; je fixerai tes regards sur les marchands colporteurs qui parcourent les campagnes pour débiter leurs médicamens sophistiqués, et en m'occupant de la vente des remèdes secrets, je te parlerai de leur distribution et de l'astuce des inventeurs pour en trouver le débit. Le nouveau *Codex* me fournira aussi quelques réflexions, je finirai par te démontrer les dangers et les inconvéniens des formules françaises, ainsi que de l'opinion singulière de quelques jeunes médecins, qui prétendent que l'art de guérir n'exige, pour être pratiqué dans sa perfection, que la connaissance d'une quinzaine de médicamens héroïques. Porte - toi bien ; adieu.

LETTRE VINGT-DEUXIÈME.

Dijon, le 7 février 1821.

APOLLONIUS A SON AMI LIVELAN.

Au nom seul de pharmacien on ne peut s'empêcher, mon cher Livelan, de reculer d'épouvante ; cette multitude de préparateurs de remèdes, qui, sans connaître la matière médicale, la chimie et la botanique, exercent dans les villes, et surtout dans les bourgs de la Bourgogne, l'art du pharmacien, inspire la terreur et la défiance. Est-il étonnant qu'aujourd'hui peu de personnes aient confiance dans leurs préparations qui sont des plus infidèles ! Chaque jour les médecins et les chirurgiens se plaignent de la défectuosité de leurs médicamens, et du peu de fidélité qu'ils mettent à exécuter leurs ordonnances. Comment se fait-il qu'un art qui présente tant d'intérêt pour la conservation de la société n'éveille pas l'attention paternelle du gouvernement ? Sur vingt pharmaciens légalement reçus, à peine peut-on en distinguer un tiers digne de ce titre, et encore dans ce tiers, qui devrait être l'espoir des malades, le vil intérêt domine au point que souvent les formules médicales ne sont que

très-partiellement et très-parcimonieusement exécutées. Certes, mon ami, si cette branche intéressante de l'art de guérir est dans un état de dégéné-
rescence effrayante, n'en accusons que les pharmaciens eux-mêmes qui, par incapacité, ignorance,
avarice et mauvaise foi, ont introduit dans cette partie de l'art des abus dont l'homme philantrope déplore aujourd'hui l'existence. Croiras-tu que beaucoup d'entre eux se permettent d'exercer la médecine et la chirurgie? Sans ce chaos informe de guérisseurs de toute espèce, l'art médical n'aurait pas
perdu son vernis respectable. Si les pharmaciens,
dans la préparation des remèdes officinaux et ma-
gistraux avaient apporté, avec les talens qui distinguent un bon nombre d'entre eux, cette probité
intacte qui attire et conserve la confiance, et qui
est le guide de tout homme qui remplit fidèlement ses devoirs, ils auraient conservé l'estime du
public; ils n'auraient point aujourd'hui besoin de
peindre leurs officines avec les couleurs du charlatanisme : leur mérite seul eût attiré une nombreuse clientelle.

Beaucoup de gens ne s'adresseraient pas aux hôpitaux et aux maisons de charité pour se procurer
des médicamens qu'ils croient plus fidèlement préparés, si les pharmaciens ne s'étaient pas avisé
de faire les docteurs, de prescrire des remèdes,
de donner des conseils aux gens crédules; et ils

n'auraient point à se plaindre aujourd'hui de l'envahissement de leur art par beaucoup de charlatans. Existe-t-il une seule ville en Bourgogne où les pharmaciens ne forment cotterie avec quelques médecins ou chirurgiens? ils s'entendent ensemble et s'envoient réciproquement les malades après avoir eu soin de faire de leur compère une apologie trompeuse. Combien de personnes ne sont-elles pas les dupes de pareilles friponneries!

La pharmacie qui était jadis une partie intéressante dans son objet, honorable et lucrative dans son exercice, n'est plus qu'une source de brigandage et de charlatanisme outré; celui-ci muni de beaucoup de capacité, considéré même comme le premier pharmacien d'une seconde ville de Bourgogne, est le médecin en titre dans une pension de demoiselles, et administre à tort et à travers des vomitifs et des purgatifs sans connaître les indications nécessaires; celui-là s'entend avec les chirurgiens ou les médecins pour qu'ils lui adressent leurs ordonnances surchargées de médicamens inutiles, mais fort dispendieux, et leur tient compte d'une partie des bénéfices; voilà, mon ami, comme l'art de guérir s'exploite dans la plupart des villes de la Bourgogne; malheur au pharmacien qui n'a pas ses cotteries en pied; car, serait-il muni de tous les talens et de toute la probité que devraient avoir ses confrères, il succombera bientôt sous l'effort des imprécations calomnieuses des médecins, chirurgiens et pharmaciens à cotterie.

L'appât du gain, l'intérêt sordide ont détourné les pharmaciens de la route de l'honneur. La crédulité des gens de la campagne y a aussi contribué, le laboureur, le vigneron ne font aucune différence parmi les gens de l'art; ils ne comprennent pas qu'il doive en exister, ils s'imaginent que ceux qui vendent des remèdes doivent connaître les maladies; ils voient des officines de pharmacie chez les officiers de santé de leur village, et ils croient que les pharmaciens des villes sont des hommes d'une grande importance et d'une science universelle. Le clinquant et le luxe des officines modernes les attirent et les éblouissent; ils ne s'aperçoivent pas que ces lambris dorés, ces colonnes en marbre, ces vases en porcelaine, ces bocaux décorés, sont semblables à l'habit de velours brodé d'or qui recouvre le corps d'un vil charlatan, et que ces vases précieux dont ils se plaisent à contempler la distribution symétrique ne contiennent pour la plupart que des poisons, quand les substances qu'ils renferment sont distribuées par l'ignorance et la fourberie; ils ne savent pas que l'art des pharmaciens est fixé dans des bornes honorables, qu'il consiste seulement à préparer fidèlement les médicamens prescrits par les médecins, à rectifier les erreurs qu'ils auraient pu commettre dans leurs formules

en alliant des médicamens qui se détruisent et se
neutralisent entre eux ; aussi le pharmacien doit-
il connaître à fond la matière médicale et ses ac-
cessoires. Mais il ne connaît nullement la médecine
ou la chirurgie, elles constituent une étude toute
particulière ; cependant quoiqu'il soit expressément
défendu aux pharmaciens de traiter aucun malade
par eux-mêmes et de ne préparer aucun médicament sans ordonnance des gens de l'art, il en est
beaucoup qui accueillent et reçoivent tous ceux
qui se présentent pour leur demander des conseils
pour leurs enfans ou pour eux-mêmes, c'est une
petite branche de commerce qui leur devient très-
lucrative et qu'ils exercent surtout auprès des gens
de la campagne ; les uns passent dans le monde
pour experts dans le traitement de la gale, et vendent contre elle une pommade infaillible, les autres
connaissent à fond les maladies vénériennes et débitent aux consultans des remèdes qu'ils prétendent spécifiques ceux-ci sont connus dans la campagne pour posséder des onguens précieux pour la
cure des ulcères, et les vendent à tout venant sans
savoir s'ils conviennent ; ceux-là enfin ont la réputation de vendre des remèdes qui guérissent ra-
dicalement du goêtre, etc., etc. Tous vendent des
drogues simples ou composées, des médicamens de
toutes espèces, de leur propre autorité, à tort et à
travers, et font ainsi un tort considérable aux in-

dividus qui s'adressent à eux et aux gens de l'art qui seuls devraient être consultés dans toutes les maladies.

En général, mon ami, la pharmacie est perdue par les abus considérables qui sans cesse tendent à l'anéantir. Il est difficile à un honnête pharmacien de faire cette partie d'une manière honorable et lucrative; beaucoup de causes apportent à l'exercice de cet art des difficultés très-grandes, il n'y a que le gouvernement qui puisse parvenir à les faire disparaître.

Je t'entretiendrai, dans ma prochaine lettre, des nombreux abus qui écrasent la pharmacie ; en attendant je souhaite que l'état de ta santé te mette long-temps à même de te passer de préparations pharmaceutiques. Adieu.

———

~~~~~~

LETTRE VINGT-TROISIÈME.

Dijon, le 2 mars 1821.

APOLLONIUS A SON AMI LIVELAN.

Le grand nombre des personnes qui exercent la pharmacie me paraît tenir un des premiers rangs parmi les nombreux abus qui règnent dans cette partie. Il me semble, mon cher Livelan, que le gouvernement pourrait enfin écouter les réclamations des pharmaciens de Paris et des départemens qui, depuis nombre d'années réclament inutilement pour que leur nombre soit fixé d'après la population : non-seulement la demande est juste, mais la sollicitude des premiers magistrats en y acquiesçant rendrait un service essentiel à la société ; car alors cesserait cette rivalité qui, dans cette partie, ne produit pas le même effet que dans tout autre état. D'abord, le trop grand nombre de pharmaciens divise et diminue beaucoup les bénéfices que chacun peut espérer dans l'exercice de cet art ; de là, l'envie, la calomnie, la médisance, etc. Il n'existe plus entre pharmaciens cet amour confraternel qui se remarquait il y a vingt-cinq ans. Dans ces temps heureux, les villes de première et seconde classe
~~~~~~

de la Bourgogne contenaient trois à cinq pharmaciens qui s'entendaient dans l'exercice de leur art,
et aujourd'hui qu'il en existe plus du double, cette
confraternité a fait place à la haine, et les pharmaciens, au lieu de s'aider, cherchent à s'entre-dé-
truire ; le nombre en est si grand actuellement, qu'il
n'est pas un bourg qui n'ait sa pharmacie, il est
même des villages qui en sont fournis : c'est
cette grande multiplicité de pharmaciens qui fait
perdre à celui qui exerce cette partie avec distinction sa considération et sa dignité ; le plus
grand nombre est plus avide de gain que d'honneur. Pour vivre, ils mettent toute délicatesse
de côté ; ils vendent leurs drogues à meilleur
marché pour s'attirer une plus nombreuse clientelle, et de là encore naissent des substitutions dangereuses dans leurs préparations. Forcés de maintenir leurs drogues à bas prix, ils achètent des
médicamens de qualités inférieures, qu'ils vendent
comme s'ils étaient bons et de première qualité.

Si cette conduite répugne à l'honnête homme,
au pharmacien jaloux de son état et de sa réputation, l'expérience n'a que trop prouvé que les moyens
de s'enrichir aux dépens de la santé et de la vie
des hommes sont saisis avec avidité par ceux qui
ne voient et n'envisagent que le vil métal, et qui
dédaignent cette confiance pure, cet honneur, cette
probité qui forment l'apanage et la richesse des

pharmaciens honnêtes. La vie des hommes, mon cher Livelan, est donc compromise par ceux que la loi institue pour aider les médecins et chirurgiens à la protéger.

Un des abus désastreux dans l'art de la pharmacie est la facilité qu'ont les élèves à se faire recevoir pharmaciens, soit à Paris, soit dans les départemens; nous avons cependant dans les écoles et dans les juris médicaux des professeurs respectables à qui il répugnerait de faciliter illicitement la réception d'un élève au grade de pharmacien, mais tous n'ont pas la même noblesse de caractère, et les pharmaciens conviennent que la plupart des candidats qui se présentent, soit dans les écoles, soit dans les juris de départemens, n'éprouvent que peu de difficulté pour obtenir un diplôme. Voici, mon cher Livelan, comment s'y prennent ceux qui, à prix d'argent, veulent obtenir le droit d'empoisonner le public : il existe dans les écoles, de véritables compères qui, moyennant une rétribution, s'obligent à aider dans les réceptions les candidats ignorans qui s'y présentent; ils instruisent les récipiendaires pendant les quinze jours qui précèdent le premier examen : ils connaissent à peu près les questions sur lesquelles roulent les examens, et ils dictent aux candidats la réponse; mais de crainte encore que les candidats ne puissent se rappeler leurs utiles leçons, ils ont bien soin de se placer à côté d'eux pour leur souffler à l'oreille ce qu'ils auraient pu oublier.

Ce premier examen terminé, quinze jours après le deuxième lui succède, puis le troisième et le quatrième à la même distance de temps entre eux ; tous se passent de la même manière, et l'illustre candidat est revêtu du titre de pharmacien de l'école de Paris.

Dans les juris médicaux il n'y a point de compères ; mais ils sont si indulgens dans les réceptions, qu'il suffit de se présenter à eux pour être reçu. Je pourrais, mon cher Livelan, sans trop changer la question qui nous occupe, profiter de cet instant pour t'instruire des réceptions des docteurs en médecine et en chirurgie, des officiers de santé, des sages-femmes et des herboristes ; mais cet article intéressant fera l'objet de réflexions particulières, et je reviens à mon sujet.

Considère que les suites funestes résultant de l'inexécution des réglemens relatifs à l'exercice de la médecine, ont été les mêmes pour la pharmacie. Des lois ont été établies pour régir les hommes, pour assurer les propriétés, pour maintenir l'ordre social et pour garantir la vie de l'homme des atteintes du charlatanisme. Le pharmacien légalement reçu a seul le droit de vendre des médicamens, de faire des préparations pharmaceutiques : quiconque s'arroge ce droit sans titre valable, doit être condamné à des peines afflictives. Cette mesure aussi sage qu'avantageuse pour l'humanité, devait garantir les pharmaciens légalement institués, de cette foule de charlatans qui infectent aujourd'hui non-seulement la Bourgogne, mais tous les points de la France. L'autorité devait veiller à l'exécution de ces lois protectrices ; mais les administrateurs ont fermé les yeux, et les lois ont été mises en oubli : la santé des hommes a paru de trop peu d'importance pour qu'ils s'en occupassent. Cette tolérance extraordinaire, cet abus illégal ont enhardi le charlatanisme qui s'est cru autorisé dès qu'il était toléré. Des placards annoncent avec faste de nouveaux spécifiques ; des hommes sans aveu, vendant publiquement et impunément des remèdes, soit-disant propres à tous les maux, se rencontrent à chaque pas. Dès-lors, dans les hôpitaux, dans les maisons de charité et de bienfaisance, l'humanité ou l'intérêt ont engagé à établir des officines de pharmacie, où l'on vend aujourd'hui des médicamens au public ; ces maisons sont loin d'être autorisées par les lois : si elles sont tolérées par les magistrats chargés de veiller au maintien de l'ordre social, c'est contre l'intention de la loi ; car je le répète, nul ne peut vendre des médicamens sans être reçu légalement pharmacien. Or, les dames qui s'occupent de la pharmacie, n'en ayant point le droit, et n'ayant pas de diplôme, doivent être interdites; leurs officines doivent être fermées, comme contrevenant à la loi, et parce qu'elles font un très-grand tort aux pharmaciens en vendant des médicamens, souvent moins bien préparés que les leurs. Ces dames, il est vrai, sont répandues dans le monde qui chérit et vénère leurs vertus et leur amour du bien, leurs mœurs douces et pures : elles entraînent tous les cœurs et captivent toute la confiance; mais les vertus ne remplacent pas les talens et les connaissances dont elles auraient besoin pour exercer la pharmacie. Leurs maisons sont fournies d'excellens médicamens simples , mais toutes les préparations médicinales y sont défectueuses. Je sais que l'on pourrait m'objecter que les dames qui pratiquent la pharmacie dans les hôpitaux, maisons de charité et de bienfaisance, se livrent depuis long-temps à cet exercice , et que journellement elles préparent des médicamens pour leurs nombreux malades ; mais je soutiens, qu'en admettant même un exercice de trente années , elles ne peuvent, par la pratique, posséder les connaissances que cet art exige, et qui sont indispensables.

Il ne s'agit pas, mon cher Livelan, pour exercer la pharmacie de savoir préparer seulement un sirop, un onguent, un emplâtre, et exécuter une ordonnance , il faut qu'un pharmacien connaisse le mode d'action des médicamens, qu'il les confectionne tous lui-même ; il faut qu'il sache distinguer le bon médicament simple, de celui qui est sophistiqué : la théorie et la pratique sont unies entre elles et ne peuvent être divisées.

La nomenclature, la classification des médicamens, sont de la plus grande importance ; de ce défaut de connaissance résultent des erreurs souvent funestes. Que de médicamens ont des noms anciens et des noms nouveaux différens entre eux ! combien en est-il qui portent sept à huit noms, et qui, sous leurs diverses dénominations, sont prescrits dans les formules par les médecins ! Le pharmacien doit posséder cette science à fond, pour n'avoir jamais aucun doute, car la pharmacie n'en souffre pas impunément ; il faut encore qu'il soit à même de rectifier, comme je te l'ai dit dans ma précédente lettre, quelques erreurs qui peuvent se rencontrer dans la composition des formules ; il doit connaître l'action des médicamens les uns sur les autres ; les effets de leur combinaison, les composés différens résultant des parties mélangées. Il est donc bien juste de s'élever contre les dames qui s'occupent de la confection des médicamens dans les hôpitaux, maisons de charité et de bienfaisance, puisque ce ne sont pas des pharmaciens ; et je ne doute pas que si elles étaient pénétrées de ces vérités, elles s'empresseraient de renoncer à prodiguer des secours qu'elles désirent être utiles, et

qui peuvent causer les plus grands accidens. Quoiqu'il serait beaucoup plus convenable qu'il y eût
un pharmacien dans chaque hôpital , maison de
charité , etc., etc., je ne disconviens pas que,
pour l'ordinaire , ces dames ne puissent préparer
les médicamens pour l'intérieur de ces maisons ,
parce qu'ils sont toujours prescrits par les mêmes
médecins qui adoptent ordinairement un formu-
laire magistral et officinal , et dans le cas où les
préparations sortent de la pratique journalière, les
médecins donnent des instructions particulières ;
il n'y a que cette précaution qui puisse garantir les
malades, et la moindre négligence peut amener les
plus grands maux.

Adieu , mon cher Livelan ; dans ma prochaine
lettre je continuerai ce sujet intéressant.

LETTRE VINGT-QUATRIÈME.

Dijon, le 5 avril 1821.

APOLLONIUS A SON AMI LIVELAN.

Le nombre des pharmaciens s'accroît tous les jours : les marchands droguistes, les épiciers, les confiseurs, des marchands de chandelles même, sont aujourd'hui autant de pharmaciens ; les marchands drapiers des campagnes, les cloutiers, les maréchaux-ferrans se mêlent aussi de la pharmacie, tous vendent des remèdes simples ou composés : il n'est pas un marchand, dans un village de la Bourgogne, qui n'ait dans une partie de sa boutique une petite pharmacie, où l'on trouve des follicules de séné, des sels de toutes espèces, du quinquina, de l'émétique, du sirop de Charas, de l'onguent de la Mère, etc., etc. ; ils ne se contentent pas de vendre des médicamens simples, ou composés par les pharmaciens, il en est qui préparent aussi des composés, tels que des onguens, des pastilles, des sirops de toutes espèces, des médecines, des pilules ; enfin ils exécutent des ordonnances.

Quand le gouvernement ouvrira-t-il les yeux sur ce brigandage ? Quand arrêtera-t-il ces déprédations qui, tous les jours, portent de nouveaux coups

à une branche médicale, bien digne cependant de
mériter toute son attention, et d'attirer sur ces
vampires toute sa sévérité? Les autorités voient ces
ventes illicites; tous les jours elles reçoivent des
réclamations des gens de l'art, qui cherchent à arrêter ces abus, en faisant connaître les accidens
qui en sont la suite; mais ces réclamations restent
sans effet, et le mal croît d'autant plus rapidement,
qu'il est souffert avec patience. Aussi, ces vendeurs
de chandelles, de draps, de clous, de bonbons
et de médicamens, sont-ils dans une sécurité si
grande, qu'ils portent l'impudence jusqu'à annoncer leurs remèdes, en les inscrivant en lettres d'or
sur leurs vitraux!

Une telle confiance dans l'inaction des lois est
devenue une ressource d'existence pour des hommes sans aveu, qui parcourent la France, annon-
çant des spécifiques pour tous les maux, et semant
effrontément leurs poisons; je t'en ai déjà parlé.
Ces charlatans impudens trouvent toujours de nouvelles dupes.

Les marchands droguistes colporteurs sont des
hommes qui ne sont pas moins à redouter pour
l'humanité que ceux dont je viens de t'entretenir:
la Bourgogne en est infectée pendant neuf mois
de l'année; ces étrangers viennent du Dauphiné et
de la Savoie colporter et vendre en Bourgogne des
médicamens sophistiqués et remplis d'ordures; ce

sont des rebuts de magasins, qui n'ont que le nom de médicamens, et devraient faire marquer du sceau de l'infamie ceux qui les confectionnent, comme ceux qui osent les débiter au public. Chaque jour, mon ami, je suis à même de juger de la mauvaise qualité de ces prétendus médicamens; j'en ai examiné un grand nombre, et je n'en ai jamais trouvé aucun qui ne méritât bien justement à ceux qui les ont composés, comme à ceux qui les débitent, un séminaire à Brest ou à Toulon. Ces droguistes colporteurs sont des fripons adroits qui possèdent tellement l'art de persuader nos pauvres campagnards bourguignons, que ceux-ci ne peuvent se passer de leurs drogues; et, pénétrés de l'idée qu'il est nécessaire qu'ils en soient constamment pourvus, ils en achètent avec une telle profusion, qu'il n'est pas une maison dans les campagnes, où l'on ne trouve six à huit sortes de ces droguailles, qu'ils se prescrivent et s'administrent eux-mêmes lorsqu'ils croient en avoir besoin.

Que de victimes seraient sauvées, si le gouvernement, mettant à exécution la loi du 10 août 1810, qui désavoue les remèdes secrets, et annule les priviléges du charlatan, interdisait la vente de ces remèdes mal préparés, vendus à un prix plus haut que ceux de première qualité, produisant, dans les cas de maladies, des accidens d'autant plus funestes, que les gens de la campagne se reposent souvent sur leurs effets pour la guérison de leurs maux ! Toutes ces drogues, annoncées fastueusement comme possédant de grandes vertus, ne possèdent que celle d'enrichir ceux qui ont assez d'audace pour les annoncer partout ; chaque directeur des postes en a cinq ou six dépôts. Chaque jour de nouveaux placards en entretiennent la vente : on la fait revivre, semblable à l'hydre de Lerne ; mais nous n'avons ni Hercule, ni sa massue. Il n'est pas de villes en Bourgogne, qui ne possèdent encore des poudres, des pilules, des dragées, des opiats et élixirs anti-goutteux, des robs anti-syphilitiques, des élixirs de rhubarbe, des élixirs odontalgiques, des sirops vermifuges, des sirops pectoraux et incisifs, des remèdes vomitifs et purgatifs à la fois, etc., etc. ; tous remèdes inventés par des individus qui font la honte de l'art et le malheur de la société.

Adieu, mon cher Livelan, je désirerais terminer cette fois mes réflexions sur la pharmacie et ce qui s'y rapporte ; mais j'en ferai l'objet d'un autre entretien.

LETTRE VINGT-CINQUIÈME.

Dijon, le 6 mai 1821.

APOLLONIUS A SON AMI LIVELAN.

L'ÉDITION de l'ancien *codex medicamentorius* étant entièrement épuisée, a fait sentir la nécessité de donner un nouveau *codex* à la pharmacie ; il était d'autant plus nécessaire que l'ancien n'était plus au niveau des connaissances actuelles, et contenait des imperfections dans beaucoup de ses préparations. La plus grande partie des formules était chargée de substances dont l'effet, pour la plupart, ne servait qu'à rendre les médicamens plus désagréables et moins efficaces ; du reste, il ne possédait pas les nouveaux médicamens dont la pharmacie s'est enrichie de nos jours. Il était donc nécessaire, mon cher Livelan, de faire un choix parmi les anciennes et les nouvelles formules et d'en faire rédiger par des mains habiles ; aussi ce fut avec satisfaction que tous les gens de l'art apprirent que des membres de l'Ecole de pharmacie s'occupaient de la rédaction du nouveau *codex* ; tous les jours ils attendaient l'impression de cet ouvrage, et plus de quinze années se sont écoulées sans qu'il parût L'art de guérir espérait s'enrichir d'une pharmacopée parfaite; les pharmaciens avaient lieu de croire qu'après un temps aussi long employé pour sa rédaction, le *codex* nouveau ne contiendrait que des formules parfaites basées sur une bonne pratique médicale; ils s'attendaient à y reconnaître les respectables praticiens qui l'ont signé comme en étant les auteurs. L'esprit philantropique devait présider à la rédaction de cet ouvrage dont le but était de réprimer tout ce qui est vicieux dans la pharmacie, d'écarter le doute et l'erreur, et de mettre la vérité dans tout son jour.

Mais quel fut l'étonnement de tous les gens de l'art instruits, lorsque cet ouvrage leur offrit une foule de modes imparfaits pour la confection des médicamens, une réunion nombreuse de substances inutiles, rejetées par la pratique médicale, et l'omission de médicamens utiles qui, tous les jours, sont employés en médecine avec succès.

Je ne perdrai pas de temps, mon cher Livelan, à te désigner les erreurs que j'ai remarquées dans le nouveau *codex*. Tous les pharmaciens instruits de la France se sont empressés de les signaler; le Journal de pharmacie du mois de mai 1819, les a fait connaître au public qui sait aujourd'hui qu'un ouvrage aussi intéressant, aussi utile à la conservation de la société, est rempli de plus de cent erreurs plus ou moins préjudiciables. Tous les vices du nouveau *codex* n'appartiennent point aux membres de l'Ecole de pharmacie qui ont signé cet ouvrage défectueux, on n'y reconnaît point leurs talens supérieurs; s'ils s'en fussent occupés sérieusement, on n'aurait point aujourd'hui à reprocher les erreurs dont il fourmille; ces professeurs n'en ont été que des signataires complaisans. Il n'est pas un homme honnête qui ne désire ardemment un *codex* nouveau; au lieu de s'amuser à faire imprimer une traduction française de ce ramas de formules, on aurait dû en rectifier les défectuosités dans une nouvelle édition; cette traduction est un de ces abus dont les médecins modernes ont donné le dangereux exemple en formulant en français, car les pharmaciens ignorans en le suivant aveuglement, en suivront aussi les erreurs funestes. Le *codex* latin tout imparfait qu'il est, a au moins l'avantage de n'être lu que par les pharmaciens instruits seuls à même d'éviter les erreurs. Il en est autrement des formules médicales en français. Cette méthode vicieuse d'indiquer vulgairement les remèdes donne la facilité de les connaître; c'est ôter tout le lustre, tout le vernis respectable d'une science que de la rendre vulgaire, c'est protéger l'ignorance et le charlatanisme de tous ces prétendus pharmaciens qui n'en ont que le nom; les anciens médecins étaient plus scrupuleux, toutes leurs prescriptions médicales étaient en latin, ils mettaient par là leurs malades ainsi que

les personnes qui les approchaient dans l'impossibilité de connaître les médicamens qui étaient
nécessaires ; les compères et les commères qui entouraient comme aujourd'hui le lit des malades,
n'avaient pas la facilité de juger les remèdes et les
effets qui devaient suivre leur administration ; j'ai
en effet remarqué, mon cher Livelan, que les
compères et commères qui visitent et soignent les
malades, poussent aujourd'hui la hardiesse jusqu'à
désapprouver hautement ce que les médecins les
plus instruits ont ordonné : il en est qui ont assez
d'empire sur l'esprit des malades pour leurs persuader que les remèdes conseillés sont tout-à-fait contraires à leur état et qu'il faut se donner bien de
garde de s'en servir ; ils ne manquent pas d'observer que dans la même maladie, le même médicament avait fait beaucoup de mal, et qu'au contraire un autre remède qu'ils indiquent avait
parfaitement réussi ; et sans réfléchir que le médecin a des motifs certains pour vous traiter, ou
ne pas vous traiter comme le voisin, on met
son ordonnance de côté et l'on prépare bien vite à
son insu le remède qui doit guérir, mais qui le
plus souvent conduit le malade au tombeau. Le
médecin étonné des résultats opposés à ceux qu'il
attendait, loin d'accuser les officieux qui assaillis-
sent le malade, accuse le pharmacien de la mauvaise confection de ses médicamens et peut même

penser qu'il a commis une erreur ; cette supercherie très-fréquente porte non-seulement atteinte à
la réputation des pharmaciens, mais elle peut encore induire le médecin dans l'erreur ; malgré son
œil vigilant qui a su caractériser la maladie, il
craint de s'être trompé lui-même, et cette crainte
pourrait l'égarer dans sa marche. Chaque jour,
mon cher Livelan, nous avons de ces exemples
fâcheux, le seul moyen de parer à ces graves inconvéniens serait de formuler en latin. L'art de la
médecine ne peut et ne doit pas être un art banal
et vulgaire ! De plus les prescriptions faites en français donnent à la multiplicité des charlatans la
connaissance des vertus des remèdes qu'ils se permettent de débiter, et ôtent ainsi aux pharmaciens
la possibilité d'exercer leur état déjà peu lucratif ;
enfin les médicamens qui autrefois se préparaient
tous chez les pharmaciens, se composent aujour-
d'hui chez les malades ; les petits-laits, les sucs
d'herbes, les apozèmes, les émulsions, les loochs,
les sirops, les médecines, etc., etc., chacun se
mêle de les faire, tant bien que mal, il est vrai,
mais c'est fait et il suffit. Si les médecins ne re-
noncent pas à prescrire leurs formules en français,
je ne serai pas étonné que la pharmacie n'en soit
bientôt réduite à ses préparations chimiques ; ici
les médecins rendent le change aux pharmaciens,
et il en est d'assez officieux pour indiquer à leurs

malades la manière de préparer leurs médicamens ;
ils assistent à leur confection et aident souvent
l'opérateur de leurs conseils, mais ils se nuisent à
eux-mêmes par cette conduite ; la pharmacie et
la médecine sont deux corps inséparables, toucher
à l'un, c'est porter atteinte à l'autre.

Mais à quoi servent ces réflexions, mon cher
Livelan, les pharmaciens ne doivent plus avoir
d'inquiétude, ils auront désormais fort peu de remèdes à confectionner. Quelques jeunes médecins
assurent qu'avec une quinzaine de médicamens,
ils peuvent traiter toutes les maladies internes,
externes, aiguës, chroniques, etc., etc. ; s'il en
est ainsi, rendons grâce à cette heureuse découverte, car la médecine n'a plus de progrès à faire ;
l'étude de la thérapeutique ne sera plus difficile,
le pharmacien ne passera plus trois années à étudier son art, le médecin ne sera plus obligé de
subir des examens sur la thérapeutique, la pharmacie, la chimie, la botanique, l'histoire naturelle ; il ne sera plus besoin d'officines brillantes et
dorées ; une boîte, une seule boîte divisée en case
contenant les quinze médicamens héroïques suffira, et si les pharmaciens veulent faire la partie
en grand, ils pourront avoir quinze boîtes au lieu
d'une.

Cette brillante découverte, mon ami, me fait
penser que les profonds novateurs ont réduit

les maladies à deux ou trois espèces : honneur à
ces heureux rectificateurs de la nature, rien de si
facile que de connaître trois maladies et quinze
médicamens ! Mais gloire et honneur surtout à
cet homme divin qui est parvenu, depuis peu d'années, à découvrir un seul médicament pour toutes
les maladies qui peuvent affecter le genre humain,
sans considération de l'âge, du sexe, du tempérament, des individus, du genre de maladie, de
l'espèce, etc., etc.; c'est un spécifique universel ;
n'en avons-nous pas les preuves dans son éloquent
et trop court ouvrage ! Mais laissons encore exister
la pharmacie, beaucoup de praticiens respectables
ne reconnaissent pas encore les bienfaits de cette
simplification, elle ne peut existe que dans des
cerveaux déjà usés et vides, quoiqu'à peine développés.

Adieu, mon cher Livelan ; dans ma prochaine
lettre je te ferai part de courtes réflexions sur les
herboristes, les juris médicaux et les universités.
En attendant, reçois l'assurancce de tous mes sentimens.

LETTRE VINGT-SIXIÈME.

Dijon, le 2 juin 1821.

APOLLONIUS A SON AMI LIVELAN.

Les reproches dont je t'ai entretenu dans mes dernières lettres sur les pharmaciens, sont à juste titre applicables aux herboristes, et le petit nombre de ceux que je connais en Bourgogne, ne se contente pas de vendre des plantes usuelles, ces gens exercent encore la médecine et la pharmacie ; ils forment des coteries avec les chirurgiens, les médecins et les pharmaciens.

Malheureusement la plupart des herboristes de la Bourgogne ne connaissent nullement leur état, ils sont tous routiniers ; beaucoup sont si ignorans qu'ils ne savent pas lire, et ne connaissent *Jussieu, Tournefort* et *Linnée* que de nom. Si l'incapacité les porte à commettre des fautes dans la distribution des plantes, ils emploient mille moyens de friponnerie par intérêt ; le débit des plantes exotiques est pour eux une source de fraude bien répréhensible.

Les villes de première classe de la Bourgogne ne possèdent pas de meilleurs herboristes que les villages ; ne m'a-t-on pas dit qu'un d'eux a été alternativement perruquier en ville et médecin à la campagne pendant plusieurs années; puis contraint de reprendre son premier état, de nouveau il le quitta pour exercer l'art vétérinaire, puis il se fit charron, et ensuite médecin d'urines; pour se livrer à ce dernier commerce avec plus d'étendue, il s'était donné le titre d'herboriste, qu'il a été depuis forcé de se faire conférer par le juri médical de son département. Ne m'a-t-on pas ajouté que cet homme a osé se livrer à l'exercice de la médecine, et s'est fait appeler docteur; seulement, beaucoup de personnes ont été surprises que monsieur le docteur n'eût pas un langage plus convenable et des expressions plus choisies.

Si le fait était vrai, si, de plus, un homme semblable était posté de manière à s'emparer des voyageurs à leur passage, que pourrait-on penser de son absurde ignorance, et de l'impôt qu'il devrait prélever sur les passans?

Combien les juris seraient utiles à l'humanité, si les réceptions se faisaient avec intégrité et justice seulement! mais trop souvent l'ignorance se fait recommander par des certificats si valables en apparence, que l'examinateur est forcé d'attribuer à la timidité, à la crainte un embarras qui reconnaît une toute autre cause, et que le temps seul de l'examen ne permet pas de découvrir. Ainsi, un guérisseur, une matrone accoucheuse, un herboriste,

fournis de certificats du maire et du curé qui attestent leur moralité, leur amour de faire le bien,
engageront quelquefois les membres du juri à délivrer un diplôme d'officier de santé ou de sage-
femme. Combien ces ignorans ne sont-ils pas à
redouter lorsque munis d'un titre valable, ils n'ont
plus à craindre l'autorité ! Quand je rencontre ces
vils médicastres, il me semble voir la mort qui cherche ses victimes.

Les réceptions au doctorat nous offrent aussi
d'affligeantes réflexions. Combien n'y a-t-il pas de
candidats qui, après avoir seulement suivi les cours
pendant quelque temps, et avoir pris leurs inscrip-
tions, conditions qui n'exigent que quatre années,
sont revêtus du titre de docteurs! encore s'ils n'en
avaient que le titre, mais malheureusement ils en
ont tous les droits. Ils n'avaient pas les connaisances nécessaires, s ns doute ; mais ils ont trouvé leur
thèse chez des fabricateurs, qui abondent à Paris,
à Montpellier et à Strasbourg ; quinze jours avant
de la soutenir, ils se pénètrent bien des objets dont
elle traite, et même des réponses à faire à des questions souvent entrevues d'avance. Enfin, dans les
facultés de médecine, comme dans les juris médicaux, les juges sont trop indulgens et recouvrent
trop facilement du bonnet de docteur, la tête des
candidats qui se présentent pour le recevoir : cette
indulgence outrée a donné lieu à plus d'une mé-

tamorphose, et la toge doctorale n'est que trop souvent changée en bonnet de *Midas*.

Ces espèces de docteurs ne sont à mes yeux que
des ministres de mort qui, disséminés dans tout le
royaume, viennent effrontément briguer la palme
qui ne devrait être disputée que par les gens de l'art
instruits ; ne suivant qu'un sot orgueil, ils veulent
exercer un art dont ils ne connaissent pas les principes, et ils deviennent des assassins d'autant plus
dangereux pour la société, que la loi ne saurait
les atteindre. Ici, mon cher Livelan, finissent les
observations que je m'étais proposé de te faire sur
les désordres existant dans l'art de guérir, observations que j'aurais pu étendre bien au-delà des
bornes que je me suis prescrites, si j'avais voulu
te faire part de toutes les histoires recueillies avec
soin dans l'étendue de la Bourgogne, et que j'ai
entre les mains. Réfléchis maintenant aux moyens
d'anéantir le charlatanisme, ainsi que les vices
nombreux existant dans l'art de guérir ; et si tu
poursuis toujours le travail que tu projetais, fais-
moi part de tes réflexions sur les moyens que tu
crois propres à extirper tous ces fléaux. Puissent
mes lettres te fournir quelques pensées utiles, et
porter ton fils à la pratique de toutes les vertus essentiellement nécessaires à l'homme qui se destine
à la pratique de l'art de guérir ! Adieu.

LETTRE VINGT-SEPTIEME.

Châlons, le 9 juillet 1820.

J. M. C. LIVELAN A SON AMI APOLLONIUS.

Pour répondre d'une manière positive à la demande que tu me fais dans ta dernière épître sur les abus de l'art de guérir en général, je vais, mon cher Apollonius, essayer, dans une courte esquisse, de te présenter les moyens que je crois propres à anéantir le charlatanisme et à détruire les préjugés et les abus, à faciliter l'exercice de l'art, à le faire fleurir, à le faire triompher de tous les obstacles qui tendent à l'accabler; j'ai eu besoin de recourir à tes lettres, et elles ont jeté un grand jour dans la recherche des moyens propres à parvenir au but que je m'étais proposé lorsque je t'ai prié de correspondre avec moi : c'est après avoir examiné l'art de guérir, relativement aux personnes qui se livrent à la pratique, et les personnes elles-mêmes relativement à l'art, que j'ai pu me faire une idée juste des causes déterminantes des désordres dont tu t'es plu à me tracer les fidèles tableaux ; dans les nombreuses obligations dont je me félicite de te rendre grâce, je te dois surtout des remercîmens pour les instructions utiles que tu as données à mon fils, il espère ne pas dévier du chemin que tu lui as indiqué, et s'il peut triompher de tous les écueils, c'est à toi qu'il devra ce triomphe, sa réputation et son bonheur. Quoiqu'il soit bien pénible de penser que beaucoup de moyens propres à s'opposer aux désordres que tu m'as signalés, soient inexécutables, je n'en persiste pas moins dans la résolution d'indiquer ces fléaux au gouvernement, de les lui signaler comme autant d'hydres qui tendent à anéantir l'ordre social, et d'émettre quelque opinion sur les moyens répressifs nécessaires. Puissent, mon ami, mes réflexions devenir un objet de renseignemens utiles ! puissent-elles quelque jour aider à combler le gouffre dans lequel l'art de guérir est entraîné ! puissent les ministres du roi, semblables aux Sully et aux Colbert, jeter un œil favorable et philantropique sur tous les vices dont l'humanité est victime, et prendre des mesures qui, sans secousses, nous fassent éprouver les douces influences du bien ! puisse aussi le vertueux monarque, qui nous gouverne par des soins paternels, ne plus être trompé par l'inexécution des lois que la bienveillance de ses illustres prédécesseurs, la sagesse de leurs conseils, l'amour pour leurs sujets, ont établies dans l'intérêt du bien public !

Si je réussis dans mon projet, je serai assez récompensé par le succès, et heureux d'avoir pu contribuer au bonheur de mes semblables, je pourrai

dire alors : j'ai rempli ma tâche, celle d'un vrai
Français, d'un vrai citoyen, d'un vrai Bourguignon.

Mais ne nous le dissimulons point, mon cher
Apollonius, les réformes qu'il faudrait opérer dans
l'art de guérir, offrent, je te le répète, des obstacles presque insurmontables; il existe des préjugés
tellement enracinés, qu'il faudra peut-être plus
d'une génération pour les détruire, néanmoins je
souris à l'idée d'une amélioration possible, et qui
pourra préserver l'humanité des atteintes du charlatanisme et de l'ignorance téméraire.

Je vais succinctement te tracer à cet égard un
plan des réformes que l'expérience a reconnues nécessaires, que le bien de l'"humanité, l'intérêt de
l'ordre social réclament vivement.

La possibilité d'anéantir entièrement le charlatanisme et de faire fleurir l'art de guérir est dans
les mains du gouvernement; il peut rendre à la
société les gens de l'art, en extirpant les membres gangrénés que tu m'as indiqués; qu'il fasse
exécuter ponctuellement la loi protectrice de l'art
de guérir; qu'il récompense dignement les professeurs des universités, et que ceux-ci ne reçoivent
docteurs en médecine et en chirurgie que les sujets
qui en sont véritablement capables; que les réceptions cessent d'être mises à prix d'argent, mais
qu'elles soient la récompense des talens bien acquis, bien connus, bien constatés; que l'homme

de l'art, légalement reçu, jouisse de la faculté d'indiquer verbalement à l'autorité tous ces êtres vils, qui sont le fléau de l'humanité ; que les magistrats à qui ces instructions sont présentées, n'exigent plus qu'elles soient écrites et signées : le médecin doit posséder assez d'honneur pour être cru sur sa parole : mais qu'il soit spécialement chargé d'en instruire les procureurs du roi près les tribunaux ; que ceux-ci fassent les poursuites nécessaires et interdisent tout exercice illégal ; que les juges soient fermes et justes dans leurs décisions, et qu'il leur soit défendu d'innocenter les charlatans au détriment des gens de l'art. Alors le charlatanisme sera détruit, anéanti, l'humanité souffrante soulagée ; il ne s'agira plus que d'améliorer l'art de guérir.

Les réformes essentiellement nécessaires alors, consistent dans des réglemens qui soumettraient tous les gens de l'art à une juridiction, sans laquelle ils ne pourraient exercer ; elles consistent dans l'amélioration et la suppression de quelques branches de l'art qui sont inutiles ou défectueuses; et d'abord, la partie des bandages, partie essentielle pour la conservation du quart de la société, fixe mon attention : cette partie de la chirurgie, comme tu me l'as observé, est entre les mains de personnes qui n'en ont aucune connaissance ; elle nécessite de la part du gouvernement, un réglement qui interdise la vente publique des bandages, et force les marchands fabricans à s'abstenir de les confectionner et de les poser sans l'intervention de l'homme de l'art. Mais, dans l'ouvrage que je me propose de publier, je chercherai surtout à démontrer combien il serait utile que les facultés de médecine revisassent sans partialité les pouvoirs trop légèrement accordés aux docteurs ; je prouverai la nécessité de soumettre à de nouvelles études, à de nouveaux examens, ces jeunes gens, aussitôt docteurs qu'élèves.

Mais l'exécution de ce projet de réforme sera difficile, les sommes ont été payées par les docteurs, et ce motif détournera le gouvernement de prendre cette mesure salutaire. Une loi rétroactive serait-elle la meilleure loi du monde, est toujours vicieuse quand il faut rendre ! Cependant l'intérêt de l'humanité, celui de la société exigeraient ce sacrifice ; il serait juste que ceux qui se sont livrés sans connaissances à l'exercice de l'art de guérir supportassent la peine due à leur témérité ; sans pitié ils devraient être interdits de l'exercice de l'art, et le gouvernement ne doit point avoir égard aux sommes payées, dès l'instant que ces sommes ont servi à usurper un titre qui n'appartient qu'à l'homme digne d'être, pour ainsi dire, le dépositaire des secrets et de la vie de ses semblables.

Je démontrerai aussi la nécessité où se trouvent les juris médicaux de faire reparaître devant eux et d'examiner scrupuleusement cette foule d'officiers de santé, de sages-femmes, de pharmaciens et d'herboristes. Je démontrerai également que sans avoir égard aux petites sommes qu'un nombre considérable de charlatans ont payées pour être autorisés dans leurs déprédations médicales, ils doivent être à jamais interdits et placés sous la même surveillance que tous les charlatans réprouvés par la loi.

Mais, comme je n'espère pas réussir parfaitement en proposant ces moyens de réforme, je m'attacherai à prouver l'utilité de soumettre toutes les personnes de l'art sous l'influence d'une bienfaisante et utile juridiction.

Il serait, par exemple, nécessaire que les officiers de santé de l'exercice civil fussent tenus tous les mois à rendre compte de leur conduite à une commission d'arrondissement composée de sept docteurs en médecine ou en chirurgie ; il faudrait que les officiers de santé civils fussent chargés de surveiller la pratique des sages-femmes ; il faudrait que les pharmaciens fussent également soumis à une inspection faite par des commissaires nommés à cet effet, qui visiteraient souvent les officines, détruiraient tous médicamens sophistiqués, mal préparés ou avariés ; quant aux herboristes, ils seraient surveillés par les pharmaciens sur la dessication et la préparation des plantes

qui sont pour la plus grande partie détériorées ; il
serait nécessaire que les gens de l’art proprement
dits, c’est-à-dire les docteurs en médecine et en
chirurgie fussent, comme les avocats et les notaires,
soumis à un conseil qui jugerait les griefs, déci-
derait des cas difficiles, suspendrait et interdirait
de l’exercice de l’art, tout médecin ou chirurgien
qui aurait pu prévariquer dans la pratique ; les
médecins ou chirurgiens seraient obligés de tenir
note de toutes les maladies qu’ils traitent, travail
qu’ils soumettraient au jugement de leurs confrères, qui, réciproquement, seraient jugés à leur
tour, puisque aucun chirurgien ou médecin ne
pourrait se soustraire à cette juridiction bienfaisante. Il faudrait que le gouvernement encourageât
la pratique civile de l’art de guérir, que des récompenses fussent décernées aux hommes qui contri-
bueraient le plus par leurs travaux et leurs lumières
à faire jouir l’humanité des bienfaits de l’art ; ces
récompenses seraient le prix du mérite et non celui
de la faveur et de la recommandation ; il serait
enfin bien à désirer que les gens de l’art pussent
être à même de travailler pour la gloire et le bien
des hommes, que l’intérêt ne fût pas le mobile
de leurs actions, et que celui qui pratique un art
si utile et si beau fût protégé par des pensions honorables ; le pauvre et le riche y gagneraient ; la
morgue médicale serait anéantie, parce qu’il n’y

aurait plus de concours d'intérêts, et le nombre des docteurs serait borné d'après la population. Mais, mon cher Apollonius, ne nous le dissimulons point, je n'ose placer ce projet parmi ceux dont j'aperçois dans l'avenir une exécution possible; cependant la société pourrait en retirer de grands avantages, et l'humanité éprouverait des soulagemens qu'elle n'obtiendra jamais de la médecine mercenaire.

Oui, mon ami, que les magistrats, les juges, les facultés de médecine, les juris médicaux soient justes, fermes et impartiaux, et le charlatanisme sera détruit; que le gouvernement prenne des mesures pour retrancher de l'art tous les membres défectueux, inutiles et dangereux, qu'il donne et fasse exécuter ponctuellement des réglemens de police relativement à toutes les personnes qui exercent l'art de guérir, qu'il les soumette à un examen, à une censure, qu'il détruise sévèrement les vices, qu'il récompense les vertus, et l'art de guérir sera sauvé des précipices qui tendent à l'engloutir.

Mais avant de publier mon ouvrage, j'ai encore un grand travail à terminer. Je désire aussi fixer les regards du gouvernement sur des objets qui sont d'utilité et de secours publics. Si, jusqu'à présent, tu as tout épuisé pour prouver à mon fils les beautés et les avantages de l'art, si tu lui as

peint sous des formes odieuses les vices qu'il doit
fuir, il reste encore beaucoup de choses à examiner dans la pratique médicale qui sans cesse est en-
travée, soit par l'effet de l'imprévoyance toujours
fatale, soit par celui de l'ignorance obligeante;
continue - moi, je te prie, ta correspondance.
J'ai besoin de renseignemens sur les effets de l'imprévoyance dans l'administration des sacremens;
dis-moi tes pensées sur les médecins et chirurgiens,
jurés près les tribunaux; parle-moi des secours
que le médecin, et plus souvent encore le vulgaire,
est appelé à donner aux malheureux submergés,
asphyxiés, empoisonnés; l'hydrophobie ou la rage
doit aussi fixer notre attention, et je te prierai de
me donner ton avis sur cette funeste maladie.
Comble, mon ami, la mesure de tes bienfaits, et
pense que ce n'est pas seulement pour l'instruction de mon fils que je te consulte, mais qu'il
s'agit aussi de l'intérêt général, et du bien à appliquer à l'humanité tout entière.

Reçois, mon cher Apollonius, l'assurance de
mes sentimens de reconnaissance et d'amitié.
Adieu.

TROISIÈME SÉRIE.

LETTRE VINGT-HUITIÈME.

Dijon, le 1 août 1821.

APOLLONIUS A SON AMI LIVELAN.

Encouragé par ton approbation, mon cher Livelan, animé du désir d'être utile et de marcher sur tes traces, je dirigerai tes regards vers des objets d'autant plus intéressans que leur importance les rend indispensables, et qu'en nous procurant les avantages les plus précieux, ils peuvent déterminer de graves accidens.

L'administration des premiers et des derniers secours de la religion offre divers abus qui peuvent entraîner des suites trop sérieuses pour ne pas être indiqués, et quoique déjà signalés par des observateurs recommandables, je ne regarde pas comme inutile de te les rappeler. Ici, mon cher Livelan, notre vue ne sera pas souillée par l'aspect hideux de mains sacriléges qui répandent leurs poisons sur l'espèce humaine; ici l'humanité n'est pas assaillie et terrassée par le venin de la corruption, c'est, au contraire, une main secourable, une main bienfaisante, qui peut faire naître de graves accidens et souvent donner la mort. Loin de moi, mon cher ami, la pensée de m'élever contre l'administration sacrée du baptême ; cette cérémonie instituée, ordonnée par Dieu même, commande notre respect et notre vénération ; mais les abus que les hommes y ont introduits ne doivent pas nous échapper.

Il suffit de réfléchir un seul instant aux effets dangereux qui résultent chez l'homme fait du passage subit du chaud au froid, pour entrevoir quels peuvent être chez l'enfant à peine sorti du sein de sa mère, les résultats de l'impression de l'air froid, et surtout de l'eau froide et quelquefois glaciale dont presque généralement on arrose en abondance la tête du nouveau-né (1). Les parties osseuses qui contiennent l'encéphale sont encore trop écartées entre elles, trop minces pour le préserver de la communication de l'irritation qu'éprouve le cuir chevelu par cette ablution froide. Aussi cette irritation détermine-t-elle fréquemment des accidens graves et quelquefois mortels ; *Franck* n'a-t-il pas raison de penser que l'ictère des nouveaux-nés peut reconnaître cette cause ? n'avons-nous pas une foule d'exemples de morts

(1) Je dis presque généralement parce que déjà beaucoup d'ecclésiastiques souffrent que l'on fasse tiédir l'eau avec laquelle ils baptisent ; mais le plus grand nombre se sert d'eau froide.

produites par ces ablutions froides ; n'ont-elles pas souvent été immédiatement suivies d'ophtalmies, de coliques, de diarrhées ? j'en ai vu de nombreux exemples. N'avons-nous pas encore une foule de preuves d'accidens graves et même de mort causés par le transport du nouveau-né, malgré les distances éloignées et malgré la rigueur des saisons, du lieu de sa naissance à l'église où il doit être baptisé ? Même imprudence, mon ami, en allant présenter l'enfant à l'autorité ; que de sujets seraient conservés si les ministres de la religion pouvaient, dans certains cas, baptiser les enfans nouveaux-nés dans les maisons particulières ; si, dans les mêmes cas, les officiers de l'état civil se transportaient auprès d'eux pour vérifier leur naissance, leur sexe, etc., etc. ! Mais l'impassible fonctionnaire est sourd aux justes représentations qui lui sont faites, et l'enfant trouve souvent la mort pendant qu'on atteste sa naissance !

Espérons, avec raison, que ces inconvéniens pourront disparaître, au moins en partie : certainement il n'est pas un ecclésiastique qui, s'il connaissait les maux que peut causer le mode d'administration des eaux du baptême, ne s'empressât d'user des soins salutaires à la conservation des individus, ne se servît d'eau tiède, et ne se transportât dans certains cas auprès des nouveaux-nés. Peut-on en espérer autant des fonctionnaires publics ? l'amour du bien de la société qui doit être leur seul guide, me fait entrevoir un avenir plus heureux.

L'homme, tu le sais, sujet à tant de maux, n'a pas seulement des maladies physiques à guérir, il a aussi celles de l'âme, et lorsque aux prises avec des douleurs intolérables que la médecine ne peut calmer que par instant, lorsque, accablé par une affection grave, son esprit inquiet flotte dans un doute cruel, son âme cherche à se rapprocher du créateur ; l'homme sent alors le besoin de s'épancher dans le sein d'un ami, et la religion, refuge assuré des malheureux et des gens de bien, prodigue les consolations que la médecine humaine ne peut procurer. Le vénérable ministre vient offrir des secours empressés ; ses mains bienfaisantes tendent aux malheureux un appui secourable, ses paroles augustes rendent le calme à son âme agitée, cicatrisent les plaies profondes, raniment l'espérance, ce présent céleste qui ne s'éteint jamais dans le cœur de l'homme, et qui éclaire ses derniers instans de ses lueurs bienfaisantes.

Admirons ici la douce influence des secours de la religion : combien de maladies graves et presque sans ressource ont été améliorées après leur salutaire administration ! combien ils ont souvent favorisé l'action des remèdes et les effets de la nature conservatrice ! Et si l'heure fatale est sonnée, quel courage, quelle résignation, quelle tranquillité, ils impriment dans le cœur de celui qui va commencer une nouvelle existence! Dans l'administration de ces soins pieux, il existe des imprévoyances qui peuvent devenir dangereuses et pour ceux qui les prodiguent et pour ceux qui les reçoivent. Honorons à jamais la mémoire des hommes qui par humanité, par amour du bien, prodiguent leurs soins à leurs semblables, et dont le bonheur consiste à se rendre utiles et bienfaisans (1); mais déplorons des négligences souvent funestes qui les enlèvent à la société dont ils sont les appuis et les sauveurs. Rapprochés des malades pour leur adresser des paroles de consolation et de paix, les ministres de la religion respirent les miasmes qui s'exhalent des lits ou des individus eux-mêmes; un saint zèle seul les guide : aussi combien d'ecclésiastiques sont-ils victimes de leur dévouement surtout dans les cas de maladies épidémiques. Ils pourraient se préserver en partie de ces funestes influences en prenant la précaution (dont le malade ne s'apercevrait même pas) de ne pas recevoir directement les exhalaisons des lits

(1) Quels titres plus beaux à l'amour des peuples, à leur vénération, que le dévouement des médecins français qui, faisant le sacrifice de leurs personnes, de leurs affections, de leurs plus chers intérêts, ont eu le courage de porter leurs secours et leurs bienfaits aux malheureux Espagnols victimes d'un fléau destructeur !

ou des individus, d'ouvrir les rideaux pour renouveler l'air auparavant de se placer près d'eux,
et de renouveler aussi de temps en temps l'air de
leurs poumons.

C'est en usant de ces moyens simples, mais préservateurs, que les ecclésiastiques éviteront de
succomber par l'effet d'un zèle imprévoyant ; ils
conserveront à la société des hommes d'autant plus
précieux pour répandre les lumières des vérités
religieuses et le baume consolateur dans le cœur
des malades, qu'ils deviennent chaque jour plus
rares et que les campagnes en sont dépourvues.

Mais, mon cher Livelan, les ecclésiastiques ne
sont pas seuls exposés dans les secours qu'ils prodiguent aux malades ; ces derniers peuvent devenir
promptement victimes de ces soins religieux, ils
peuvent être asphyxiés par des gaz peu ou point
respirables, et c'est surtout à la campagne que ces
effets funestes se manifestent ; l'affluence et le
nombre des individus qui entourent le lit des malades et qui profitent de l'instant où le ministre
vient les administrer pour venir offrir à Dieu dans
la chambre même des patiens leurs vœux pour son
rétablissement, échauffent, raréfient l'air : chacun
y vient avec un flambeau allumé qu'on éteint sans
précaution à la fin de la cérémonie, et il n'en faut
pas davantage pour suffoquer, asphyxier ceux que
l'on administre dans des maisons basses, resserrées

par des cloisons, n'ayant que d'étroites ouvertures
pour renouveler l'air, etc., etc. Pense, mon ami,
combien l'effet de cette épaisse fumée peut être
nuisible à l'homme dont la respiration est déjà
très-gênée par une maladie grave, dont les poumons resserrés dans une cavité étroite ne remplissent que difficilement de pénibles fonctions ; réfléchis aux maux qui peuvent résulter de cette imprévoyance dans les cas d'asphyxie, d'apoplexie,
dans toutes les affections pectorales et cérébrales !

La respiration de cette fumée en portant son
influence fâcheuse sur les maladies, ne doit-elle
pas les aggraver, apporter dans les symptômes
essentiels un trouble, une confusion qui pourraient
embarrasser le médecin le plus éclairé ? J'ai souvent réfléchi à ces inconvéniens et à ces dangers ;
ne sont-ils pas la cause d'accidens prompts et trop
souvent irrémédiables ! Cependant rien de plus
aisé, mon ami, que de faire disparaître tant de
maux. Il suffirait que les ecclésiastiques qui administrent les sacremens eussent la prévoyance de
ne laisser entrer dans les chambres des malades
que les personnes qui sont absolument nécessaires
pour les aider dans leur sacré ministère, et qu'a-
près la cérémonie les flambeaux allumés fussent
éteints hors de la chambre du malade ; outre les
avantages physiques évidens qui en résulteraient
pour l'individu souffrant, cette mesure contribue-

rait à rendre le malade plus recueilli, plus disposé à recevoir les vérités consolantes que lui annonce le ministre de la miséricorde divine.

Adieu, mon cher Livelan ; dans ma première lettre, je t'entretiendrai des secours à administrer aux noyés, et te présenterai à cet égard quelques vues nouvelles sur le mode d'administration des soins qui leur sont convenables.

LETTRE VINGT-NEUVIÈME.

Paris, le 4 septembre 1821.

APOLLONIUS A SON AMI LIYELAN.

Si nous avons à gémir sur le peu d'attention et de sévérité que les magistrats apportent dans la recherche et la punition de cette foule de charlatans, qui sont la honte et le malheur de l'humanité, combien nous devons louer leur activité bienfaisante dans l'administration des secours aux asphyxiés. Les travaux du célèbre philantrope, dont le nom seul est un éloge, M. *Pia*, ceux du savant docteur *Portal* ont apporté un nouveau jour sur ce genre d'affection si funeste ; quoique les ouvrages de ces auteurs, ceux d'*Orfila*, etc., renferment sur cet objet important les connaissances et les indications les plus positives, je vais, pour satisfaire à ta demande, t'exposer en divers tableaux, les soins nécessaires dans les cas d'asphyxie. Ce moyen me paraît plus propre à les faire saisir d'un seul coup d'œil.

Les secours nécessaires aux asphyxiés sont d'autant plus efficaces qu'ils sont administrés plus promptement : il était donc indispensable de les mettre à la portée de tout le monde, et c'est aux savans déjà cités que la société est redevable de la conservation d'une partie de ses membres (1).

L'asphyxie par submersion a de tout temps fixé l'attention de notre gouvernement : des boîtes d'entrepôt, placées dans tous les lieux où l'homme peut périr par cette cause, sont des monumens qui démontrent sa bienveillante sollicitude, et qui font en même temps entrevoir cette vérité consolatrice que, s'il était instruit de tout ce qui est nécessaire à la conservation et au bonheur des citoyens, il s'empresserait de le leur procurer.

Je n'entrerai pas, mon cher ami, dans l'examen des diverses opinions émises relativement aux causes de la mort chez les noyés. Il est incontestable maintenant qu'ils périssent par la suffocation ; que la respiration est la première des fonctions lésées ; qu'alors le sang ne recevant plus de l'oxigène les qualités vivifiantes, cesse de stimuler le cœur, dont les battemens diminuent et s'arrêtent bientôt ; alors les fonctions naturelles s'éteignent, et la vie s'évanouit.

(1) Que de reconnaissance ne devons-nous pas au savant et estimable docteur *Antoine Portal* pour les lumières qu'il a répandues dans la société ! Avant la publication de ses instructions, le traitement des noyés était confondu avec celui des asphyxiés par le gaz méphitique. C'est dans son ouvrage publié par ordre du gouvernement en l'an 13 et en 1816, que j'ai puisé les matériaux de mes différens tableaux.

Deux indications très-pressantes doivent être remplies dans le mode de secours à administrer aux noyés : la première est de ranimer la chaleur, et les soins doivent tendre à ce but.

La seconde est de rétablir les mouvemens de la respiration et les contractions du cœur.

Les autres indications subséquentes ne sont pas du ressort du vulgaire, il appartient à l'art seul de les administrer ; il suffit de satisfaire entièrement aux deux premières pour ramener les noyés à la vie. L'on n'a point de temps à perdre ; ces secours doivent commencer dès que le noyé est retiré de l'eau.

Les moyens nécessaires doivent être administrés avec ordre, sans confusion, sans trouble. Il est nécessaire, je te le répète, qu'à la première vue, chacun puisse en saisir les détails et l'ensemble sans craindre de se tromper. La lecture des ouvrages instructifs et intéressans, qui traitent de ces secours, quoique concis, sont encore trop étendus dans les détails : ils apportent de la confusion dans l'esprit de ceux qui ne sont pas initiés dans les secrets de l'art, et souvent il en résulte des erreurs commises sans volonté, par la main qui croit être la plus bienfaisante ; il faut, dans le développement des moyens à mettre en usage, beaucoup de concision et de clarté ; il faut qu'on puisse les saisir tous d'un seul coup d'œil, pour qu'ils soient appliqués fructueusement : et c'est pour faciliter cette connaissance, que je te présente ces secours disposés en un seul tableau, où les personnes charitables qui s'empressent autour de ces malheureux, pourront à l'instant même se livrer sans crainte à l'exercice de leurs vues bienfaisantes. N'est-ce pas aussi un bon moyen de faire disparaître les erreurs de l'imprévoyance et de la trop grande précipitation ? n'est-ce pas celui d'éviter cette confusion dangereuse dans toutes les circonstances où il faut des secours prompts et éclairés ?

On est entièrement revenu sur les préjugés et les moyens anciens mis en usage pour rappeler les noyés à la vie : la suspension par les pieds, le roulement et le ballottement dans un tonneau défoncé devaient être totalement rejetés ; les bains de cendres chaudes, ceux de fumier chaud, cités et conseillés par des auteurs très-recommandables, sont tombés en désuétude, non que, par eux-mêmes, ils fussent nuisibles pour ranimer la chaleur, mais parce qu'en agissant avec trop de lenteur, ils empêchaient d'administrer d'autres remèdes plus efficaces, et parce que les cendres quelquefois trop chaudes, brûlaient les misérables qui en étaient recouverts. Du reste, les personnes qui ont cru que les cendres chaudes étaient nécessaires pour absorber l'eau du corps des noyés, se sont grossièrement trompées ; il en est de même pour l'introduction de la fumée de tabac dans le tube intestinal, comme moyen stimulant ; il a été prouvé que les fumigations de nicotiane peuvent réagir comme narcotiques et stupéfiantes : cette découverte a mis en discrédit l'ingénieuse machine de l'illustre M. *Pia*. Les fumigations de tabac sont remplacées aujourd'hui avec beaucoup d'avantage par les lavemens irritans qui, joignant à la facilité de l'administration l'avantage de remplir parfaitement l'indication, produisent les meilleurs effets.

Adieu, mon cher Livelan ; dans ma première lettre je jetterai un coup d'œil sur les autres asphyxies en général, et te présenterai également des tableaux indicatifs des secours à administrer dans ces graves affections.

Instrumens et médicamens nécessaires aux se-cours que l'on prodigue aux noyés.

1°. Deux bonnes couvertures de laine, un bonnet de laine et des morceaux de flanelle.

2°. Une bouteille remplie d'eau-de-vie camphrée animée d'alcali volatil.

3°. Un flacon de quatre onces d'alcali volatil (ammoniaque liquide).

4°. Un flacon de quatre onces d'eau de Cologne.

5°. Un flacon de quatre onces d'eau vulnéraire spiritueuse.

6°. Un flacon de quatre onces d'eau de mélisse spiritueuse.

7°. Une cuiller de fer étamé.

8°. Une canule ou un tube de gomme élastique.

9°. Un petit soufflet donc le bec puisse se juxta-poser sur la canule ou le tube élastique.

10. Une seringue garnie de sa canule.

11° Une demi-douzaine de bandes à saignée, des compresses et des serviettes.

12°. Un lancetier garni de six lancettes.

13°. Six paquets d'émétique de trois grains chaque.

14°. Enfin une boîte de grandeur convenable et casée de manière à ce que tous ces objets qu'elle doit contenir y soient placés sans confusion.

TABLEAU

Indicatif des secours à administrer aux noyés.

PREMIER SOIN.

Nétoyer la bouche des noyés, les transporter, ôter leurs vêtemens. Pour cela il faut :

1°. Introduire les doigts dans la bouche des noyés pour les débarrasser des mucosités ou corps étrangers qui peuvent y être, et ensuite les transporter doucement et sans secousses sur une civière ou sur un brancard, les coucher sur le côté, la tête élevée, les couvrir d'une couverture de laine.

2°. Leur ôter leurs vêtemens dès qu'ils seront arrivés au lieu où ils doivent être déposés ; le déshabillé doit être exécuté promptement sans secousses ; pour cela on fendra les habits.

OBSERVATIONS.

Il faut transporter peu loin les noyés, ne pas se servir de voitures ; on évitera les secousses pendant le transport ; tous les mouvemens rudes peuvent éteindre le reste de vie.

DEUXIÈME SOIN.

Ranimer la chaleur du corps. Et pour cela il faut :

3°. Placer les noyés sur des matelas près du feu, la tête élevée et recouverte d'un bonnet de laine.

4°. Les envelopper dans une couverture de laine.

5°. Faire des frictions sèches sur tout le corps avec de la flanelle, et ensuite tremper la flanelle dans l'eau de mélisse chaude, de l'esprit de vin, de l'eau vulnéraire.

6°. Placer des bouteilles d'eau chaude ou des briques chauffées à la plante des pieds et à la région de l'estomac.

7°. Chatouiller les narines avec les barbes d'une plume.

OBSERVATIONS.

Il faut, en réchauffant les noyés, avoir soin de ne pas les brûler, soit en les approchant trop près du feu, soit avec les briques ou les bouteilles d'eau.

TROISIÈME SOIN.

Ranimer la respiration et les contractions du cœur. Pour cela il faut :

8°. Chatouiller les narines avec les barbes d'une

plume trempée dans l'alcali volatil, chatouiller la gorge de la même manière.

9°. Introduire de l'air dans les poumons au moyen d'un tube et d'un soufflet juxta-posés à l'une des narines, ayant soin de boucher l'autre pendant l'insufflation

10°. Presser par intervalles sur les parois de la poitrine et du bas-ventre pour aider à la dilatation du thorax.

11°. Donner des lavemens irritans composés de feuilles de tabac bouillies dans suffisante quantité d'eau avec addition de vin émétique trouble.

12°. On pourrait pratiquer l'opération de la trachéotomie, ou ouverture de la trachée-artère.

OBSERVATIONS.

Il ne faut pas essayer d'introduire l'air par la bouche, même lorsqu'elle serait ouverte ; on a plus de difficulté que par l'une des narines. Si l'on n'a pas de soufflet sous la main, une personne saine peut souffler fortement dans le tube ; ce moyen est également convenable pour introduire l'oxigène dans les poumons.

QUATRIÈME SOIN.

Solliciter plus vivement le rétablissement des voies naturelles quand les noyés ont respiré.

13°. Mettre dans leur bouche de l'eau-de-vie,

du vin chaud, de l'eau des Carmes, de l'alcali volatil mélangé avec de l'eau.

14°. S'ils éprouvent des nausées et si on n'a plus à craindre de congestion vers le cerveau, leur administrer l'émétique à la dose de trois grains délayés dans trois verres d'eau et aider l'effet du remède par l'eau tiède.

15°. Si le vomissement était trop violent, l'arrêter au moyen de quelques cuillerées d'eau-de-vie fortement camphrée.

16°. Si la face est rouge, violette, si les vaisseaux paraissent trop gonflés, on pratiquera une petite saignée à la jugulaire, que l'on répétera au besoin.

OBSERVATIONS.

On peut bien mettre des liquides dans la bouche des noyés avant qu'ils aient respiré, mais il est rare que la déglutition puisse avoir lieu : on doit être avare du sang que l'on tire aux noyés, il vaut mieux répéter la saignée du pied ou celle de la jugulaire que de la faire trop copieuse.

TABLEAU

Indicatif des secours à administrer aux personnes qui meurent par l'effet de la strangulation, avec, ou sans suspension.

La mort par strangulation reconnaît pour cause, ainsi que celle par submersion, la privation de l'air, produite dans ce cas par le resserrement de la trachée-artère, mais compliquée toujours de la stagnation du sang dans les vaisseaux de la tête, et souvent de la luxation de la première vertèbre cervicale. Quoi qu'il en soit, dès qu'on découvre un individu étranglé, il faut agir avec le plus de promptitude et de précaution possibles ainsi que pour les noyés. Les secours nécessaires aux pendus sont, à quelques modifications près, les mêmes pour les personnes noyées. Je ne les répéterai pas, la différence consiste, 1°. *à couper promptement le lien ou la corde ;* 2°. *à ne pas réchauffer le corps, à moins qu'il ne soit resté en plein air par un temps froid ;* 3°. et après avoir essayé à ranimer la respiration et la circulation par les moyens indiqués ci-dessus, *à déterminer une évacuation sanguine générale ou locale selon le degré de congestion cérébrale, la constitution de l'individu,* etc. (Voyez le tableau des secours aux noyés, page 256).

LETTRE TRENTIÈME.

Dijon, le 2 octobre 1821.

APOLLONIUS A SON AMI LIVELAN.

Tu me reproches, mon ami, de ne t'avoir pas tracé le tableau intéressant des altérations que présentent les organes des individus asphyxiés par submersion ; mais mon seul but a été de fixer ton attention sur le mode des traitemens qui sont convenables pour rappeler les noyés à la vie : d'autres ont développé leurs pensées sur ces considérations importantes de physiologie et de pathologie. De grands maîtres n'ont rien laissé à désirer sur cet objet, et je n'aurais fait que te répéter ce qu'ils ont savamment retracé. Le but seul de mes réflexions et de mes recherches est l'amélioration de la pratique médicale, et je saisirai toutes les occasions de te développer la morale de l'art ; je voudrais que ton élève en aimât les devoirs, et qu'il en respectât l'autorité avant même d'en connaître les importans secrets ; il a pu jusqu'ici reconnaître et distinguer les ruses, de la vérité, il a pu se convaincre des dangereuses conséquences qu'entraîne après elle la pratique vicieuse de l'art de guérir. Je vais continuer à te présenter quelques vues utiles sur les modes de traitement convenables aux per-sonnes asphyxiées : puisse ton fils trouver, en les lisant, un aliment utile pour fortifier son jugement!

Les gaz méphitiques qui s'élèvent du charbon en combustion, des vins en fermentation, des mines, des sépulcres, des voieries, des puisards, des latrines, des hôpitaux, des prisons, des lieux trop habités où l'air ne circule pas, où beaucoup de flambeaux, de lampes ou de chandelles sont allumés, comme les spectacles, les habitations de campagne basses, étroites, resserrées, n'ayant que peu d'ouvertures et contenant par instant beaucoup de personnes, ceux produits par la fou-dre, etc., etc., s'ils ne privent pas toujours de la vie les individus qui y sont soumis, les laissent souvent dans un état d'asphyxie ou de mort appa-rente qui pourrait être suivi plus ou moins promp-tement de la mort réelle, si les secours les plus prompts et les plus éclairés n'étaient administrés; le méphitisme n'agit pas toujours avec la même force, et il est essentiel de considérer ses effets sur l'espèce humaine dans ses différens degrés.

Quand il agit faiblement, il donne lieu à l'en-gourdissement des sens, à des céphalalgies cruelles; d'autres fois, il fait naître la faiblesse, le tremble-ment des membres; il paraît évident que dans les asphyxies par le méphitisme, les différens gaz af-fectent le cerveau et les nerfs au point d'en détruire la sensibilité, ils agissent aussi sur le cœur et les autres muscles en éteignant ou ralentissant leur irritabilité, d'où il résulte la paralysie de cet organe, la cessation de la circulation du sang et la mort (1). Si la foudre agissant sur l'économie

(1) Il est des auteurs qui ont fait une classe particulière et distincte de ces poisons délétères, sous la dénomination de poisons volatils ; elle comprend tous les gaz non respirables, ainsi que certaines émanations végétales, animales et minérales. Ces gaz sont : 1°. l'azote ; 2°. l'hydrogène ; 3°. l'acide carbonique ; 4°. l'acide sulfureux ; 5°. le nitreux ; 6°. le muriatique ; 7°. l'ammoniaque ; 8°. l'hydrogène carboné ; 9°. l'oxide de carbone ; 10°. l'hydrogène sulfuré ; 11°. l'hydrogène arseniqué. Il en est qui n'ont ni saveur ni odeur ; ils détruisent la sensibilité et l'irritabilité, lorsqu'ils sont introduits pendant quelques minutes dans les voies de la respiration ; il en est aussi qui ont des odeurs qui leur sont particulières, et qui produisent d'abord sur le nez, la bouche et la gorge des phénomènes d'irritation, puis ensuite ils stupéfient et causent l'asphyxie comme les premiers. En considérant ces gaz sous des rapports généraux, on sait qu'ils émanent des corps organisés comme de ceux qui ne le sont pas ; ils peuvent se réduire aux exhalaisons des animaux, à celles des ulcères putrides, de la gangrène, de la dyssenterie, aux vapeurs de l'eau croupie, à celles qui s'élèvent des cimetières, des hôpitaux, des prisons, des vaisseaux, des fosses d'aisance, des marais, des salines, de la combustion des substances grasses et rancies, des feuilles, des plantes renfermées à l'ombre des fénils, aux principes odorans et nauséabonds des végétaux, et enfin aux substances métalliques et terreuses.

animale ne détermine pas immédiatement la mort, elle peut causer la suspension des mouvemens volontaires et des fonctions organiques : cet état peut être considéré comme une asphyxie ; il exige l'emploi de tous les stimulans en usage pour rappeler les noyés à la vie (1).

Le froid, mon ami, produit aussi des accidens graves qui réduisent souvent les hommes à l'état d'asphyxie, ces funestes effets se reproduisent chaque année dans les campagnes ; c'est là qu'un froid glacial moissonne un grand nombre d'enfans qui, confiés à des nourrices mercenaires, sont les victimes de leur insouciante et criminelle imprévoyance. Il est de ces femmes qui quittent leurs nourrissons tout le jour pour vaquer à des travaux au-dehors, et qui rentrant le soir retrouvent leurs enfans morts de froid : on en voit encore souvent des exemples dans les hôpitaux, les prisons, etc.; nous sommes encore épouvantés au souvenir de cet exemple récent et malheureusement trop fameux qui a plongé la France dans le deuil (2). Le froid occasionne d'abord un resserrement de poitrine suivi de tremblement général et surtout de la mâchoire inférieure, la respiration devient difficile, le pouls se

(1) Des auteurs ont, dans ce cas, proposé l'électricité comme moyen agissant avec une grande énergie.

(2) L'illustre et malheureuse armée française victime de ses triomphes et des élémens : 1813.

resserre, les membres perdent leur chaleur naturelle, ils s'engourdissent, leur sensibilité et leurs
mouvemens s'éteignent, le sommeil survient, et le
malade tombe dans le plus grand assoupissement ;
les membres sans être souples cèdent néanmoins
aux efforts qui tendent à les fléchir et restent dans
l'état de flexion, les lèvres, les paupières deviennent violettes, cependant la cornée transparente
conserve sa convexité et sa transparence, la pupille
paraît brillante ; mais le pouls et la respiration
paraissent s'éteindre : la mort devient apparente,
et si la cause persiste elle deviendra réelle.

La chaleur aussi bien que le froid peuvent donner
lieu à l'asphyxie et à la mort, si les secours les plus
prompts ne sont administrés ; les habitans de la
campagne exposés aux ardeurs du soleil pendant
les moissons, les voyageurs, les ouvriers exposés
à des feux violens, sont sujets à en éprouver les
funestes effets, le corps des asphyxiés par la chaleur,
la conserve long-temps même après la mort. La
surface du corps est ordinairement très-rouge, les
membres restent flexibles, et si l'on fait l'ouverture du cadavre, on trouve les vaisseaux du cerveau pleins de sang. Quelquefois la chaleur au
lieu de produire l'asphyxie, cause l'apoplexie ;
d'autres fois elle cause de violentes céphalalgies,
la goutte séreine, la surdité, l'aphonie et une difficulté d'avaler des liquides qui constituerait une

variété ou espèce d'hydrophobie ; dans ces cas il y a fièvre extrême, plénitude, lenteur du pouls, et bientôt les accidens augmentent d'intensité, si l'on ne donne des secours aux malades.

Les enfans peuvent venir au monde, offrant deux états dont la distinction est extrèmement importante parce que le traitement qui convient à l'un est opposé à celui qui convient à l'autre. Tantôt le nouveau-né est attaqué d'apoplexie, et alors il convient de procurer une évacuation sanguine ; tantôt il naît véritablement asphyxié, et cet état, ainsi que l'aphyxie par le froid, reconnaissent pour cause l'inertie des organes de la respiration : d'autres fois il est produit par l'amas de mucosités dans la bouche, la gorge et les narines. Le corps est pâle (1) sans mouvemens, il y a cessation de la respiration et de la circulation, l'enfant paraît mort ; mais il ne faudra cesser les secours que lorsque les signes de la putréfaction seront devenus très-évidens.

Adieu, mon ami, les considérations sur les empoisonnemens feront l'objet de ma prochaine lettre.

(1) On lit, dans les Annales des sciences et des arts de 1808, l'observation d'un enfant que M. *Golfin* rendit à la vie en favorisant par la position l'écoulement de mucosités qui, bouchant la trachée-artère, s'opposaient à l'entrée de l'air dans les poumons.

TABLEAU

Indicatif des secours à administrer aux personnes asphyxiées par les gaz méphitiques du charbon en combustion, des vins en fermentation, des mines, des sépulcres, des voiries, des puisards, des latrines, des hôpitaux, des prisons, des lieux trop habités et où l'air ne circule pas, tels que les salles de spectacle, ceux où il y a beaucoup de chandelles allumées, etc.

Il faut promptement :

1°. Sortir les asphyxiés du lieu méphitisé et les exposer au grand air ;

2°. Leur ôter les vêtemens ;

3°. Faire des aspersions d'eau froide à la figure ;

4°. Leur faire avaler, s'il est possible, de l'eau froide légèrement acidulée avec le vinaigre ;

5°. Leur donner des lavemens avec deux tiers d'eau froide et un tiers de vinaigre ;

6°. Réitérer les lavemens qui seront alors composés avec du sel marin, du sel d'Epsom dissous dans une décoction de follicules de séné ;

7°. S'il y a des signes de congestion au cerveau et si les moyens indiqués ci-dessus n'ont pas opéré, pratiquer une saignée ;

8°. Irriter la membrane pituitaire avec les barbes

d'une plume, promener sous le nez un flacon d'alcali volatil ;

9°. Pousser de l'air dans les poumons au moyen d'un tuyau introduit dans l'une des narines et comprimer l'autre avec les doigts pour empêcher l'air d'en sortir ;

10°. Enfin pratiquer l'opération de la trachéotomie, ou ouverture de la trachée-artère, et souffler dans l'ouverture, soit avec la bouche, soit par le moyen du tube et du soufflet.

OBSERVATIONS.

Première. Les signes qui indiquent le besoin de pratiquer la saignée sont : la chaleur du corps, la rougeur des yeux, du visage et quelquefois du reste de la peau, le saignement du nez , mais encore plus le pouls fort et dur, s'il est rétabli ; la saignée du bras , du pied et même celle de la jugulaire peuvent être très-efficaces , et la saignée est quelquefois nécessaire après la cessation de l'asphyxie pour en prévenir les suites.

Deuxième. Il faut mettre la plus grande célérité dans l'administration des moyens de secours ci-dessus indiqués ; le temps presse, et plus on retarde à y recourir, plus on doit craindre qu'ils ne soient infructueux ; et comme la mort peut être apparente pendant long-temps, il ne faut abandonner l'usage des secours que lorsqu'elle est bien confirmée (1).

(1) N'oublions pas que dans l'asphyxie par le gaz acide carbonique , le seul signe caractéristique de la mort est la roideur générale des muscles. Cette remarque importante est due au docteur *Nysten*, dont la science et l'humanité déplorent la perte trop prématurée.

TABLEAU

Indicatif des secours à administrer aux personnes asphyxiées par le froid.

Il faut promptement :

1º. Réchauffer par degré les malades et commencer par les envelopper dans une bonne couverture de laine ;

2º. Les transporter dans la maison la plus voisine ;

3º. Les mettre dans un lit non bassiné, en attendant un bain ;

4º. Tirer de l'eau du puits pour le bain, ne pas la faire chauffer, y mettre les asphyxiés, réchauffer insensiblement l'eau du bain, en y projetant toutes les trois minutes de l'eau de plus en plus chaude, et par ce moyen lui ôter progressivement et lentement sa froideur ; on pousse la chaleur du bain depuis dix degrés du thermomètre de Réaumur jusqu'à vingt et même vingt-cinq : cette augmentation progressive de la chaleur du bain doit continuer environ une heure;

5º. Quand les malades sont dans le bain, leur faire des aspersions d'eau froide sur le visage, après avoir frotté la tête avec un linge sec, réitérer ce moyen plusieurs fois dans une heure;

6º. Exciter et chatouiller les narines avec les barbes

d'une plume; un flacon d'alcali est également utile pour promener sous le nez ;

7°. Pousser de l'air dans les poumons, au moyen d'un tube et d'un soufflet, et presser les parois de la poitrine et du ventre;

8°. Mettre dans la bouche quelques grains de sel, faire avaler le plus tôt possible de l'eau froide et de l'eau de fleurs d'oranger ; si la déglutition est facile, on pourra donner aussi un petit bouillon ou du vin mêlé avec de l'eau ;

9°. Si l'engourdissement continuait malgré tous les secours, on ferait avaler du vinaigre avec un peu d'eau ;

10°. Si l'assoupissement était léthargique, donner un lavement irritant, composé d'une once de feuilles de tabac, une once de vin émétique et de l'eau.

OBSERVATIONS.

Première. Il est facile de comprendre qu'en plongeant l'individu dans un bain d'eau de puits lorsque l'eau exposée à l'air libre est gelée, c'est de le faire passer dans un milieu un peu moins froid que celui où il se trouvait.

Deuxième. L'objet principal du traitement des personnes asphyxiées par le froid est sans doute de les réchauffer ; mais on ne sait pas assez que cela doit être fait par degrés presque insensibles, si l'on veut éviter la gangrène des diverses parties du corps.

Troisième. On ne doit donner des alimens solides aux personnes qu'on a heureusement rappelées à la vie que lorsqu'elles ont repris un peu de force. On les traitera à cet égard comme si elles sortaient d'une grande maladie.

TABLEAU

Indicatif des secours à administrer aux personnes asphyxiées par le chaud.

Il faut promptement :

1°. Transporter les malades dans un lieu frais, mais avoir soin qu'il ne soit pas froid ;

2°. Faire la saignée de la jugulaire, ou la saignée du bras, ou celle du pied : (la saignée de la jugulaire est la plus efficace) ;

3°. Si les asphyxiés peuvent avaler, leur faire boire de l'eau fraîche acidulée avec le vinaigre ;

4°. Leur donner des lavemens de même nature que la boisson, n° 3. Seulement il faut mettre une fois plus de vinaigre dans l'eau ;

5°. Donner des bains de pieds et de jambes dans de l'eau médiocrement chaude ;

6°. L'application des sangsues peut être également convenable quand on peut s'en procurer promptement.

OBSERVATIONS.

Première. Il est bon quand les malades sont revenus de cet état d'asphyxie, de les tenir long-temps à l'usage d'une boisson acidulée et légèrement relâchante, comme le petit-lait avec le tamarin, le bouillon aux herbes avec la crême de tartre, la limonade, etc., ayant soin d'éviter les boissons échauffantes. Les lavemens émolliens et rafraîchissans sont très-convenables.

DEUXIÈME. On ne peut trop recommander la promptitude dans l'administration des moyens de secours aux personnes réduites à l'état d'asphyxie par l'effet de la chaleur ; c'est de la célérité dans leur administration que dépendra le succès.

TABLEAU

Indicatif des secours à administrer aux enfans qui paraissent morts en naissant, et qu'on peut rappeler à la vie.

Secours dans le cas d'apoplexie des nouveau-nés. (Pléthore sanguine).

La saignée est souvent suffisante pour rappeler l'enfant à la vie ; on pratique celle de l'ombilic par la section du cordon ombilical. C'est un bon moyen pour diminuer la pléthore.

Secours dans le cas d'asphyxie des nouveau-nés occasionnée par l'inertie des organes de la respiration.

Une partie des moyens indiqués pour l'asphyxie par le froid est ici convenable, tels sont ceux cités nos 1er, 6, 8, 9 et 10 , que je rapporte ici par ordre numérique pour la facilité des personnes qui administrent les secours.

1º. Réchauffer l'enfant par degré en l'enveloppant dans une couverture de laine ;

2º. Exciter et chatouiller les narines avec la barbe d'une plume ; un flacon d'alcali est également convenable pour promener sous le nez ;

3º. Pousser de l'air dans les poumons au moyen d'un tube et d'un soufflet, et presser les parois du ventre et de la poitrine ;

4º. Mettre dans la bouche quelques grains de sel et faire avaler, aussitôt que possible, de l'eau froide, ou de l'eau de fleurs d'oranger, à l'enfant ;

5º. Si l'engourdissement continuait malgré les premiers soins, faire avaler du vinaigre mélangé avec de l'eau ;

6º. Enfin donner des lavemens de tabac, de vin, ou d'eau émétisée.

Secours dans l'asphyxie des nouveau - nés , suite d'engorgement des voies de la respiration par des mucosités.

1º. On fait prendre à l'enfant toutes positions favorables à l'écoulement des mucosités.

2º. On introduit l'air dans les poumons, et l'on presse la poitrine et le ventre de l'enfant pour aider à la respiration.

OBSERVATIONS.

Pour introduire de l'air dans les poumons, il faut souffler doucement dans la bouche de l'enfant, avec la bouche, ou avec un soufflet et une canule ou un tube ; dans ce cas c'est par une des narines qu'il faut introduire l'air, ayant soin de fermer l'autre pendant l'insuflation. On pourrait, si l'enfant éprouvait quelques mouvemens de déglutition, en profiter pour faire avaler quelques cuillerées d'eau émétisée, après la saignée. L'eau émétisée conviendrait également dans le cas où on n'aurait pas tiré de sang à l'enfant asphyxié. On peut également mettre le corps de l'enfant dans l'eau tiède ; quelques auteurs ont conseillé le moxa, les vésicatoires , mais il y a bien peu à compter sur tous ces moyens quand les premiers n'ont pas réussi.

LETTRE TRENTE-UNIÈME.

Dijon, 5 novembre 1821.

APOLLONIUS A SON AMI LIVELAN.

Toutes les substances qui, prises intérieurement ou appliquées sur un corps vivant, produisent des maladies graves ou causent la mort, sont des poisons.

Il en est qui à très-faible dose donnent lieu aux accidens les plus funestes, d'autres au contraire ne deviennent délétères que par un mode vicieux d'administration, ou par une trop forte dose qu'auront employée ou la méchanceté de l'homme ou le désespoir.

Le sublimé corrosif donné en petite quantité détermine seulement une excitation passagère de l'intestin, des organes de la circulation et de plusieurs sécrétions, tandis qu'administré à dose plus forte et surtout employé trop long-temps, il cause des vomissemens, des coliques, l'inflammation des glandes salivaires, la salivation, la chute des dents, enfin les accidens les plus graves et la mort.

Pris en plus grande quantité, il détermine les symptômes les plus violens et cause la mort en très-peu de temps.

De même la ciguë dont on tire un grand parti dans les engorgemens glanduleux, l'aconit napel vanté contre les affections rhumatismales, la belladone qui produit de si bons effets dans la coqueluche et les toux opiniâtres, peuvent être administrés avec prudence sans danger; autrement ils déterminent des accidens plus ou moins graves.

L'empoisonnement constitue une des parties les plus importantes de la médecine. Par la connaissance exacte et entière de l'histoire des poisons, le médecin peut dévoiler le crime, et sa science enchaîne la perversité de l'homme. La connaissance approfondie des poisons a reçu, tu le sais, le nom de *toxicologie*; cette belle branche de l'art de guérir brille d'une nouvelle splendeur par les travaux utiles et célèbres de l'un des savans professeurs de la faculté de médecine de **Paris**; c'est dans son ouvrage précieux que ton fils pourra approfondir cette science qui forme aujourd'hui un des plus beaux ornemens de la médecine (1). Je ne prétends pas, mon cher Livelan, te tracer ici l'histoire des poisons; l'empoisonnement peut se manifester par un appareil de symptômes plus ou moins graves, il n'appartient qu'aux médecins de reconnaître un empoisonnement lent, de le combattre et d'en triompher. Mais dans le cas où

(1) **Toxicologie générale**, par M. Orfila.

le poison introduit dans l'économie animale détermine promptement les accidens les plus effrayans et menace la vie d'un individu, il est de l'intérêt général que chacun puisse apporter les premiers remèdes nécessaires; et répandre ces lumières, c'est vouloir le bien et la conservation de la société. Je ne te présenterai donc que les tableaux des empoisonnemens aigus et les moyens de les combattre, je ne puis mieux faire que de marcher dans la route parcourue déjà si brillamment par MM. *Portal, Fodéré, Orfila ;* c'est principalement l'excellent ouvrage de M. le professeur *Orfila* qui me servira de guide.

Mais avant de te tracer les symptômes des divers empoisonnemens et des moyens capables de les combattre, je te ferai l'énumération des substances délétères, et j'aurai soin de te les indiquer sous leurs noms nouveaux et anciens. Ce tableau de nomenclature m'évitera beaucoup de longueurs et de difficultés dans les esquisses de description que je te ferai parvenir dans mes prochaines épîtres. Adieu.

CLASSIFICATION
PRINCIPALE DES POISONS.

1re Classe.   *Irritans, corrosifs, escarotiques*, qui irritent, corrodent, brûlent le tissu des parties avec lesquelles ils sont en contact. Cette classe renferme grand nombre de préparations métalliques, les cantharides, les acides, etc.

2me Classe.   *Astringens ;* ils irritent les parties, resserrent, rétrécissent les intestins et surtout le colon. Cette classe n'est formée que par les préparations de plomb.

3me Classe.   *Acres ;* ils ont une saveur caustique ; appliqués sur la peau, ils déterminent des phlictaines ; introduits dans l'estomac, ils agissent comme les poisons corrosifs. Ils dérivent des végétaux, des gaz, etc.

4me Classe.   *Narcotiques ;* ces poisons causent la stupeur, la paralysie, l'assoupissement, et sont fournis par des végétaux.

5me Classe.   *Narcotico-âcres ;* ils agissent comme narcotiques, et comme rubéfians, et sont composés de végétaux, de gaz, etc.

6me Classe.   *Septiques ;* ces poisons causent la faiblesse générale des forces, disposent à la dissolution des humeurs ; ce sont des serpens, des gaz, la pustule maligne, la rage, etc.

NOMENCLATURE GÉNÉRALE DES POISONS.

PREMIÈRE CLASSE.

Poisons irritans corrosifs et escarotiques.

PREMIERE ESPÈCE.

POISONS MÉTALLIQUES.

NOMS NOUVEAUX.	NOMS ANCIENS.

1°. *Préparations mercurielles.*

Deuto - chlorure de mercure.	Sublimé corrosif. Muriate suroxigène de mercure. Muriate de mercure au maximum. Oxi-muriate de mercure.
Deutoxide de mercure rouge.	Précipité per se. Précipité rouge. Oxide rouge de mercure. Arcane corallin.
Sulfure de mercure noir. Sulfure de mercure rouge.	Ethiops minéral. Vermillon. Cinnabre.

NOMS NOUVEAUX.	NOMS ANCIENS.
Sous-deuto-sulfate de mercure.	Sulfate de mercure jaune. Turbith minéral.
Nitrate de mercure.	Nitre mercuriel.
Sous-deuto-nitrate de mercure.	Eau mercurielle. Turbith nitreux. Dissolution mercurielle.
Onguent mercuriel.	Onguent gris. Onguent napolitain.

2°. *Préparations arsenicales.*

NOMS NOUVEAUX.	NOMS ANCIENS.
Acide arsenieux, ou deutoxide blanc d'arsenic.	Arsenic blanc. Chaux d'arsenic.
Acide arsenique.	Acide arsenical.
Arseniate acide de potasse.	Sel neutre arsenical de *Macquer*.
Arseniate de soude. Arseniate d'ammoniac. Sulfure d'arsenic jaune.	Sel arsenical de soude. Ammoniac arsenicale. Orpiment artificiel. Orpiment natif.
Sulfure d'arsenic rouge.	Réalgar artificiel. Réalgar natif.
Oxide noir d'arsenic ou protoxide d'arsenic.	Poudre aux mouches.
Pâte arsenicale.	Pâte du frère *Côme*. Pâte de *Rousselot*.

3°. *Préparations antimoniales.*

NOMS NOUVEAUX.	NOMS ANCIENS.
Tartrate de potasse antimonié.	Emétique. Tartre émétique. Tartre stibié. Tartre antimonié.
Chlorure d'antimoine.	Beurre d'antimoine. Muriate d'antimoine.

NOMS NOUVEAUX.	NOMS ANCIENS.
Sous-hydrosulfate d'antimoine.	Kermès minéral. Oxide d'antimoine hydro-sulfuré brun. Poudre des Chartreux.
Sous-hydrosulfate sulfuré d'antimoine.	Soufre doré d'antimoine. Oxide d'antimoine hydro-sulfuré orangé.
Hydrochlorate d'antimoine.	Muriate d'antimoine.
Sous-hydrochlorate d'antimoine.	Mercure de vie. Mercure de mort. Poudre d'algaroth. Sous-muriate d'antimoine.
Deutoxide d'antimoine par le feu.	Fleurs d'antimoine. Fleurs argentines de régule d'antimoine.
Oxide d'antimoine blanc sublimé.	Neige d'antimoine.
Deutoxide d'antimoine par le nitre.	Matière perlée de *Kerkringius.* Antimoine diaphorétique lavé. Céruse d'antimoine.
Deutoxide antimonié, uni à la potasse.	Antimoine diaphorétique non lavé.
Deutoxide d'antimoine par l'eau régale.	Bézoard minéral.
Oxide d'antimoine sulfuré, mêlé à la silice.	Foie d'antimoine. Verre d'antimoine. Régule d'antimoine. Safran des métaux.
Vin antimonié.	

4°. *Préparations cuivreuses.*

Sous-acétate de cuivre.	Vert de gris. Vert de gris artificiel. Verdet. Oxide de cuivre.

NOMS NOUVEAUX.	NOMS ANCIENS.
Sous-carbonate de cuivre.	Vert de gris naturel.
Acétate de cuivre cristallisé.	Cristaux de Vénus. Verdet cristallisé.
Sulfate de cuivre.	Vitriol bleu. Couperose bleue. Bleu de Vénus. Bleu de Chypre. Bleu de cuivre.
Hydrochlorate de cuivre.	Muriate de cuivre. Sel marin cuivreux.
Nitrate de cuivre.	Nitre de cuivre.
Oxide de cuivre.	Chaux de cuivre. Rouille de cuivre.
Oxide de cuivre ammonia-cal.	Eau céleste.
Hydrochlorate de cuivre et d'ammoniaque.	Fleurs ammoniacales cui-vreuses.

5°. *Préparations d'étain.*

NOMS NOUVEAUX.	NOMS ANCIENS.
Hydrochlorate d'étain.	Sel d'étain. Muriate d'étain. Chlorure d'étain. Beurre d'étain. Liqueur fumante de *Libavius*. Étain corné. Sel de Jupiter.
Protoxide et deutoxide d'é-tain.	Oxide d'étain gris. Fleurs d'étain. Potée d'étain. Sel stanno vitreux.

6°. *Préparations de zinc.*

NOMS NOUVEAUX.	NOMS ANCIENS.
Oxide de zinc.	Fleurs de zinc. Laine, coton philosophique. Pompholix. Nihil album. Alcaest de Respour.

NOMS NOUVEAUX.	NOMS ANCIENS.

Sulfate de zinc. — Vitriol blanc. / Vitriol de zinc. / Vitriol de *Goslar*. / Couperose blanche.

7°. *Préparations d'argent.*

Nitrate d'argent. — Pierre infernale. / Cristaux de lune.

Ammoniure d'argent. — Argent fulminant.

8°. *Préparations d'or.*

Hydrochlorate d'or. — Or fulminant. / Muriate d'or. / Sel régalin. / Sel d'or.

9°. *Préparations de bismuth.*

Nitrate de bismuth. — Blanc de fard.

Sous-nitrate de bismuth. — Oxide de bismuth.

DEUXIÈME ESPÈCE.

POISONS ACIDES CONCENTRÉS.

1°. Acide sulfurique. — Huile de vitriol. / Acide vitriolique. / Acide du soufre. / Esprit de soufre.

Acide sulfurique, tenant de l'indigo en dissolution. — Bleu de composition, employé en teinture.

2°. Acide nitrique ou azotique. — Eau forte. / Eau seconde. / Esprit de nitre. / Acide nitreux blanc. / Acide déplogistiqué.

NOMS NOUVEAUX.	NOMS ANCIENS.
3°. Acide hydrochlorique, ou muriatique, ou hydro-muriatique.	Acide marin. Acide du sel marin. Esprit de sel fumant.
4°. Acide nitro-hydro-chlorique.	Eau régale. Acide régalin. Acide nitro-muriatique.
5°. Acide phosphorique.	Acide de l'urine.
6°. Acide hydro-phtorique, ou fluorique.	Acide spatique.
7°. Acide oxalique.	Acide de l'oseille ou du sucre. Acide oxalin ou saccharin.
8°. Acide tartarique.	Acide tartareux. Acide du tartre.
9°. Acide acétique.	Vinaigre radical. Acide acéteux. Esprit de Vénus. Vinaigre de bois. Vinaigre de Molerat. Vinaigre. Acide pyroligneux.
10°. Acide citrique.	Acide du citron.

TROISIÈME ESPÈCE.

PHOSPHORE.

QUATRIÈME ESPÈCE.

ALCALIS CONCENTRÉS.

1°. Potasse à l'alcool et potasse à la chaux.	Potasse caustique. Alcali végétal caustique. Pierre à cautère.
Potasse silicée.	Liqueur de cailloux.

NOMS NOUVEAUX.	NOMS ANCIENS.
Sous-carbonate de potasse.	Sel de tartre. Huile de tartre, par défaillance.
2°. Soude.	Soude caustique.
Sous-carbonate de soude.	Lessive des savonniers.
3°. Ammoniaque liquide.	Alcali marin. Alcali minéral caustique. Alcali volatil. Alcali volatil fluor.

CINQUIÈME ESPÈCE.

TERRES ALCALINES CAUSTIQUES.

1°. Chaux.	Chaux vive. Lait de chaux.
2°. Baryte, ou protoxide de Barium.	Barote. Terre pesante. Spath pesant.
Carbonate de baryte.	Terre pesante aérée.
Hydro-chlorate de baryte.	Sel marin barotique Muriate de baryte.

SIXIÈME ESPÈCE.

VERRE ET ÉMAIL EN POUDRE.

SEPTIÈME ESPÈCE.

JODE.

NOMS NOUVEAUX.	NOMS ANCIENS.

HUITIÈME ESPÈCE.

Cantharides.	Mouches cantharides. Teinture de cantharides. Emplâtre de cantharides. Pommade de cantharides. Pommade épipastique.

NEUVIÈME ESPÈCE.

Sulfure de potasse.	Foie de soufre. Bains sulfureux. Bains de Barège.

DEUXIÈME CLASSE.

Poisons astringens.

Préparations de plomb.

Acétate de plomb.	Sucre de Saturne. Sel de Saturne.
Sous-acétate de plomb.	Extrait de Saturne.
Sous-acétate de plomb, décomposé par l'eau.	Eau blanche. Eau de Goulard. Eau végéto-minérale.
Carbonate de plomb.	Blanc de plomb. Céruse.
Protoxide de plomb.	Massicot. Litharge.
Deutoxide de plomb.	Oxide rouge de plomb. Minium.
Vin lithargiré.	Vin adouci par le plomb.
Emanations de plomb.	Emanations saturnines.

TROISIÈME CLASSE.

Poisons âcres.

Aconit napel, ou cape de moine, ou cammarum, tue-
loup, ou lycoctonum et anthora.
Anémone pulsatille, ou teigne-œuf.
Coquelourde, herbe au vent.
Anemone des prés. Anémone des bois.
Bois gentil, ou joli bois, daphnée mezereum.
Bryone. Bryone blanche, ou couleuvrée.
Clematite, vigne blanche.
Colchique.
Coloquinte.
Concombre d'âne, ou sauvage, ou élatérium.
Chélidoine, éclair, etc.
Couronne impériale.
Ellébore blanc. Ellébore noir.
Euphorbe officinal, épurge ou réveil-matin.
Garou, bois sain, sain bois, ou thiméla.
Gomme gutte.
Gratiole.
Herbe aux poux, staphysaigre.
Joubarbe des toits.
Narcisse des près.
Noix des Barbades, pignon d'Inde.
Palme de Christ.
Renoncule des prés, scélérate, etc.
Sabine.
Scamonée.
Scille.
Toxicodendron, ou rhus radicans.

Nitrate de potasse.	Nitre. Sel de nitre. Salpêtre.
Chlore.	Acide muriatique oxigéné.
Gaz acide nitreux.	Acide déphlogistiqué.
Gaz acide sulfureux.	Eau de javelle.

QUATRIÈME CLASSE.

Poisons narcotiques.

Opium.
Jusquiame noire et blanche.
Acide hydrocyanique ou prussique, ou acide du bleu de
  Prusse.
Laurier cerise, eau distillée, huile, extrait de laurier
  cerise.
Amandes amères.
Laitue vireuse.
Solanum et surtout morelle.
If, morviaux.
Gaz azote.
Gaz protoxide, ou oxidule d'azote.

CINQUIÈME CLASSE.

Poisons narcotico-âcres.

Champignons vénéneux.

Fausse oronge.
Agaric bulbeux, ou prin-
  tannier.
Oronge ciguë verte.
——————— souris.
——————— blanche.
——————— jaunâtre.
——————— croix de Malthe.
Champignons vénéneux.
Agaric meurtrier, âcre,
  caustique, styptique.
OEil de corneille.
Tête de Méduse.
Blanc d'ivoire.
Laiteux pointu, rougissant.
OEil d'olivier.
Entonnoir creux, vénéneux.
Grand moutardier.

Tabac, ou nicotiane.
Belladone.
Datura stramonium.
Ciguë, grande et petite.
Rhue.
Laurier rose.
Ivraie.
Mancelinier.
Emanation des fleurs.
Seigle ergoté, blé carié.
Noix vomique.
Fève de St.-Ignace.
Fausse augusture.
Upas tieuté et upas antiar.
Ticunas.
Voorara.
Curare.
Camphre.
Coque du Levant.

Liqueurs spiritueuses. { Alkool, ou esprit de vin.
                        Vins.
                        Ethers.

Gaz acide carbonique.

SIXIÈME CLASSE.

Poisons septiques et putréfians.

1º Animaux vénéneux dont la piqûre ou la morsure cause de graves accidens.
{ Vipère. — Vipère naja.
Vipère élégante de *Daudin*.
Coluber gramineus de *Schaw*.
Rodroo, pain des Indiens.
Gedi paragoodoo des Indiens.
Serpens à sonnette.
Scorpions.
Araignées. — Tarentules.
Abeilles et bourdons.
Guêpes et frélons.
Taons et mouches.

19

2° Animaux qui causent des accidens quand ils sont introduits dans l'estomac.	Congre. Scombre. Dauphin, ou dorade. Clupé cailleux tassart. Moules.

Gaz acide hydro-sulfurique ou hydrogène sulfuré.

3° Maladies qui résultent de la dépravation des humeurs par des maladies antécédentes, et qui nous sont transmises par les animaux.	Pustule maligne. Rage.

PREMIÈRE CLASSE.

PREMIÈRE ESPÈCE.

TABLEAU indicatif des Poisons métalliques, des Symptômes qu'ils produisent sur l'écon[omie]
animale et des premiers secours à administrer pour les combattre.

SYMPTOMES EN GÉNÉRAL.

SAVEUR âcre, métallique, styptique, sentiment de constriction à la gorge, douleur dans le gosier, l'estomac, les intestins, bientôt [?]
vives, atroces, vomissement de matières souvent sanguinolentes, constipation ou selles fréquentes, ordinairement sanguinolentes, rapports [?]
fétides, hoquets, dyspnée, pouls vite, serré, petit, intermittent, soif inextinguible, difficulté d'uriner, mouvemens convulsifs des musc[les?]
membres, frissons, froid général et surtout des membres, anéantissement ou convulsions, face décomposée, perte des facultés intellectuel[les]
quelquefois, restent intactes; cette scène horrible se termine par la mort.

N° D'ORDRE.	NOMS DES POISONS.	SYMPTOMES.	TRAITEMENT.	OBSERVATION[S]
1ᵉʳ.	Préparations mercurielles en général.	*Symptômes décrits ci-dessus.*	Si les préparations mercurielles ont été introduites dans l'estomac ou appliquées extérieurement, on fera boire une grande quantité de blancs d'œufs délayés dans l'eau; à défaut de blancs d'œufs, on donnera du lait, de l'eau de gomme, de graine de lin, de racines de guimauve et même de l'eau simple; ces boissons seront données en abondance pour favoriser le vomissement que, de plus, on excitera, en chatouillant le gosier avec les barbes d'une plume, ou en y introduisant le doigt, puis on combattra l'inflammation de l'estomac et des intestins par les fomentations émollientes, les lavemens émolliens, les bains, l'application des sangsues sur le ventre, les boissons adoucissantes et mucilagineuses, etc., etc.	Le sublimé corrosif à la dose [de?] en boisson, suffit pour causer l'em[poisonne]ment; appliqué sur des plaies, des [?] pour les guérir, il cause la mor[t en] quinze, vingt ou trente heures; o[n ne doit] jamais s'en servir extérieurement [aux?] maladies.
2ᵉ.	Préparations arsenicales en général.	*Symptômes décrits ci-dessus.* (Symptômes en général).	Dès qu'un individu s'est empoisonné par une préparation arsenicale, il faut exciter le vomissement en distendant l'estomac au moyen de beaucoup d'eau de guimauve, de graine de lin, etc. comme dans le cas ci-dessus, excepté qu'on peut se passer de blancs d'œufs; on donnera aussi quelques tasses d'eau de chaux et d'eau sucrée, mêlées à partie égale; puis on agira contre l'inflammation comme il est dit n° 1ᵉʳ. NOTA. Pour préparer l'eau de chaux, on fait chauffer, pendant cinq ou six minutes, deux gros de chaux vive, éteinte dans deux litres d'eau, et on filtre la liqueur.	La pâte de *Rousselot*, appliqué[e?] dence pour détruire les cancers, p[eut?] miner l'empoisonnement et cause[r la mort?] en vingt-quatre ou quarante-huit [heures]. Les autres composés arsenicaux sur des plaies, sont encore plus da[ngereux?]
3ᵉ.	Préparations antimoniales en général.	*Symptômes décrits ci-dessus;* ces poisons produisent surtout des vomissemens opiniâtres et abondans, beaucoup de difficulté de respirer, un resserrement à la gorge qui empêche le malade d'avaler, un état d'ivresse, de l'abattement, des crampes très-douloureuses.	Si, après avoir pris ces poisons, le malade vomit, on favorise le vomissement par de l'eau tiède, simple ou sucrée; mais si le vomissement persiste long-temps et s'il y a de vives douleurs, on donnera trois grains d'extrait d'opium dans trois verres d'eau sucrée à un quart d'heure d'intervalle entre chaque verre; à défaut d'opium on donnera une once de sirop diacode dans un verre d'eau; à défaut de ce sirop, on fera boire une décoction de trois ou quatre têtes de pavots dans un verre d'eau. Si le malade ne peut avaler à cause du resserrement de la gorge, on applique douze ou quinze sangsues au col. Si, après avoir pris une préparation antimoniale, et après avoir bu plusieurs verres d'eau sucrée, le malade n'avait pas vomi et offrait des symptômes d'empoisonnement, on lui ferait boire une décoction de quatre ou cinq noix de galle concassées, ou deux onces de quinquina en poudre, qu'on aura fait bouillir dans deux litres d'eau pendant dix minutes; à défaut de noix de galle et de quinquina, on se servira d'écorce de chêne ou de saule que l'on fera bouillir comme le quinquina. Si, malgré tous ces moyens, l'inflammation de la gorge augmente, alors on emploiera les sangsues et les émolliens, etc., etc.	Pris immodérément l'émétique [peut?] poisonner et causer la mort. Le beurre d'antimoine, si [util?] morsure des animaux enragés, n[e doit?] être pris intérieurement, il déter[mine de] suite dans l'estomac une infl[ammation] promptement mortelle.
4ᵉ.	Préparations cuivreuses.	*Symptômes décrits ci-dessus.* (Symptômes en général).	Même traitement que celui tracé contre l'empoisonnement par les préparations mercurielles, n° 1ᵉʳ.	Toutes les préparations de cuivre [?] dans la nomenclature deviennent [poi]sons, si on les introduit dans l'es[tomac au?] contraire, appliquées sur les plaies [en]flamment seulement les parties, s[ans?] d'autres accidens.
5ᵉ.	Préparations d'étain.	*Symptômes décrits ci-dessus.*	On donne plusieurs verres de lait, qui décompose ces sels; si on n'en a[?] pas de suite, on donnera de l'eau tiède ou fraîche pour favoriser le vomissement: du reste, même traitement que n° 1ᵉʳ.	Il faut avoir grand soin de ne pas [mêler?] le sel d'étain avec le sel de cuisine [?] prise est arrivée dans une fabrique [de fri]ture.
6ᵉ.	Préparations de zinc.	*Symptômes décrits ci-dessus, et surtout vomissemens abondans.*	Même traitement que celui tracé n° 1ᵉʳ.	Le sulfate de zinc est le moins [dangereux?] de tous ces sels, à cause de sa prop[riété émi]nemment vomitive qui le fait re[jeter?] promptement.
7ᵉ.	Préparations d'argent.	*Symptômes décrits ci-dessus;* de plus, douleurs horribles, formation prompte d'escharres sur les parties que touche le nitrate d'argent.	Il faut faire boire plusieurs verres d'eau salée, préparée en faisant fondre une cuillerée de sel de cuisine dans une pinte d'eau; le malade vomira, les accidens diminueront; s'ils persistent, même traitement que n° 1ᵉʳ.	
8ᵉ.	Préparations d'or.	On n'a pas d'exemples d'empoisonnemens par ces sels; ils causeraient les mêmes *symptômes que ceux décrits en tête de ce tableau.*	On ferait vomir, au moyen de boissons tièdes adoucissantes, comme dans le cas décrit n° 1ᵉʳ.	
9ᵉ.	Préparations de bismuth.	Les exemples d'empoisonnemens par ces sels sont très-rares; ils ont causé les *symptômes décrits en tête de ce tableau.*	On fera boire abondamment de l'eau de graine de lin; on se conduira comme il est dit n° 1ᵉʳ.	Le blanc de fard empêche la tra[nspiration?] en bouchant les pores de la peau [cause?] des rhumatismes, des douleurs nerv[euses]. On doit donc en bannir l'usage [ré]pandu.

LETTRE TRENTE-DEUXIÈME.

Dijon, le 7 décembre 1821.

APOLLONIUS A SON AMI LIVELAN.

Tu me témoignes ta surprise, mon cher Livelan, de voir figurer dans le tableau de nomenclature que je t'ai fait parvenir, le seigle ergoté et le blé carié ; ils font en effet partie de la cinquième classe des poisons, et voici les motifs qui m'ont engagé à les y comprendre :

Le seigle ergoté et le blé carié n'agissent que lentement sur l'économie animale, et cette raison péremptoire en apparence, eût dû les faire distraire du tableau ; cependant, c'est positivement le motif qui m'a engagé à les y comprendre, parce que la lenteur de leurs effets sur l'espèce humaine, les rend plus dangereux aux malheureux qui s'en nourrissent, et, par cela même, ils méritent toute notre attention. Quant au traitement convenable pour combattre l'effet de ces poisons lents, il appartient à l'art de les diriger spécialement ; il n'en est pas de même des symptômes qui caractérisent la maladie qu'ils déterminent : on ne peut leur donner trop de publicité. Ainsi, lorsque je travaillerai aux tableaux indicatifs des secours à administrer aux individus empoisonnés par les substances qui font partie de la cinquième classe, je consacrerai un article à la description des symptômes que produisent ces poisons, puisque c'est par eux seuls que le vulgaire peut éviter leurs funestes effets. Même réflexion à t'offrir, quoiqu'en sens inverse, relativement à la pustule maligne; cette maladie, qui se développe rapidement, ne peut être bien saisie par le vulgaire : il faut un œil exercé pour ne pas se méprendre sur le caractère de ce dangereux bouton; c'est par ces motifs que je me contenterai d'indiquer les premiers symptômes qui le caractérisent lors de son développement, afin que les personnes affectées puissent, à la moindre apparence, consulter le médecin.

J'aurais désiré t'envoyer ensemble tous les tableaux qui traiteront des diverses espèces de poisons formant la première classe, mais ce travail aurait demandé trop de temps, et m'aurait empêché de t'envoyer une lettre par ce courrier, et je n'ai pas voulu manquer à la promesse que je t'ai faite; tu ne recevras donc cette fois que le tableau dans lequel je passe en revue les symptômes maladifs produits par les poisons métalliques qui forment la première espèce de la première classe. Adieu.

PREMIÈRE CLASSE.

DEUXIÈME ESPÈCE.

TABLEAU indicatif des poisons acides concentrés, des Symptômes qu'ils produisent sur l'[é]nomie animale et des premiers secours à administrer pour les combattre.

SYMPTOMES EN GÉNÉRAL.

Saveur acide brûlante, chaleur âcre, douleur vive dans le pharinx, l'estomac et les intestins, haleine fétide, rapports, envie de vomir, [vo]mens abondans de matières noirâtres ou sanguinolentes, brûlantes, amères, bouillonnant sur le carreau, ordinairement selles copieuses [san]guinolentes, coliques atroces, soif ardente : les boissons augmentent la douleur, et sont promptement rejetées; dyspnée, frissons, froi[d à la] peau et des extrémités, sueurs froides, etc.; efforts et difficulté d'uriner, convulsions des muscles de la face et des membres : le teint [est] plombé, pâle; le malade est très-affaibli; il conserve ordinairement ses facultés intellectuelles intactes, souvent les lèvres et l'intérieu[r de la] bouche sont brûlés et couverts d'escarres qui causent de la toux et rendent la voix rauque, souvent la peau se couvre d'éruptions douloure[uses].

N^{os} D'ORDRE.	NOMS DES POISONS.	SYMPTOMES.	TRAITEMENT.	OBSERVATION
1er.	Acide sulfurique.	*Symptômes décrits ci-dessus.*	On fera boire abondamment de l'eau contenant par litre une once de magnésie calcinée, pour neutraliser l'acide et le faire vomir; en attendant, on donnera de l'eau de graine de lin, du lait, de l'eau tiède et même froide; mais à défaut de magnésie, il faudra donner une pinte d'eau contenant, en dissolution, une demi-once de savon médicinal, qui est préférable au savon ordinaire : la craie, le corail en poudre, la corne de cerf délayés dans l'eau, pourront aussi être employés. Puis on combattra l'inflammation des organes par les émolliens, les sangsues, etc., etc.	
2e.	Acide nitrique.	*Symptômes décrits ci-dessus;* de plus, l'acide nitrique tache en jaune les lèvres et les autres parties de la peau qu'il a touchées.	Même traitement que celui tracé n° 1er de ce tableau. L'huile d'olives, d'amandes douces données à grande dose ont souvent produit des vomissemens abondans très-salutaires.	
3e.	Acide hydrochlorique.	*Symptômes décrits en tête de ce tableau;* de plus, il paraît que, de suite après avoir pris cet acide, les matières rendent par la bouche une fumée épaisse, blanche, d'une odeur très-piquante.	Même traitement que celui indiqué au n° 1er. Les autres acides indiqués dans le tableau de nomenclature générale, produisent les mêmes effets et réclament les mêmes modes de traitement.	
1er.	Phosphore.	Le phosphore produit les mêmes symptômes que les acides concentrés (Voir en tête de ce tableau).	TROISIÈME ESPÈCE. Si le phosphore a été pris dissous dans de l'huile, de l'éther, etc., on administre le même traitement que pour l'empoisonnement par l'acide sulfurique tracé au n° 1er de ce tableau. S'il a été pris en fragmens, on donnera deux ou trois grains d'émétique étendus dans l'eau pour faire rejeter le phosphore, puis on traitera l'inflammation par les émolliens, les sangsues, etc.	Le phosphore introduit par fragm[ens dans] l'estomac, l'enflamme, mais il agit b[eaucoup] moins vivement que lorsqu'il a été [pris] dans de l'huile ou de l'éther; alors [les symp]tômes sont des plus alarmans et amè[nent une] mort prompte.

PREMIÈRE CLASSE.
QUATRIÈME ESPÈCE.

TABLEAU indicatif des Poisons alkalis caustiques et concentrés, des Symptômes qu'ils produisent sur l'économie animale et des premiers secours à administrer pour les combattre.

SYMPTOMES EN GÉNÉRAL.

SAVEUR âcre, caustique, urineuse, douleur brûlante à la gorge et dans l'estomac, coliques atroces, vomissemens abondans de matières souvent sanguinolentes, qui ne bouillonnent pas sur le carreau, convulsions, altération des facultés intellectuelles, difficulté de respirer, soif ardente, sueurs froides, etc.; souvent la mort termine cette scène de souffrance.

N.° D'ORDRE.	NOMS DES POISONS.	SYMPTOMES.	TRAITEMENT.	OBSERVATIONS.
1.ᵉʳ	Potasse à l'alcohol et autres préparations de potasse.	*Symptômes décrits en tête de ce tableau.*	On fera boire plusieurs verres d'eau contenant chacun deux cuillerées à bouche de vinaigre, ou de jus de citron ; si on n'en a pas de suite, on donnera beaucoup d'eau tiède émolliente ou simple, pour favoriser le vomissement ; si les symptômes de l'inflammation continuent, on les combattra par les fomentations émollientes, les boissons adoucissantes, les bains, les sangsues, etc.	
2.ᵉ	Soude et sous carbonate de soude.	*Mêmes symptômes décrits ci-dessus.*	Même traitement que celui indiqué n.° 1 de ce même tableau.	
3.ᵉ	Ammoniaque liquide.	*Mêmes symptômes : mais l'ammoniaque agit avec la plus grande promptitude.*	Même traitement que celui tracé n.° 1 de ce tableau.	Il ne faut pas faire respirer long-temps l'ammoniaque liquide aux personnes évanouies, pour les ranimer ; car il s'évapore trop facilement, et il peut enflammer la gorge, les poumons, et causer une mort prompte.
1.ᵉʳ	Chaux.	*Mêmes symptômes que ceux décrits en tête de ce tableau.*	**CINQUIÈME ESPÈCE.** *Terres alkalines caustiques.* Même traitement que celui indiqué n.° 1 de ce même tableau.	
2.ᵉ	Préparations de baryte. Baryte et autres.	On ne connaît qu'un exemple de cet empoisonnement. Brûlure intérieure, vomissement, mort prompte.	Il faut faire boire de suite plusieurs verres d'eau contenant par litre demi-once de sulfate de soude et de sulfate de magnésie ; à défaut de ces sulfates, on donnera de l'eau de puits. Ces boissons favoriseront le vomissement, décomposeront le poison, et calmeront les principaux symptômes : alors on se servira de boissons adoucissantes ; mais si les symptômes inflammatoires et nerveux persistent, on emploiera les fomentations, les bains, les sangsues, etc.	
1.ᵉʳ	Verre et émail en poudre.	Affreuse douleur de l'estomac, mouvemens convulsifs, fièvre très-forte, soif ardente, et autres symptômes de l'inflammation de l'estomac.	**SIXIÈME ESPÈCE.** On fera manger aux malades une grande quantité de choux, de haricots, de pommes de terre, de mie de pain et autres alimens de cette nature, qui rempliront l'estomac, et envelopperont les fragmens ; alors on fera prendre deux ou trois grains d'émétique dans un verre d'eau pour exciter le vomissement, qui entraînera au dehors les fragmens de verre contenus alors dans la substance alimentaire. On combattra ensuite l'inflammation par les antiphlogistiques.	Pris en poudre très-fine, ils ne causent pas d'accidens ; mais s'ils sont en fragmens, alors agissant comme tout corps aigu, ils déchirent les membranes de l'estomac.
1.ᵉʳ	Jode.	On n'a pas d'exemples d'empoisonnement chez l'homme par cette substance ; M. le professeur *Orfila* en ayant pris deux grains, éprouva une saveur horrible et quelques nausées ; quatre grains lui causèrent un resserrement et une chaleur à la gorge et des vomissemens jaunâtres ; six grains déterminèrent de plus des douleurs à l'estomac, des vomissemens abondans et des coliques.	**SEPTIÈME ESPÈCE.** Si on s'empoisonnait avec cette substance, il faudrait alors prendre en abondance des boissons gommeuses adoucissantes pour favoriser le vomissement ; puis on calmerait l'inflammation par les émolliens et antiphlogistiques administrés à l'intérieur et à l'extérieur.	
1.ʳᵉ	Cantharides.	1.ʳᵉ. Prises à l'intérieur elles causent une odeur infecte, nauséabonde, une saveur âcre, une chaleur vive dans la gorge et dans l'estomac. Les matières vomies sont souvent sanguinolentes, les coliques affreuses ; il y a ardeur de la vessie, priapisme, difficulté et quelquefois impossibilité d'uriner, ou bien l'urine est sanguinolente ; le pouls est dur, fréquent, la chaleur générale, la respiration difficile, la soif vive et quelquefois il y a horreur des liquides ; resserrement des mâchoires, convulsions affreuses, délire, bientôt mort. 2.ᵉ. Appliquées à l'extérieur, elles déterminent à peu près les mêmes symptômes, et de plus l'inflammation et la gangrène des parties qu'elles ont touché.	**HUITIÈME ESPÈCE.** 1.ʳᵉ. Si les cantharides ont été prises à l'intérieur, on fera boire un grand verre d'huile d'olive, ou bien plusieurs verres d'eau de guimauve, de graines de lin, de lait, pour favoriser le vomissement ; on fera dans la vessie des injections adoucissantes, et l'on combattra l'inflammation des parties par les émolliens, les sangsues, etc. Si l'ardeur de vessie et la difficulté d'uriner continuent, on frictionnera la partie interne des cuisses et des jambes avec deux onces d'huile d'olive, contenant en dissolution deux gros de camphre ; on donnera à l'intérieur huit à dix grains de camphre délayés dans un jaune d'œuf. 2.ᵉ. Si elles ont été appliquées à l'extérieur, on ne cherchera pas à faire vomir ; on mettra de suite le malade dans le bain, on lui administrera des boissons adoucissantes, on lui fera des frictions d'huile camphrée sur les cuisses ; enfin on combattra l'inflammation de la vessie et de l'estomac par les sangsues, etc.	
1.ᵉʳ	Sulfure de potasse. Bains de sulfure de potasse. Eau de Barrèges.	Ils causent une vive inflammation de l'estomac, des vomissemens abondans, souvent sanguinolens, de coliques affreuses et autres symptômes dépendant de l'inflammation de l'estomac ; de plus ils agissent sur le système nerveux, causent un état d'ivresse, des convulsions, la paralysie des membres, etc. Cette action délétère est très-violente. Le bains de vapeurs sulfureuses ont quelquefois déterminé l'asphyxie.	**NEUVIÈME ESPÈCE.** On fera boire de suite plusieurs verres d'eau, contenant par verre le jus d'un citron, ou deux cuillerées de vinaigre ; après avoir ainsi décomposé le poison et causé le vomissement, on traitera l'inflammation par les sangsues, etc. Si le malade a été asphyxié par les vapeurs sulfureuses, on se conduira comme il est dit à l'article *des Asphyxies*.	On peut sans danger employer deux ou trois onces de foie de soufre pour un bain ; mais en avalant la vingtième partie de cette dose, on déterminera de graves accidens, et même la mort.

LETTRE TRENTE-TROISIÈME.

Dijon, le 2 janvier 1822.

APOLLONIUS A SON AMI LIVELAN.

JE suis charmé, mon ami, que tu ne désapprouves pas mon mode de description des accidens causés par les poisons et des secours nécessaires pour les combattre ; aussi continuerai-je à te tracer de la même manière la description des autres poisons. Je t'envoie par ce courrier les tableaux qui complètent la revue des substances dont la réunion constitue la première classe des poisons. Ainsi tu pourras jeter un coup d'œil sur tous les poisons irritans, corrosifs et escarotiques.

Adieu, mon ami, le mois prochain nous continuerons l'examen des sujets importans qui nous occupent.

LETTRE TRENTE-QUATRIÈME.

Dijon, le 5 février 1822.

APOLLONIUS A SON AMI LIVELAN.

Je vais actuellement, mon cher ami, fixer tes regards sur les poisons compris dans la deuxième classe, qui sont nommés astringens. L'effet de ces substances délétères est d'irriter les parties, de les resserrer, de les rétrécir. Je joins au tableau des poisons astringens celui des poisons de la troisième classe qui ne présente pas moins d'intérêt. Ces substances ont été nommées âcres, parce qu'elles ont une saveur caustique, lorsqu'elles sont appliquées sur la peau, et y produisent des phlictaines; introduites dans l'estomac, elles agissent de la même manière que les poisons corrosifs. J'aurai soin, dans ces deux tableaux, de classer chaque poison, chaque symptôme qu'il produit, chaque traitement qu'il nécessite pour combattre son effet pernicieux; enfin je t'indiquerai quelques observations auxquelles il donne lieu, de manière que tu puisses les saisir aussi facilement que les précédens.

Adieu, mon ami, reçois l'assurance de tous mes sentimens.

DEUXIÈME CLASSE.

TABLEAU indicatif des poisons astringens, des Symptômes qu'ils produisent sur l'économie animale et des secours à administrer pour les combattre.

NOMS DES POISONS.	SYMPTOMES.	TRAITEMENT.	OBSERVATIONS.
Préparations de plomb.	Après avoir pris de l'acétate de plomb ou autres préparations de plomb solubles dans l'eau, on ressent une saveur sucrée, métallique, astringente, un resserrement à la gorge, des douleurs dans la région de l'estomac; bientôt des envies de vomir, des vomissemens, souvent sanguinolens, des coliques, de la fièvre, une soif très-vive, et tous les autres symptômes de l'inflammation de l'estomac viennent se manifester. Si l'on fait usage d'eau ou de vin contenant très-peu de ce métal, il se manifeste à la longue des symptômes qui ressemblent à la colique de plomb dont les détails sont décrits n° 2 de ce tableau. Dans quelques cas il se déclare une véritable paralysie.	Contre l'empoisonnement par les sels de plomb, par les eaux qui les contiennent, comme l'eau blanche ou végéto-minérale, les vins lithargirés, etc., etc. On fera boire de suite plusieurs verres d'eau contenant par litre une demi-once de sulfate de soude et de sulfate de magnésie; à leur défaut, on donnera de l'eau de puits: ces boissons provoqueront le vomissement, décomposeront le poison et calmeront les principaux symptômes, et on se servira de boissons adoucissantes; mais si les symptômes de l'inflammation persistent ainsi que ceux de l'affection nerveuse, on aura recours aux fomentations, aux bains, aux sangsues, etc., etc.	Le plomb métallique pris à l'intérieur ne cause pas d'accidens: on ne doit pas s'en servir dans la cuisine, parce que les alimens acides le dissolvent, et le changeant en sel, le rendent vénéreux. L'eau conservée long-temps dans un vase de plomb exposé à l'air, peut causer les accidens les plus funestes; il en est de même pour l'eau de puits, puisée avec des seaux de plomb, et pour l'eau de pluie tombée sur les toits couverts de plomb et transmise par des tuyaux de plomb dans des réservoirs. Les mauvais vins que l'on cherche à améliorer, en les laissant quelque temps sur la litharge, sont plus dangereux que l'eau contenant du plomb. De même les eaux-de-vie, les sirops clarifiés avec l'acétate de plomb, contiendront quelques portions de ce sel, s'ils ne sont pas bien clarifiés, et ils causeront de graves accidens.
Émanations du plomb.	Tous les ouvriers qui se servent de plomb ou de ses préparations, et qui en respirent les émanations, tels que les peintres, les potiers, les plombiers, les fabricans de couleurs, etc., etc., sont sujets à la colique de plomb, qui est un empoisonnement par émanations. Ordinairement cette maladie commence par des coliques sourdes, de peu de durée, qui bientôt reviennent et sont insupportables; la bouche devient aride; il survient des envies de vomir, des vomissemens qui durent plusieurs jours; le malade vomit des matières amères, noirâtres, verdâtres, constipations, selles très-difficiles, et alors les matières sont dures, arrondies, semblables à du crotin; quelquefois il y a dévoiement; le ventre se déprime, s'enfonce vers l'ombilic, on dirait qu'il s'applique sur la colonne vertébrale: cette dépression est d'autant plus forte que les coliques sont plus vives, rarement il y a de la fièvre et des maux de tête; quelquefois, ce qui est rare, les symptômes se manifestent avec la plus grande intensité, au lieu de se développer d'une manière graduelle.	Le traitement suivi à l'hôpital de la Charité de Paris, réussit très-bien, le voici: *Premier jour de la maladie.* Donner un lavement purgatif ainsi composé: **Lavement purgatif.** Feuilles de séné, quatre onces; Eau, demi litre. Faites bouillir pendant dix minutes, filtrez et ajoutez: Vin émétique, quatre onces; Sel de Glauber, demi-once. Pour boisson ordinaire, on donne au malade celle composée ainsi qu'il suit: **Boisson purgative.** Eau, un litre; Casse en bâton concassée, deux onces. Faites bouillir pendant un quart d'heure, filtrez et ajoutez: Émétique, trois grains; Sel d'epsum, une once. Si les symptômes sont très-violens, on ajoutera: Sirop de nerprun, une once; Confection hamech, deux gros. Le soir on donne un lavement ainsi composé: **Lavement anodin.** Vin rouge, douze onces; Huile de noix, six onces. A l'intérieur on donne un gros et demi de thériaque, que l'on mêle quelquefois avec un grain et demi d'opium. *Deuxième jour de la maladie.* **Vomitif.** Le matin on donne, en deux fois et à une heure de distance, six grains d'émétique dissous dans un verre d'eau; on boira de l'eau tiède miellée pour favoriser le vomissement, puis on fera usage de la tisane suivante: **Tisane sudorifique.** Eau, un litre et demi. Gayac, Squine, Salsepareille, de chaque, une once. Faites réduire à un litre et ajoutez: Sassafras, une once; Réglisse, demi-once. Faites bouillir quelque temps et filtrez. Le soir on donnera le lavement et la thériaque comme le premier jour. *Troisième jour de la maladie.* Le matin, le malade prendra la tisane sudorifique du deuxième jour, dans laquelle on ajoutera par litre une once de feuilles de séné, que l'on fera bouillir quelque temps; cette tisane sera prise en quatre fois à trois quarts d'heure d'intervalle; le reste du jour on donnera la tisane sudorifique simple comme le second jour. Le soir le lavement anodin, la thériaque et l'opium comme le premier jour. *Quatrième jour de la maladie.* Le matin on donnera au malade la potion suivante: **Potion purgative.** Décoction de séné, un verre; Sel de Glauber, demi-once; Jalap en poudre, un gros; Sirop de nerprun, une once. La décoction de séné s'obtiendra en faisant bouillir deux gros de feuilles de séné dans un verre et demi d'eau que l'on réduit à un verre. Le soir, lavement anodin, thériaque avec l'opium. *Cinquième jour de la maladie.* Le matin, tisane sudorifique purgative du troisième jour; le soir, lavement anodin, thériaque et opium comme le premier jour. *Sixième jour de la maladie.* Même traitement que le quatrième jour. Si, malgré tous ces moyens, les symptômes de la maladie n'ont pas diminué d'intensité, si le malade n'a pas d'évacuation, on donnera les bols suivans: **Bols purgatifs.** Diagrède, Résine de jalap, de chaque, dix grains. Gomme gutte, douze grains; Confections hamech, un gros et demi; Sirop de nerprun, quantité suffisante. On mêle toutes ces substances et on en forme douze bols; le malade en prendra un toutes les deux heures, et dans les intervalles, il boira la tisane sudorifique du deuxième jour. Si le malade vomissait ses boissons, on lui donnerait à boire de l'eau, contenant par litre un grain d'émétique.	

TROISIÈME CLASSE.

Tableau indicatif des Poisons âcres, des Symptômes qu'ils produisent sur l'économie animale et des secours à administrer pour les combattre.

SYMPTOMES EN GÉNÉRAL.

Saveur âcre, piquante, amère ; sécheresse, ardeur de la langue, de la bouche ; resserrement de la gorge ; douleurs vives dans l'estomac et les intestins, nausées, vomissemens, selles abondantes, ordinairement avec effort ; pouls fort, fréquent, respiration un peu accélérée, vertiges, marche chancelante, pupilles dilatées, quelquefois insensibilité, ralentissement de la circulation et de la respiration, abattement et mort ; quelquefois convulsions, roideur des membres, douleurs aiguës, cris plaintifs et mort.

N° D'ORDRE.	NOMS DES POISONS.	SYMPTOMES.	TRAITEMENT.	OBSERVATIONS.
1er.	Aconit Napel.	Appliqué sur des plaies ; introduit dans l'estomac, il produit les graves accidens détaillés en tête de ce tableau.	Il faut favoriser le vomissement, au moyen de boissons mucilagineuses abondantes, telles que l'eau de graine de lin, le lait, l'eau sucrée, l'eau simple même ; on introduira les doigts dans la gorge, on la chatouillera avec les barbes d'une plume, pour exciter le vomissement ; on traitera l'inflammation des parties par les émolliens à l'intérieur, à l'extérieur, par les sangsues, les bains, etc., etc. Si le poison excite beaucoup le système nerveux, s'il y a convulsions, délire, après avoir fait vomir, par les boissons mucilagineuses, on fera boire une décoction de quatre têtes de pavot dans deux verres d'eau, avec addition de deux ou trois feuilles d'oranger et trois onces de sucre ; on donnera aussi la potion suivante : Eau de fleurs d'oranger, —— de Menthe, —— de Mélisse, } de chaque quatre onces. —— de Tilleul, —— de Lavande. Liqueur d'Hoffman . . . . trente gouttes. Laudanum de Sydenham . . . . vingt gouttes. Sucre . . . . une once. S'il survient de l'abattement, de l'insensibilité, et que le ventre ne soit pas très-douloureux, après avoir fait vomir par les boissons adoucissantes, on donnera plusieurs petites tasses de café préparé, en versant un litre d'eau bouillante sur huit onces de café en poudre, et de temps à autre on donnera trois à quatre grains de camphre dissous dans un jaune d'œuf.	
2e.	Anémone.	L'anémone produit les mêmes symptômes que ceux décrits en tête de ce tableau ; cette plante est si vénéneuse, que des personnes ont eu les yeux enflammés pour en avoir pulvérisé.	Même traitement que celui tracé n° 1 de ce tableau.	Les habitans de Kamtschatka empoisonnent leurs flèches avec l'anémone.
3e. 4e. 5e. 6e.	Bois gentil. Bryone. Clématite. Colchique.	Le bois gentil, la bryone, la clématite, la colchique, produisent les mêmes symptômes que ceux détaillés en tête de ce tableau.	Même traitement que celui tracé n° 1 de ce tableau.	
7e.	Coloquinte.	La coloquinte introduite à l'intérieur, donnée en lavement, appliquée sur la peau, produit les mêmes symptômes que ceux détaillés en tête de ce tableau.	Même traitement que celui tracé n° 1 de ce tableau.	La coloquinte, le vin de coloquinte et autres préparations du même genre, sont employés par les charlatans qui prétendent guérir toutes les maladies avec ces remèdes : dirigés par des mains ignorantes, ils causent les plus graves accidens. Toutes les préparations de coloquinte ne doivent être employées que par le conseil d'un homme de l'art.
8e. 9e. 10e.	Concombre sauvage. Chélidoine. Couronne impériale.	Le concombre sauvage, la chélidoine, la couronne impériale, déterminent les mêmes symptômes que ceux décrits en tête de ce tableau.	Même traitement que celui tracé n° 1 de ce tableau.	
11e.	Ellébore blanc et noir.	L'ellébore noir et blanc déterminent les mêmes symptômes ; cependant ces poisons produisent particulièrement une stupéfaction remarquable.	Même traitement que celui tracé n° 1 de ce tableau.	
12e. 13e. 14e. 15e. 16e.	Euphorbe. Garou. Gomme Gutte. Gratiole. Herbe aux poux.	Il suffit de se frotter avec de l'euphorbe, pour produire une inflammation locale ; le garou est dans le même cas ; la gomme gutte, le gratiole, produisent les mêmes symptômes que ceux décrits en tête de ce tableau ; l'herbe aux poux produit une vive inflammation si on en emploie beaucoup ou si on en mange. Les autres végétaux de cette classe de poisons offrent les mêmes symptômes, exigent le même mode de traitement.	Même traitement que celui tracé n° 1 de ce tableau.	
17e.	Nitrate de potasse.	Le nitrate de potasse cause des vomissemens opiniâtres souvent sanguinolens, et de plus, un état d'ivresse, la paralysie des membres, les convulsions.	Même traitement que celui tracé n° 1 de ce tableau.	On a souvent pris le sel de nitre pour le sel de Glauber ; il en diffère en ce que, mis sur des charbons ardens, le sel de nitre brûle en fusant, et donne une belle flamme blanche, tandis que le sel de Glauber se boursoufle et devient opaque.
18e.	Chlore.	Le chlore produit avec violence les mêmes symptômes que ceux décrits en tête de ce tableau.	Il faut la plus grande promptitude dans les moyens antiphlogistiques et calmans nécessaires.	
19e. 20e.	Gaz acide nitreux. Gaz acide sulfureux.	L'action du gaz acide nitreux est très-vive, et produit des symptômes inflammatoires locaux et nerveux très-violens. Le gaz acide sulfureux donne lieu à une mort prompte, déterminée par l'irritation des poumons.	De même que l'empoisonnement par le chlore, celui causé par les gaz acide nitreux et acide sulfureux, ne permet pas le moindre délai dans l'administration des moyens propres à diminuer l'inflammation violente et subite des parties qui ont été en contact avec eux, et à calmer l'irritation nerveuse qui se manifeste avec la plus terrible intensité.	

QUATRIÈME CLASSE.

TABLEAU indicatif des Poisons narcotiques ou stupéfians, des Symptô nes qu'ils produisen sur l'économie animale et des premiers secours à administrer pour les combattre.

SYMPTOMES EN GÉNÉRAL.

Introduits dans l'estomac, ou appliqués sur une plaie, ces poisons produisent les effets suivans :

Stupeur, engourdissement, pesanteur de tête, envie de dormir, qui devient de plus en plus forte et enfin insurmontable; état d'ivresse vertiges, œil étonné, pupilles dilatées, délire gai ou furieux, quelquefois douleur, mouvemens convulsifs plus ou moins forts dans toutes le parties du corps, paralysie des membres inférieurs, diminution de la sensibilité; le pouls est ordinairement fort, plein au commencement de l'affection, la respiration est quelquefois un peu accélérée: envies de vomir, vomissemens, surtout quand le poison a été pris en lavement, ou appliqué sur des plaies, augmentation de l'abattement, des convulsions, bientôt mort.

N°s D'ORDRE.	NOMS DES POISONS.	SYMPTOMES.	TRAITEMENT.	OBSERVATIONS.
1er.	Opium.	Ceux décrits ci-dessus.	1er. Si le poison a été avalé il faut donner d'abord quatre ou cinq grains d'émétique dans un verre d'eau. Si après un quart d'heure le malade n'a pas vomi, on continuera de provoquer le vomissement, en donnant en deux fois, à un quart d'heure de distance, vingt-quatre grains de sulfate de zinc (ou couperose blanche), dissous dans un verre d'eau; si cela ne produit encore aucun effet, on donnera trois ou quatre grains de sulfate de cuivre (ou couperose bleue), dissous dans un verre d'eau, de plus on introduira le doigt dans le gosier, on le chatouillera avec les barbes d'une plume pour exciter le vomissement : si l'on pense que le poison soit arrivé dans les intestins, on donnera un lavement fortement purgatif; si le vomissement a eu lieu, mais si les symptômes d'empoisonnement persistent, on fera boire toutes les cinq minutes une tasse d'eau contenant du vinaigre, du jus de citron, qu'on alternera avec une tasse d'infusion de café préparée à la dose de huit onces par litre d'eau bouillante, on frictionnera les membres avec de la laine, et on ne cessera de donner l'infusion de café et l'eau vinaigrée que quand le malade sera hors de danger. Quelquefois quand l'assoupissement est extrême avec rougeur de la face, il faut faire une saignée au bras et mieux à la jugulaire. 2°. Si le poison a été appliqué sur des plaies, on ne fera pas vomir le malade, et on lui donnera de suite du café et de l'eau vinaigrée ainsi qu'il vient d'être dit.	
2°.	Jusquiame noire et blanche.			
3°.	Laitue vireuse.			
4°.	Solanum.	Des emplâtres dont la jusquiame faisait partie, ont occasioné des tremblemens et l'ivresse.		
5°.	Morviaux.			
6°.	Ers.			
7°.	Acide hydrocya-nique.	Les mêmes que ceux décrits en tête de ce tableau.	Si l'acide a été pris concentré, la mort arrive avant qu'on ait le temps de donner le moindre secours. Dans l'empoisonnement par cet acide affaibli ou par les substances qui en contiennent, et qui sont indiquées à sa suite, il faut d'abord faire vomir et donner du café comme il est dit n°. 1er. de ce tableau; de plus on donnera toutes les demi-heures, trois à quatre cuillerées d'huile de térébenthine dans l'infusion de café.	
8°.	Laurier cerise et ses préparations.			
9°.	Amandes amères			
10°.	Gaz azote.	J'ai parlé de l'effet de ces gaz, dans le tableau des asphyxies par les gaz méphitiques.		
11°.	Gaz protoxide d'azote.			

Émanations des fleurs.	Quelques personnes éprouvent, par l'effet de l'émanation des fleurs, des maux de tête, des envies de vomir, des syncopes, des convulsions, ou l'asphyxie. L'odeur de l'ellébore noir et de la coloquinte pilée a déterminé des purgations. L'ipécacuanha produit la dyspnée chez quelques individus chaque fois qu'ils en respirent l'odeur.	On fait sortir de l'appartement où sont les fleurs les personnes qui en sont incommodées; on les met au grand air, on leur fait respirer du vinaigre et on leur fait boire de l'eau sucrée, et si le malade est asphyxié, on se conduira comme il est dit à l'article *Asphyxie* (*Voy.* le tableau de l'asphyxie).	
Seigle ergoté. Blé carié.	Pris en grande quantité et pendant long-temps, il cause d'abord une douleur et une chaleur intolérables au gros orteil : la douleur gagne le pied et la jambe, qui deviennent froids, livides; les douleurs augmentent la nuit; soif, appétit, fonctions en bon état; malade ne peut se soutenir sur ses pieds; bientôt des ampoules violettes annoncent la gangrène qui commence aux orteils et se borne au genou. La jambe se détache de l'articulation et la plaie se présente vermeille, et se guérit facilement, à moins que le malade étant mal nourri, logeant dans une habitation humide et froide, ne respire des miasmes putrides.	Il est inutile de retracer ici le traitement convenable dans les divers périodes de cette dangereuse affection; le seul conseil que nous puissions utilement donner, c'est d'engager les malheureux atteints des premiers symptômes (*douleurs et chaleur intolérables au gros orteil qui se propage au pied et à la jambe*) d'appeler promptement un médecin pour se faire soigner avant que le mal n'ait fait des progrès.	
Noix vomique.	La noix vomique agit promptement sur le cerveau et la moelle épinière. Roideur générale et convulsive, renversement de la tête en arrière, cessation ou grande difficulté de la respiration; mort par asphyxie. Si la dose du poison a été assez forte, la mort peut avoir lieu en quelques minutes. La noix vomique n'enflamme pas les parties qu'elle touche.	Même traitement que celui tracé n° 1 de ce tableau; l'on s'oppose à l'asphyxie en insufflant de l'air dans les poumons, et en suivant ce qui est prescrit au traitement des asphyxiés. On donne à l'intérieur, à dix minutes d'intervalle par cuillerée, une potion faite avec Eau. . . . . deux onces. Éther. . . . . un gros. Huile de thérébentine. . . . . . deux gros. Sucre. . . . . demi-once. Le tout mêlé ensemble.	La noix vomique est la graine du strychnos nux vomica.
Fièvre de Saint-Ignace.	Même action que la noix vomique.	Même traitement que contre l'empoisonnement par la noix vomique.	Cette graine paraît appartenir au genre strychnos.
Fausse angusture.	Même symptôme que dans l'empoisonnement par la noix vomique.	Même traitement que le précédent.	
Upastieuté. Upas antiar. Ticunas ou poison américain. Voorara. Curare.	Tous ces poisons produisent les mêmes symptômes que la noix vomique. L'upastieuté a une action extrêmement prompte; il sert aux sauvages pour empoisonner leurs flèches. L'upas antiar sert également aux Indiens pour empoisonner leurs flèches; l'action de ce poison est très-prompte quand il est introduit dans les blessures. Le ticunas est très-actif quand il est appliqué sur une blessure, surtout si l'on a trempé dans l'eau chaude la partie de la flèche qui en est imprégnée. Les Indiens de la Guyane empoisonnent leurs flèches avec le voorara.	Tous ces poisons exigent les secours indiqués dans l'emprisonnement par la noix vomique (*Voy.* ci-dessus n° 14).	L'upastieuté est le suc d'une plante de Java. L'upas antiar est le suc d'un arbre des Indes. Le ticunas ou poison américain est un extrait préparé par les Indiens avec le suc de quelques plantes et surtout de certaines lianes. Le voorara appartient à une espèce de liane.
Camphre.	Cette substance, donnée à trop forte dose, peut produire de très-graves accidens et même la mort. Elle cause les mêmes symptômes que la noix vomique	Même traitement que pour l'empoisonnement par la noix vomique (Voir n° 14).	
Coque du Levant.	Même action que le camphre.	Même traitement que pour la noix vomique (Voir n° 14).	
Alkool et liquides spiritueux.	Pris avec excès, ils causent l'ivresse; quelquefois même cet état se manifeste après avoir respiré un air contenant des vapeurs spiritueuses; les symptômes sont ceux de l'ivresse qui ordinairement se dissipent seuls en dix ou quinze heures; mais s'ils persistent et augmentent, ils constituent un empoisonnement.	Si les symptômes de l'ivresse persistent et offrent des dangers, on donnera deux ou trois grains d'émétique dans un verre d'eau, on favorisera le vomissement en donnant de l'eau tiède, en chatouillant le gosier avec les doigts; ensuite on fera boire de l'eau acidulée avec le vinaigre, le jus de citron, et l'on donnera un lavement purgatif ainsi composé: Feuilles de séné. . . . . 4 onces. Eau. . . . . demi-litre Faites bouillir pendant dix minutes, et ajoutez : Sel de Glauber. . . . . demi-once. Vin émétique. . . . . 4 onces.	
Gaz acide carbonique.	Ce gaz produit l'asphyxie. (Voir le tableau qui traite de cet empoisonnement).	On frictionnera le corps avec des linges imbibés de vinaigre; et si l'assoupissement persiste, on fera une saignée à la jugulaire ou au bras, on appliquera les sangsues au col, etc.	

CINQUIÈME CLASSE.

TABLEAU indicatif des Poisons narcotico-âcres, des Symptômes qu'ils produisent sur l'économie animale et des premiers secours à administrer pour les combattre.

SYMPTOMES EN GÉNÉRAL.

Agitation, douleurs dans le ventre, cris, quelquefois insensibilité, stupeur, convulsions des muscles de la face et des membres, souvent renversement de la tête en arrière, vertiges; quelquefois roideur des membres, avec contraction des muscles de la poitrine, ce qui la rend immobile, yeux rouges, saillans, insensibles à la lumière et aux mouvemens, dilatation des pupilles, diminution de sensibilité de l'ouïe, lividité de la langue et des gencives, nausées, vomissemens, selles, pouls fort, fréquent, régulier, ou petit, lent, irrégulier, enfin la mort termine cette série de phénomènes, et arrivera plus promptement en général si le poison a été appliqué sur une plaie que s'il a été introduit dans l'estomac.

No D'ORDRE.	NOMS DES POISONS.	SYMPTOMES.	TRAITEMENT.	OBSERVATIONS.
1er.	Champignons vénéneux.	Les symptômes offrent quelques variétés, selon l'espèce de champignons ; mais, en général, ils produisent : d'abord, des tranchées, des nausées et des déjections alvines, suivies de chaleur d'entrailles, des langueurs, des douleurs vives presque continuelles, des crampes, des convulsions dans quelques parties du corps, une soif dévorante ; le pouls est petit, dur, serré, très-fréquent : quelquefois il y a vertiges, délire sourd, assoupissement, interrompu par des douleurs et des convulsions ; quelquefois il n'y a pas d'assoupissement, et le malade périt après des douleurs et des convulsions, des défaillances et des sueurs froides, sans perdre l'usage de sa raison. Ces symptômes ne se déclarent ordinairement que cinq, sept, douze et vingt-quatre heures après avoir mangé ces champignons.	Dès que les premiers symptômes se déclarent, on donnera trois grains d'émétique dans un verre d'eau ; un quart d'heure après on donnera en trois fois, à vingt minutes de distance, un second verre d'eau contenant trois grains d'émétique, ou d'émétine, ou vingt-quatre grains d'ipécacuanha et une once de sel de Glauber ; après avoir fait vomir, on donnera de demi-heure en demi-heure, une cuillerée à bouche du mélange fait avec une once et demie de sirop de fleurs de pêcher et une once d'huile de ricin, on donnera un lavement composé avec deux onces de casse, un demi-gros de séné et demi-once de sel d'epsom, bouillis pendant un quart d'heure dans un litre d'eau ; on réitérera une ou deux fois ce lavement, s'il ne produit pas de selles. Si, malgré ces moyens le poison n'est pas évacué et si les symptômes augmentent, on donnera un lavement fait avec une once de tabac, bouilli pendant un quart d'heure dans un litre d'eau, ce qui fait presque toujours vomir ; quand le poison est rejeté, on donne quelques cuillerées de potion calmante ; si les symptômes d'inflammation du ventre continuent et augmentent, alors on administre des bains, des boissons adoucissantes, des fomentations émollientes sur le ventre, on applique des sangsues, etc., et on suit la même conduite. Si l'on ne secourt le malade que lorsque le ventre est devenu très-douloureux, gonflé, que la fièvre est très-forte, la langue sèche et rouge, la soif ardente, etc., c'est dans ce cas que les saignées générales, les sangsues appliquées sur le ventre produisent des effets salutaires.	En général, les champignons vénéneux croissent à l'ombre, dans les bois épais, leur surface est sale, humide, leur aspect est désagréable. Ceux qui croissent à l'ombre, dont la surface est humide, qui sont lourds, qui ont une enveloppe, qui, après avoir été coupée, offrent plusieurs couleurs, ou changent de nuances, sont aussi dangereux ; il en est de même pour ceux qui ont été mordus et abandonnés par les insectes, pour ceux qui ont une tige molle, qui offrent à leur surface des lambeaux de peau, et pour ceux qui croissent et se pourrissent vite.
2e. 3e. 4e.	Belladone. Tabac. Datura stramonium.	Symptômes décrits en tête de ce tableau.	Si le malade a pris depuis peu de temps le poison, et s'il n'a pas eu de vomissemens, on donnera quatre ou cinq grains d'émétique dans un verre d'eau ; s'il est sans effets, il faudra dissoudre au bout d'un quart d'heure vingt-quatre grains de sulfate de zinc (couperose blanche) dans un verre d'eau qu'on donnera en deux fois à un quart d'heure de distance. Si la première dose n'a pas déterminé le vomissement ; Si les moyens sont sans effets, on donnera trois ou quatre grains de sulfate de cuivre (couperose bleue) dans un verre d'eau ; de plus, on chatouillera la gorge avec les barbes d'une plume ou le bout des doigts. S'il y a long-temps que le poison a été avalé, on donnera le lavement suivant : Eau, demi-litre ; Feuilles de séné, quatre onces ; Faites bouillir pendant dix minutes, filtrez ; et ajoutez vin émétique quatre onces. Sel de Glauber, demi-once ; Si après le vomissement ou les selles, il y a de l'assoupissement, un état apoplectique, on fera une saignée au bras, à la jugulaire, et on donnera pour boisson de l'eau avec du jus de citron, ou du vinaigre ; mais si l'estomac et les intestins sont très-douloureux, on aura recours aux boissons émollientes, aux bains, aux sangsues sur le ventre, etc.	Les linimens préparés avec du beurre et de la poudre de tabac et appliqués sur la tête ont causé, chez les enfans, des vomissemens et de l'ivresse. La décoction de tabac, employée contre la gale cause les mêmes accidens. Le tabac avalé cause des vomissemens, des selles, des tremblemens, des convulsions ; il peut causer la mort, et Santeuil en est un exemple. La belladone ressemble au raisin noir quand elle est mûre ; elle en diffère en ce que le fruit de la belladone a deux loges et que le raisin n'en a qu'une, ordinairement elle cause un délire gai. Une décoction de graines du fruit du datura stramonium, prise en boisson, a causé le délire, des convulsions et la mort.
5e.	Digitale pourprée.	Indépendamment des symptômes généraux décrits en tête de ce tableau, la digitale pourprée produit des vomissemens abondans, suivis bientôt d'une grande faiblesse et de la mort, si l'on ne secourt l'individu. La poudre, la teinture, les extraits aqueux et résineux de cette plante sont très-actifs.	Même traitement que celui tracé no 2 de ce tableau.	
6e. 7e.	Grande et petite ciguë.	La grande ciguë est très-vénéneuse dans les pays chauds ; elle est très-dangereuse aussi dans les pays tempérés, si elle est cueillie à sa maturité. La petite ciguë occasionne d'abord des vomissemens, l'ivresse ou délire ; à ces accidens se joignent les autres symptômes décrits en tête de ce tableau.	Même traitement que celui tracé no 2.	La tige de la grande ciguë est cylindrique couverte intérieurement de taches d'un pourpre brun ou noirâtre. La petite ciguë est souvent confondue avec le persil ; elle en diffère en ce que ses feuilles sont d'un vert noirâtre en dessus et luisantes. Cette plante n'a point d'odeur quand on la flaire ; mais si on en écrase entre les doigts elle en exhale une nauséabonde.
8e.	Rhue.	Une dose un peu forte de rhue cause un mal de gorge, une inflammation des parties qu'elle touche, de l'agitation, et les autres symptômes décrits plus haut. L'huile essentielle de rhue est très-active.	Même traitement que celui tracé no 2 de ce tableau.	
9e.	Laurier-rose.	Le laurier-rose produit des vomissemens, l'inflammation des parties qu'il touche, l'assoupissement, etc., et les autres accidens déjà énumérés.	Même traitement que celui tracé no 2 de ce tableau.	
10e.	Ivraie.	L'ivraie détermine un tremblement général, ou borné à quelque partie du corps, un état d'ivresse, un tintement d'oreille, une grande pesanteur de tête, une vive douleur au front, une grande difficulté de parler et d'avaler ; la respiration est gênée, l'estomac douloureux avec envies de vomir ; bientôt assoupissement et autres symptômes déjà décrits.	Il faut faire boire abondamment de l'eau vinaigrée, de la limonade, de l'eau de fleurs d'oranger avec du miel et du vinaigre.	
11e.	Mancenilier.	Le suc du fruit du mancenilier est très-vénéneux ; il produit une action très-vive, la brûlure des intestins, et les autres symptômes tracés en tête de ce tableau.	Ce poison réclame l'usage des vomitifs pour être évacué, ensuite on traite l'inflammation des parties avec la plus grande promptitude.	Le suc du mancenilier sert aux sauvages pour empoisonner leurs flèches ; la pluie qui lave les feuilles et les branches du mancenilier cause des ampoules comme l'huile bouillante : des nègres ont eu le visage et les mains brûlés pour avoir fendu une petite branche de cet arbre.

LETTRE TRENTE-CINQUIÈME.

Dijon, le 4 mars 1822.

APOLLONIUS A SON AMI LIVELAN.

Les poisons qui composent la quatrième classe sont ceux que l'on nomme narcotiques. Les personnes empoisonnées par ces substances éprouvent la stupeur, la paralysie, l'assoupissement, etc.

Ces poisons déterminent la mort en détruisant plus ou moins vite l'irritabilité et la sensibilité ; ils stupéfient le cerveau et les nerfs, produisent le délire et l'engourdissement dans les muscles soumis à la volonté ; pris à petites doses répétées ils détruisent l'action de l'estomac, ôtent l'appétit, jettent dans la langueur et anéantissent la nutrition.

Les poisons formant la cinquième classe sont les narcotico-âcres ; ceux-ci agissent comme narcotiques et comme rubéfians, c'est-à-dire, qu'ils désorganisent et qu'ils détruisent les parties avec lesquelles ils sont en contact.

Dans ma première lettre, je t'entretiendrai des poisons formant la sixième et dernière classe ; en attendant, je joins à celle-ci les tableaux indicatifs de ceux de la quatrième et de la cinquième, où tu pourras facilement reconnaître les symptômes caractéristiques de l'empoisonnement par ces substances et le traitement qu'il convient d'administrer aux malheureux empoisonnés. Adieu.

LETTRE TRENTE-SIXIÈME.

Dijon, le 7 avril 1822.

APOLLONIUS A SON AMI LIVELAN.

JE t'envoie, mon ami, le dernier tableau qui completterait ce que j'avais à te dire sur les poisons, si j'y avais placé la description des symptômes de la rage et des secours nécessaires, mais je n'ai fait qu'indiquer cette affection sans entrer dans aucun détail à son égard ; elle me fournira des réflexions que je te soumettrai dans ma prochaine lettre ; et ainsi se trouveront achevées les instructions que tu m'as demandées sur les poisons. Adieu.

SIXIÈME CLASSE.

TABLEAU indicatif des Poisons septiques et putréfians, des symptômes qu'ils déterminent sur l'économie animale et des premiers secours à administrer pour les combattre.

N°s D'ORDRE.	NOMS DES POISONS.	SYMPTÔMES.	TRAITEMENT.	OBSERVATIONS.
1er.	Gaz acide hydrosulfurique.	Les symptômes que ce poison détermine sur l'économie animale, le traitement nécessaire sont indiqués à l'article asphyxie (Voir tableau des asphyxies).		
2e.	Vipères. Serpens à sonnettes. Le gédiparagodoo. Le rodroopan des Indiens. La vipère naja. L'élégante de Daudin, etc.	Si une partie du corps a été blessée par l'un ou l'autre de ces animaux, il s'y manifeste une douleur aiguë qui gagne bientôt tout le membre et même l'intérieur du corps ; bientôt gonflement de la partie blessée qui, d'abord dure et résistante, devient livide, rougeâtre, comme gangréneuse ; cet état local augmente et gagne les parties voisines ; alors, faiblesses, vomissemens, convulsions, souvent jaunisse générale ; l'estomac rejette toute substance ; pouls petit, fréquent, concentré, irrégulier ; respiration difficile, sueurs abondantes, froides, trouble des sens ; le sang qui s'écoule de la plaie est souvent noirâtre ; bientôt il s'écoule une humeur fétide : quand le gonflement est bien prononcé, le sang ne circule plus dans les petits vaisseaux, la peau qui les recouvre se refroidit, le pouls est à peine sensible ; tous ces symptômes augmentent d'intensité, la partie blessée s'enflamme, suppure, et quand l'abcès est considérable, le malade meurt.	*1°. Traitement local quand les accidens sont graves.* D'abord on placera une ligature *légèrement serrée*, immédiatement au-dessus de la blessure ; l'on ne se servira pour ligature ni de ficelle, ni de liens trop minces, elle doit être assez large pour ne pas irriter la peau. On ne la continuera pas long-temps, car elle augmenterait la lividité et favoriserait la gangrène ; on facilitera le saignement de la plaie en la pressant doucement pour en retirer le venin, (une ventouse appliquée sur la plaie est très-convenable) en baignant la partie blessée dans l'eau tiède, ensuite on l'entourera d'un linge mouillé : mais si le gonflement est considérable, la douleur très-vive, on n'appliquera pas de ligature et on se gardera bien de faire des incisions qui aggravent souvent les accidens, mais on *cautérisera la plaie* avec un fer rougi à blanc, avec la pierre infernale ou la pierre à cautère qu'on pulvérisera, et qu'on appliquera sur toute la plaie. Au bout de cinq ou six heures, on lèvera l'appareil, et on lavera la partie cautérisée avec le beurre d'antimoine dont on aura imbibé un pinceau que l'on appliquera à plusieurs reprises sur la plaie, à défaut de beurre d'antimoine on se servira pour faire cette lotion d'huile de vitriol : dans le cas où on ne pourrait avoir de suite, ni cautère actuel, ni pierre à cautère, ni pierre infernale, on se servira de prime-abord, de beurre d'antimoine ou de vitriol pour cautériser la plaie ; on peut aussi employer le caustique ammoniacal de *Goudret*, que l'on étend sur un linge et que l'on place sur la partie blessée, on renouvellerait cet appareil au bout de quatre ou cinq heures ; la chaux vive pulvérisée et le savon peuvent aussi former une pâte qu'on appliquerait sur la plaie comme le caustique de *Goudret*. On peut également pour cautériser se servir d'huile bouillante, on ne l'appliquera qu'à l'aide d'un entonnoir qu'on appuiera fortement sur la partie malade pour éviter de brûler les parties voisines saines : on peut également se servir du *moxa*(1). Si malgré la cautérisation, les accidens persistent, on agrandit la plaie avec le bistouri et l'on cautérise de nouveau *profondément*. On appliquera sur les parties engorgées voisines de la plaie, un mélange fait avec deux parties d'huile sur une partie d'alcali volatil ; quand les accidens graves ont diminué, on ôte le caustique, l'on recouvre la plaie avec un linge imbibé d'huile d'olive, et on frictionne légèrement le membre avec de l'huile d'olive et quelques gouttes d'alcali volatil ; puis on panse la plaie avec de la charpie, etc. etc. *2°. Traitement interne quand les accidens sont graves.* Il s'agit de favoriser les sueurs et la transpiration ; pour cela, dès que l'accident est arrivé et pendant qu'on emploie le traitement local, on donne au malade toutes les deux heures un verre d'infusion de fleurs de sureau ou de feuilles d'oranger contenant six ou huit gouttes d'alcali volatil ; on place le malade dans un lit bien couvert, et on lui donne deux ou trois grains d'émétique dans un verre d'eau, si la jaunisse et des vomissemens se manifestent. Si la gangrène menace d'avoir lieu, ou si elle fait des progrès, on administre le quinquina, etc. *1°. Traitement local quand les accidens sont légers.* Si la blessure n'a causé que des symptômes légers, si le gonflement est peu considérable, s'il n'y a ni envie de vomir ni défaillance, il suffira d'écarter avec soin les bords de la plaie, d'y verser quelques gouttes d'alcali volatil, et de la recouvrir d'un cataplasme imbibé de cet alcali ; on frottera légèrement le membre avec de l'huile d'olive tiède, et on l'enveloppera de linges huilés. *2°. Traitement interne quand les accidens sont légers.* On donne pour boisson une infusion de fleurs de sureau ou de feuilles d'oranger, avec addition par verre de cinq ou six gouttes d'alcali volatil fluor (ou ammoniaque liquide).	En Amérique, les habitans se servent, contre ces blessures d'une plante nommée guaco, du suc de laquelle ils avalent une ou deux cuillerées, et ils frottent la plaie avec les feuilles de cette plante. (1) Le moxa est un petit cylindre de toile rempli de coton bien serré, on le place sur la plaie, on met le feu à sa partie extérieure, et on souffle doucement jusqu'à ce qu'il soit consumé.
3e.	Scorpions. Abeilles. Frelons. Bourdons. Guêpes. Taon. Mouches. Araignées. Tarentules. Cousins.	La piqûre du scorpion d'Europe est peu dangereuse, mais dans les pays méridionaux et pendant les fortes chaleurs, elle cause des accidens graves qui sont : une tache rouge de la largeur d'un centime qui s'agrandit, et noircit dans son milieu ; alors douleur, gonflement, inflammation de la partie blessée, quelquefois pustules, frissons, fièvre, vomissemens, hoquets, engourdissement et autres accidens plus ou moins graves. La piqûre de l'abeille dans ce pays ne cause que douleur, gonflement et fièvre légère. La piqûre des frelons, bourdons, guêpes, taons, etc., peut donner lieu à des accidens graves dans les pays chauds, ou si les insectes ont sucé des cadavres d'animaux morts de maladies pestilentielles, ou toute autre matière en putréfaction, ou des plantes vénimeuses, alors les symptômes sont plus graves et se rapprochent plus ou moins de ceux causés par la piqûre de la vipère. Quelquefois après la piqûre des araignées, tarentules et cousins, il se développe une petite tumeur dont le centre est blanc et dur. De nombreuses piqûres du cousin ont déterminé quelquefois une assez forte fièvre.	Il faut appliquer sur la piqûre du scorpion des cataplasmes faits avec la farine de graine de lin délayée dans de l'eau de guimauve, ou faits avec de la mie de pain et du lait, et arrosés de dix ou quinze gouttes d'alcali volatil. A l'intérieur on administre le même traitement que celui conseillé n° 2 de ce tableau. Et quant au traitement convenable contre la piqûre des abeilles, des guêpes, des frelons, des bourdons, etc., on cherchera à enlever l'aiguillon qui cause la tumeur et la douleur, soit avec la pointe d'une aiguille, soit avec une petite pince, on lavera la plaie avec de l'eau froide et l'on frictionnera la partie malade avec un liniment composé de deux cuillerées d'huile d'amandes douces et une d'alcali volatil fluor, et on fera boire quelques tasses d'une infusion de feuilles d'oranger avec addition de quatre à cinq gouttes d'alcali volatil par tasse ; mais si les symptômes sont graves, on se conduira comme il a été dit en parlant du traitement d'ybarre ... suivre par la vipère (Voir n° 2 de ce tableau). Contre les morsures des araignées, on se servira de la même lotion ammonicale conseillée contre la piqûre des abeilles.	
4e.	Dauphin. Congre. Clupé cailleux. Moules.	Des personnes après avoir mangé du dauphin, ont éprouvé des maux de tête, des envies de vomir, des éruptions à la peau avec vive démangeaison et difficulté de respirer. Le congre a quelquefois produit des vomissemens, des tranchées, des défaillances, des tiraillemens convulsifs, la paralysie des membres, un goût cuivreux, un sentiment de déchirure au gosier. Le clupé cailleux a causé des convulsions, l'inflammation de l'estomac, et la mort a eu lieu après une demi-heure. Les moules ont souvent causé de vives douleurs à l'estomac, à la tête, avec une difficulté de respirer, des frissons, une inquiétude générale, le gonflement et la rougeur de la face, de vives démangeaisons sur le corps avec une éruption semblable à celle causée par la piqûre des orties. Cette éruption se manifeste surtout à l'épaule ; souvent elles ont déterminé des convulsions et un enflechement subit ; quelquefois même ces symptômes ont été suivis de la mort.	Si, après avoir mangé du dauphin, on se trouve incommodé, on prendra d'abord l'émétique ; mais si ce poisson a été mangé depuis un temps assez long, on prendra une purgation et un lavement purgatif ; de suite après le lavement, on donnera au malade des morceaux de sucre avec quelques gouttes d'éther ; on lui donnera une potion calmante, et pour boisson, de l'eau acidulée avec du vinaigre ou du jus de citron. Si les douleurs d'estomac sont très-vives, on combattra l'inflammation de cet organe par les émolliens à l'intérieur, etc., etc. Même traitement, et à l'extérieur par les sangsues contre les accidens qui se développent après avoir mangé du congre, du clupé cailleux, des moules.	
5e.	Pustule maligne.	*Symptômes de la prééminente.* Il n'y a que le médecin qui puisse décider de la nature de ces pustules qui commencent par une démangeaison incommode sur un point très-circonscrit, sans rougeur, sans chaleur, sans tension à la peau au début de leur apparition. *Symptômes de la déprimée.* Elle s'annonce par une démangeaison assez forte, et dès le second jour, il paraît un point noir, semblable à la piqûre d'une puce. Dès qu'on s'aperçoit de ces symptômes primitifs, il faut se hâter de réclamer les soins de l'homme de l'art.	*Moyen préservatif.* La pustule maligne attaque surtout les tanneurs, les bouchers, les fermiers, les vétérinaires, les bergers, les ouvriers qui travaillent la laine ou la peau des animaux morts, chez lesquels s'est développé un virus septique. Le moyen d'éviter cette grave affection, est de se laver toutes les parties du corps touchées par ces matières corrompues, et les lotions seront faites avec de l'eau vinaigrée, ou avec de la lessive de cendres, ou avec de l'eau dans laquelle on aura dissoute de la chaux. Le médecin seul peut diriger le traitement nécessaire contre cette grave affection.	
6e.	Rage.	Cette effrayante maladie fera l'objet de la lettre suivante.		

"

(
l'es
ribl
nou
mes
ani
Il
stiti
il n'
tifs
cre,
préc
tem
ranc
coni
ces
éloi
les h
pour
subs

~~~~~~

LETTRE TRENTE-SEPTIEME.

Dijon, le 2 mai 1822.

APOLLONIUS A SON AMI LIVELAN.

Que de terreur, mon cher Livelan, répand dans l'esprit de l'homme cet appareil de symptômes horribles, résultat de la morsure de l'animal à qui nous confions la garde de nos biens et de nous-mêmes ! Faut-il que le compagnon et souvent le seul ami de l'homme puisse lui donner la mort ?

Il n'est pas de maladies dont l'erreur, la superstition et le charlatanisme se soient plus emparé ; il n'en est pas qui ait plus exercé les génies inventifs des hommes philantropes. Pour s'en convaincre, il suffit de lire la nomenclature des remèdes préconisés pour cette maladie : je ne perdrai pas le temps à te rappeler les remèdes inventés par l'ignorance ; jetons un coup d'œil sur ceux qui sont préconisés par les gens de l'art. Malheureusement tous ces moyens vantés comme spécifiques, sont bien éloignés de l'être. *Mead* a conseillé les toniques, les bains froids, la saignée ; les Orientaux ont vanté, pour la guérison de cette maladie, un mélange de substances anti-spasmodiques, reconnu très-éner-
~~~~~~

gique, dont la composition consiste en musc, en
camphre, en assa-fœtida et en cinnabre, soit naturel, soit artificiel; ceux-ci ont donné, comme infaillibles, les frictions mercurielles; ceux-là, le
vinaigre. *Lesage* a préconisé l'alcali volatil, appliqué sur la plaie et pris à l'intérieur. *Buchan* a
proposé d'emporter toutes les parties de la morsure
avec l'instrument tranchant; enfin, la pratique
des grands maîtres, fille de l'expérience et du
savoir, a proclamé, comme principal remède
contre cette affreuse maladie, la cautérisation des
parties mordues, et ce moyen n'est pas toujours
infaillible.

Mais, jusqu'à l'époque où l'art, éclairé par ses
propres expériences, a pu indiquer les remèdes les
plus certains, que de victimes ont succombé par
les moyens ridicules et inutiles de la superstition
et du charlatanisme! Je rends grâce à celui qui,
le premier préconisa, comme infaillible, la cautérisation de la plaie, quand on la fait avec la clef
de la principale église du pays. Je vois ici le procédé
de l'art respecté, employé; et la superstition,
quoiqu'elle s'y joigne, devient alors utile à l'espèce
humaine. La méthode de la cautérisation des plaies
faites par des animaux enragés, pour détruire le
virus de la rage, a été pratiquée dès la plus haute
antiquité; on en avait toujours fait un acte religieux, ce qui prouve évidemment que les anciens

médecins en avaient bien reconnu l'indispensable nécessité (1).

Je pense, mon ami, que le virus de la rage agit sur l'organisation comme un instrument tranchant ou piquant qui, par la blessure qu'il fait, détermine le *tétanos*; je ne doute pas que ce sont les nerfs qui sont affectés par le virus, et que c'est de leur affection que naissent tous les symptômes convulsifs. Le siége de ce virus est dans la morsure même, c'est de là qu'il réagit sur le cerveau, et la preuve s'en établit d'une manière positive par les moyens de curation mis en usage. La cautérisation empêche le développement des terribles symptômes de cette maladie toutes les fois qu'elle a compris dans son effet destructeur, mais salutaire, toutes les parties imprégnées du virus qu'y a dé-

(1) Elle fut pratiquée, dit M. *Portal*, par *Ruffus* d'Ephèse, *Galien*, *AEtius*, et par tous les médecins grecs, par *Baccius*, médecin de Sixte-Quint, par *Vanswieten*; elle le fut aussi par notre habile et regretté compatriote M. *le Vœux* de Dijon, par l'illustre et savant *Sabatier*, par son savant et estimable confrère *Portal*, et encore par beaucoup d'autres personnes remarquables dans l'art de guérir. *Rigal*, habile chirurgien de Caillac, département du *Tarn*, l'a pratiquée avec succès; et nous-mêmes, nous pouvons vanter des succès obtenus plusieurs fois sur des personnes mordues par des chiens réellement enragés. Rendons hommage au procédé, il est infaillible toutes les fois qu'il est employé promptement et précisément.

posé l'animal enragé ; ainsi , nous avons la preuve
que tous les accidens convulsifs qui se remarquent
chez les personnes qui meurent de cette affection,
ne sont que symptomatiques et nullement essentiels. Si l'ouverture des corps ne peut rien laisser
apercevoir de positif à cet égard , le médecin doit
fixer son attention sur les plaies cautérisées qui
se r'ouvrent quelquefois avant le développement
des effets du virus rabien. Vainement dira-t-on
que toutes les plaies cicatrisées ne se r'ouvrent pas,
je répondrai à cela que souvent les parties imprégnées du virus rabien sont profondément placées ,
et qu'elles peuvent échapper à l'effet salutaire de
la cautérisation , que lorsque la cicatrisation est
faite la cicatrice se trouve éloignée du centre de
fluxion , du foyer ou du siége où le virus réagit sur
les nerfs , et qu'il n'est pas étonnant alors que la
réaction n'ait pas lieu sur la cicatrice où les nerfs
ont été en grande partie désorganisés par le feu (1).

(1) Il n'y a pas de maladies qui aient donné lieu à plus de
recherches pour en découvrir la nature et le siége. Si l'on
est d'accord aujourd'hui sur les causes productives des accidens , il n'en est pas de même des opinions sur le siége de
cette maladie. Le savant *Portal* dit que le siége principal
de cette affection est dans le cerveau , la moelle épinière et
les nerfs. *Joseph* (1) a cru en reconnaître le siége et la cause
dans l'inflammation des voies aériennes ; *Rolfinck* (2) dans

(1) *De aromatariis , de rabie contagiosâ.*
(2) *De nerv. arrat. , lib. I.*

Il serait à souhaiter, mon cher Livelan, que la nature du virus rabien pût être connue, on aurait bientôt trouvé le moyen de l'anéantir sûrement ; mais quelles que soient les recherches des plus habiles gens de l'art, rien de positif à cet égard n'a pu être découvert jusqu'à ce jour.

Croiras-tu, mon ami, que la rage puisse se développer par une autre cause que celle provenant de la morsure d'un animal enragé : *Sauvage*, auteur judicieux, savant, digne d'être cru, en rapporte des

celle du pharynx, des premières voies, des reins, etc. ; *Mead* (1) et quelques autres, dans une extrême plénitude des vaisseaux sanguins et de ceux du cerveau principalement ; d'autres dans le défaut de sang ; *Touvie, Salin*, etc., ont cru que la rage avait son siége dans la portion cervicale de la moelle épinière ; *Sauvage*, *Margagni* n'étaient point d'accord sur le siége de cette affection, ils ont considéré comme cause de la rage ce qui n'en était que l'effet ; il est vrai que si l'on s'en rapporte à la nature des symptômes qui se manifestent à l'œil de l'observateur pendant le cours de cette maladie, on est tenté de croire au siége que lui assignent les anatomistes modernes ; mais je crois qu'ils confondent ici l'effet avec la cause ; c'est dans l'endroit même de la morsure qu'est le véritable siége, je ne crois pas qu'il puisse être ailleurs que là où l'animal a déposé le virus de la rage. Examine les remarques du savant *Portal*, fol. 77 et suivans, dans son Instruction sur le traitement de la rage.

(1) *Tentamen de venenis*, cap. III.

exemples. Les vives passions de l'âme, a-t-on dit, peuvent la développer; on l'a également observée dans quelques maladies inflammatoires; dans les fièvres quotidiennes, qui étaient connues sous le nom d'hémitritées, on l'a vu se développer à la suite des voyages de long cours, faits pendant les chaleurs d'un été brûlant; elle est survenue à la suite d'une commotion au cerveau; elle a succédé à une attaque d'épilepsie, etc. Dans tous les cas que je viens de te citer, on a remarqué, au milieu de divers mouvemens convulsifs, une difficulté d'avaler les liquides, produite par l'horreur qu'éprouvaient les malades de boire de l'eau, et c'est d'après ce dernier symptôme qu'on a décidé qu'ils étaient affectés de la rage spontanément, sans avoir été blessés par des animaux enragés.

Il est certain qu'il y a ici une analogie parfaite de l'un des symptômes qui accompagnent toujours la rage, et que l'horreur de l'eau en est un des principaux caractères; mais cette horreur de l'eau et cette difficulté d'avaler des liquides se développent dans plusieurs maladies, sans constituer positivement la rage.

La rage est une affection particulière à certains animaux : les chiens, les loups, les chats, les renards nous en offrent le plus souvent des exemples; ils portent seuls dans leur sein le germe qui peut faire développer chez eux la rage, et que, par une véritable inoculation , ils communiquent à l'homme ou à d'autres animaux.

L'espèce humaine ne possède point en elle le germe de cette affreuse maladie : la rage ne peut se développer dans ses organes, comme la peste variolique ; il faut qu'il y ait contact immédiat de la dent de l'animal enragé avec les parties saines d'un individu ; il faut qu'il y ait, sinon une véritable plaie saignante, au moins une déchirure du derme, pour que l'absorption du virus rabien s'opère, et qu'il agisse sur les nerfs.

Mais il vaut mieux, pour satisfaire à ta demande, t'indiquer les moyens de prévenir cette maladie , que de discourir sur des objets qui probablement ne seront jamais éclarcis ; et je vais commencer, mon cher Livelau , par te donner une succincte description des symptômes caractéristiques de cette maladie chez les animaux. Je ne m'arrêterai pas à te décrire les mêmes symptômes chez l'homme ; dès qu'on a reconnu la rage sur l'animal, il ne faut pas mettre le moindre délai à traiter convenablement les individus qu'il aura pu mordre.

Dans ma première lettre je te ferai part de quelques vues sur les fonctions de médecins et de chirurgiens jurés près les tribunaux de police correctionnelle et les cours d'assises. Adieu.

Symptômes qu'on observe chez un chien enragé.

Les symptômes de la rage s'annoncent chez le chien de la manière suivante :

Il commence par avoir le regard morne, il montre de l'aversion pour les alimens, il cherche la solitude, il paraît assoupi, il n'aboie plus comme de coutume, mais il semble murmurer ; il est hargneux et disposé à mordre les étrangers ; ses oreilles sont pendantes ; sa queue serrée entre ses jambes ; bientôt sa langue devient pendante et flétrie ; sa gueule pleine d'écume ; ses yeux brillans. Il s'échappe, il court en hâletant, tantôt précipitamment, tantôt avec lenteur ; et il cherche à mordre tous ceux qu'il rencontre ; il méconnaît et attaque même son maître.

On dit que les autres chiens le fuient, et que c'est un signe certain de rage ; enfin, si le chien n'est pas tué, il court ainsi continuellement jusqu'à ce qu'il meure de chaleur, de faim et de fatigue, et cela va rarement à plus de quatre ou cinq jours (1).

(1) N'omettons pas ici, mon ami, d'appeler l'attention de la police sur cette quantité de chiens errans et sans maîtres, quoique déjà M. *Fodéré* en ait parlé dans son excellent ouvrage de médecine légale.

TABLEAU

Indicatif des secours qu'il faut administrer aux personnes mordues par des animaux enragés.

1°. Il faut promptement faire des scarifications sur les morsures, si elles ne sont pas saignantes;

2°. Appliquer une ventouse pour faire sortir le sang des morsures;

3°. Brûler, cautériser avec un fer rougi à blanc, toutes les morsures, quels qu'en soient le nombre et la disposition, et avoir soin de cautériser profondément;

4°. Recouvrir les parties cautérisées d'un vésicatoire plus large que les parties, pour qu'il puisse porter sur les bords des escarres l'inflammation la plus vive, et que la séparation des parties mortifiées se fasse plus promptement;

5°. Saigner le malade, s'il est d'un tempérament sanguin et pléthorique;

6°. Lui faire prendre de grands bains d'eau tiède;

7°. Lui donner, pendant les huit premiers jours, des antispasmodiques, composés d'un mélange de deux grains de nitre, un grain d'ambre, un grain de musc et deux grains d'assa-fœtida, mis en un bol ;

8°. Enfin, calmer l'esprit inquiet du malade sur les suites de sa blessure ; pour cela, tâcher de se rendre maître de son imagination, lui procurer de la gaîté, etc.

OBSERVATIONS.

Si l'on ne peut se procurer le moyen d'appliquer le cautère actuel, on emploiera le beurre d'antimoine (muriate d'antimoine liquide) ou l'acide nitrique, ou, comme le conseille *Fourcroi*, on se servira de l'acide muriatique oxigéné. Mais lorsqu'on est contraint par la nécessité de se servir de ces remèdes cautérisans, il faut avoir la précaution de faire de profondes scarifications avec le bistouri, et se comporter de la même manière que pour inciser un anthrax ou charbon.

LETTRE TRENTE-HUITIÈME.

Dijon, le 4 juin 1822.

APOLLONIUS A SON AMI LIVELAN.

EN te retraçant dans mes dernières lettres les moyens de secours à administrer aux personnes qui peuvent succomber par suite des accidens dont je t'ai donné les détails, j'ai voulu, mon cher Livelan, fixer ton attention sur les difficultés qu'entraîne leur administration ; je ne me suis pas attaché à discourir sur des sujets discutés et approfondis par de grands maîtres, j'ai seulement cherché à faciliter les moyens convenables dans les différens cas, pour qu'au moindre accident du genre de ceux qui ont fait l'objet de mes instructions l'on puisse à l'instant même y porter remède sans avoir préalablement besoin de recourir au développement des matières qui y sont traitées avec quelque détail. Les cadres qui sont relatifs à cet objet, et que j'ai joints à mes lettres, t'expliqueront mieux leur utilité que je ne pourrais ici te le retracer. Quand on pense combien d'individus succombent faute d'avoir de prompts secours dans les cas de submersion, d'empoisonnement, d'asphyxie, etc., on ne doit pas craindre d'être précis dans la méthode, puisqu'elle est d'une utilité sensible !

Par le moyen de ces tableaux je remplis mon but, je corrobore en simplifiant, j'écarte l'erreur, je n'indique que l'application de moyens toujours utiles. N'est-ce pas encore une bonne méthode pour écarter l'emploi de ces secours inutiles, dangereux même, qui, chaque jour donnés dans l'intérêt du bien de l'humanité, sont trop souvent nuisibles et même meurtriers, parce qu'ils sont dirigés par l'aveugle mais obligeante ignorance?

Je viens aujourd'hui, mon cher Livelan, m'entretenir avec toi de choses non moins intéressantes pour l'humanité. Les fonctions de médecin et chirurgien légiste près les tribunaux de police correctionnelle et les cours d'assises, sont d'une nature si éminemment importante qu'elles ne pouvaient échapper à mes recherches. Quand on réfléchit que la vie des individus accusés est souvent entre les mains des médecins et chirurgiens jurés, que ce sont des juges, que l'ignorance et les passions qui en émanent peuvent produire les plus grands maux, qu'elles peuvent conduire à l'échafaud une innocente victime, on se livre aux plus sérieuses méditations pour trouver le moyen d'arrêter d'aussi grands malheurs. Ce sujet, mon ami, est des plus intéressans; je vais le diviser, pour mieux te faire sentir les difficultés dans l'exercice des fonctions d'un médecin ou chirurgien légiste.

Je commencerai par te retracer les qualités qu'il doit posséder quand il est appelé à remplir les devoirs de son ministère. Je jetterai un coup d'œil sur les connaisances particulières dont il doit éminemment être rempli, et sans lesquelles il ne peut exercer d'aussi importantes fonctions. Conduisant tes pensées sur quelques considérations pratiques, je te développerai l'application d'autres principes, en te traçant la conduite à tenir, soit dans le cas d'autopsie cadavérique, lorsqu'il s'agit de rechercher scrupuleusement les causes productrices de la mort, soit à la suite des rixes, des assassinats, où il est nécessaire de constater promptement, par un rapport, l'état des individus. J'entrerai dans quelques détails que je crois utiles pour la confection des rapports en justice; enfin je terminerai mes recherches en t'offrant quelques vues d'utilité sur un mode nouveau à mettre en usage par la justice, pour la nomination et l'exercice des médecins et chirurgiens légistes. Puissé-je, mon ami, contribuer au bien que tu te proposes de faire, et par mes dernières observations, arrêter ou fixer l'attention du gouvernement et de la justice, sur un objet digne de toute sa sollicitude!

Qualités que doit posséder un médecin ou chirurgien légiste.

Tout homme appelé aux fonctions de médecin

ou chirurgien juré près les tribunaux, doit être d'une probité intacte. Sans cette qualité essentielle il pourrait être entraîné, séduit, et les nobles devoirs qu'il est appelé à remplir ne seraient plus que des fléaux qu'il répandrait dans la société; il compromettrait, par l'effet de ses faiblesses, les jours de ceux sur lesquels il est appelé à prononcer. Avec la probité il doit être doué de beaucoup de fermeté dans le caractère; cette seconde qualité s'identifie facilement avec la première; elle en est même une émanation précieuse; elle garantit le médecin légiste de toute espèce de séduction; ensemble elles font naître dans l'esprit les plus nobles pensées, elles entretiennent les bons sentimens et établissent d'une manière solide le germe de justice qui doit fructifier dans son cœur et présider à toutes ses opérations. A ces deux qualités déjà si éminemment précieuses, doit se joindre la discrétion à toute épreuve; le chirurgien légiste ne doit compte de ses opérations qu'à sa conscience et à la justice; il doit se renfermer strictement dans le cercle de ses devoirs; et si avec les vertus du cœur il possède l'instruction la plus étendue dans toutes les branches de l'art de guérir, il sera pourvu de toutes les qualités essentiellement nécessaires pour remplir les honorables et pénibles fonctions de médecin ou chirurgien juré.

*Les médecins et les chirurgiens s'occupent trop
peu de médecine légale.*

Mais, mon cher Livelan, combien n'est-il pas
difficile de trouver dans la société des sujets possédant toutes les qualités dont je viens de te
faire le tableau ! L'homme qui se destine à courir
la carrière médicale, s'occupe rarement d'approfondir toutes les connaissances de l'état qu'il em-
brasse ; elles sont du reste si étendues qu'il ne
peut être également instruit de toutes les branches
de l'art. Les connaissances en médecine légale
présentent, il est vrai, un grand intérêt, soit en
raison de ses développemens, soit en raison de son
utilité ; mais le médecin et le chirurgien prévoyant
qu'ils auront moins à s'en occuper dans la pratique de toutes les autres parties de l'art, malgré
l'attrait que présente l'étude de cette branche médicale, la considèrent comme détachée, isolée de
l'ensemble de leur instruction particulière ; s'ils
s'en occupent dans le cours de leurs études, c'est
qu'ils veulent effleurer toutes les connaissances de
l'art, et n'approfondir que celles qui leur devien-
dront véritablement utiles ; c'est que les fonctions
de médecin juré ne sont point un état sur lequel
ils doivent reposer leur espérance pour l'avenir.
La connaissance des opérations de l'art, celle du
traitement des maladies leur promettent, dans

leur exercice, des honneurs, de la considération, de la fortune ; tandis que les fonctions juridico-médicales ne leur ont offert jusqu'ici que dégoût, chagrins, rebut, dégradation et avilissement, soit au moral, soit au physique.

L'éducation d'un médecin ou chirurgien légiste doit être particulière.

Je t'ai dit que les connaissances les plus étendues sont nécessaires à celui qui remplit les fonctions de chirurgien jurisconsulte en médecine. J'ajoute que son éducation doit être particulière, parce que la capacité qui lui est nécessaire doit être en rapport avec la nature de ses fonctions. Il lui faut, mon ami, une connaissance précise et détaillée de l'anatomie et surtout de l'anatomie pathologique ; il faut qu'il connaisse toutes les maladies qui affectent l'espèce humaine, et qu'il sache distinguer les détériorations organiques résultant de ces maladies ; il faut qu'il soit versé dans la connaissance exacte de tous les cas de médecine légale : les hommes le plus répandus dans la pratique, ceux qui fatiguent la renommée, ceux enfin qui, parfaitement instruits, pratiquent avantageusement leur art dans le civil, ne seraient cependant souvent que de médiocres sujets pour remplir les fonctions de médecin ou de chirurgien juré.

Ce que doit particulièrement connaître le médecin ou le chirurgien légiste.

Indépendamment des connaissances générales de l'art de guérir, il est nécessaire que le médecin légiste possède l'ensemble de toutes les connaissances physiques propres à éclairer les juges sur les diverses questions juridiques qui intéressent et qui maintiennent les droits, la santé, la vie des citoyens et la prospérité publique.

La médecine légale n'étant autre chose que l'application des connaissances théoriques et pratiques de l'art de guérir à la jurisprudence, est un corps de doctrine distinct qui mérite bien qu'on s'y applique particulièrement. Celui qui se destine à remplir les fonctions de médecin ou chirurgien légiste doit connaître les principes constitutifs de la vie; il doit connaître la grossesse soit naturelle, soit simulée A, soit cachée, les môles, l'accouchement et les signes par lesquels on peut constater qu'il a eu lieu ou qu'il a été supposé B; il doit connaître les signes de la naissance à terme, ceux de la naissance prématurée, tardive ou supposée, la primogéniture des jumeaux, la superfétation, les signes qui annoncent qu'un enfant est né vivant ou mort, qu'il est ou non légitime; il doit également connaître les différens âges de la vie, les monstruosités en général et surtout dans

les cas d'incertitude des sexes C. Il doit être instruit de la nature des diverses incommodités et
maladies susceptibles de frapper de nullité un acte
civil. Les causes de la stérilité, de l'impuis-
sance, etc., la défloration, le viol, les plaies D,
les maladies simulées, cachées et imputées; les
maladies ou imperfections des organes qui rendent inhabiles aux fonctions publiques ainsi qu'au
service militaire, doivent faire aussi l'objet de ses
études particulières E.

Il doit être profondément instruit de la nature
et des causes manifestes des divers genres de mort
en général; il faut qu'il soit à même de découvrir si elle reconnaît pour cause une solution de
continuité F, une contusion G, une commotion
H, la strangulation J, la suffocation ou l'asphyxie
par l'effet des gaz méphitiques K, par la chaleur
L, par le froid M, par la submersion N, ou un
empoisonnement O, ou l'inanition P, etc., etc.,
la connaissance des causes de l'avortement et l'a-
vortement lui-même Q; le suicide, l'infanticide,
R l'homicide; toutes les causes légitimes capables
de soustraire l'accusé à un châtiment, celles qui
doivent faire retarder l'exécution d'une peine afflictive S doivent encore faire l'objet de ses recherches et de ses études profondes; il doit être
instruit également de tout ce qui peut contribuer
physiquement à rendre la société heureuse et flo-

rissante; et il faut pour cela qu'il ait approfondi toutes les questions de police qui ont rapport à la médecine, telles que celles relatives aux altérations, ou sophistications, des alimens T; il doit connaître les moyens de prévenir et de détruire la contagion, ceux applicables dans les différens genres d'asphyxies; ses connaissances doivent aussi s'étendre sur les vues de perfectibilité de l'espèce humaine, relativement à l'éducation physique et morale des enfans, sur les mariages, sur les sépultures des corps, il doit connaître les moyens d'accroître ou de multiplier la population, les réglemens sur l'étude et l'exercice de l'art de guérir, et enfin les différentes formalités à rémplir pour faire une visite juridique, un rapport, un certificat, une consultation positive ou contradictoire. Tel est, mon ami, l'ensemble des connaissances immenses que doit posséder l'homme de l'art appelé à s'occuper de jurisprudence médicale, c'est-à-dire qu'il faut qu'il possède à fond la connaissance de l'anatomie, de la physiologie, de la pathologie, de la thérapeutique, de l'hygiène, de la chimie, de la pharmacie, etc.

Effets déplorables de l'ignorance chez les médecins et chirurgiens légistes.

Rien de plus ordinaire cependant que de voir des médecins et des chirurgiens peu instruits, chargés de la confection des rapports de la plus haute importance; c'est un scandale déplorable, et c'est d'après de semblables rapports que les jurés prononcent la culpabilité ou l'innocence des prévenus, que les juges prononcent des jugemens qui peuvent faire des victimes et absoudre des coupables (1).

S'il est des instans, mon ami, où les erreurs sont des crimes, c'est sans doute dans l'exercice de la médecine légale. L'honneur, la réputation, la fortune et la vie des citoyens sont entre les mains des gens de l'art nommés experts - rapporteurs près les tribunaux de police correctionnelle et les cours d'assises. Celui qui accepte un pareil emploi ne doit-il pas, avant tout, se pénétrer de l'impor-

----

(1) La cour d'assises de Rennes, sur le rapport d'un médecin peu exercé, avait condamné pour infanticide une femme aux travaux forcés à perpétuité, au carcan et à la marque.

Ce médecin prétendait que les poumons coupés avaient surnagé après huit jours, et c'était son signe d'infanticidité.

M. l'avocat Routhier a fait casser l'arrêt par la cour de cassation, attendu que les premiers médecins de Rennes ont fait voir que l'indice était d'autant plus trompeur que les poumons surnagent toujours après un délai par l'effet de la putréfaction ou le développement de gaz. La malheureuse femme, jugée de nouveau, n'a été condamnée qu'à quelques mois de prison pour négligence. Combien de faits semblables à citer !

tance et de la grandeur de son ministère? ne doit-il pas, s'il a le moindre doute sur ses connaissances, refuser de se charger de pareilles fonctions? autrement il serait indirectement un assassin.

Qualités morales que doit particulièrement posséder un médecin ou chirurgien légiste.

Il faut que celui qui accepte d'aussi nobles fonctions possède une impassibilité stoïque; il faut que tout entier à la vérité, il oublie ses propres affections pour ne s'occuper que de l'objet soumis à ses recherches ou à son jugement; une pitié malentendue, une imprudente sévérité le rendraient également coupable; il doit éloigner de lui toute prévention, éviter toute occasion de surprise, de séduction, et ne pas s'inquiéter de la clameur publique; enfin il doit se renfermer strictement dans le cercle de ses devoirs.

L'art de guérir a besoin d'être encore divisé pour devenir plus bienfaisant.

Combien, mon cher Livelan, l'exercice de l'art de guérir n'est-il pas intéressant dans toutes ses parties? combien l'homme qui l'exerce honorablement n'est-il pas recommandable? quel vaste champ que celui des sciences médicales! une seule branche peut occuper toute la vie de celui qui

veut l'étudier, la méditer et la connaître à fond.
Les divisions dans l'étude de l'art de guérir ne
sont nées que de l'impossibilité de pouvoir les
embrasser toutes; un seul homme ne peut accu-
muler en lui toutes les connaissances qu'il renferme, et la nécessité a fait partager les diverses
parties qui constituent la médecine pour que son
exercice en fût plus bienfaisant.

Mais elle n'est point encore assez divisée, il
serait précieux pour l'humanité qui en tirerait
de grands avantages, que chaque branche fût dis-
tinctement séparée de l'ensemble et formât un
corps de doctrine à part, dont l'étude basée sur
les connaissances anatomiques qui sont les fondemens généraux de l'enseignement médical, formât
autant de corps d'états séparés et professés par des
hommes distincts; c'est alors que celui qui exer-
cerait la médecine légale posséderait le *nec plus
ultrà* des connaissances exigibles chez les gens de
l'art.

Effet salutaire de la division des branches de l'art et de leur culture particulière.

Ceux qui se destineraient à l'exercice de la médecine légale, seraient dans l'obligation de posséder toutes les connaissances nécessaires à la pratique de cette partie; la justice trouverait plus facilement des sujets dignes de remplir ces honora-

bles fonctions; la pratique de cette science ne serait plus aussi équivoque, aussi sujette à l'arbitraire; la vie des hommes serait mieux garantie des erreurs que font naître les passions et l'incapacité; en un mot, l'art y gagnerait parce que cette branche serait mieux cultivée, et la société en tirerait des avantages précieux.

Sans un corps de doctrine particulier et distinct, sans une suite d'expériences et d'observations démonstratives, comment pourrait-on, mon cher Livelan, reconnaître dans une infinité de circonstances, s'il y a fraude, lésion répréhensible, délit ou non? Comment décidera-t-on, par exemple, qu'un enfant étranger a été supposé par cupidité appartenir à une femme qui s'en déclare la mère? Comment reconnaîtra-t-on par l'inspection des cadavres, les traces d'empoisonnement et d'assassinat? Je ne m'occuperai pas à te retracer toutes les questions qui sont du ressort de la jurisprudence médicale, ton fils les trouvera savamment développées dans les ouvrages précieux des célèbres *Fodéré* et *Orfila*; il me suffit de te prouver l'utilité, l'importance de la possession de sujets capables de se livrer à l'exercice de cette science, dont le résultat pour le maintien de l'ordre social et la vindicte publique est si important.

De la confection des rapports de jurisprudence médicale.

Mais il est des règles certaines, invariables même, à la connaissance desquelles les chirurgiens jurés doivent encore s'attacher, et je dois t'en entretenir : ce sont celles relatives à la confection des rapports. Il ne suffit pas qu'un rapport juridique contienne le nom, le prénom, la qualité et le lieu du domicile de l'expert, le nom des personnes, le domicile des juges qui l'ont requis, le nom, le prénom, la condition et le domicile des témoins en présence de qui l'on procède, le lieu de la visite, le nom, le prénom, l'âge, le sexe, la condition et le domicile de l'individu visité ; il ne suffit pas de relater toutes les remarques faites sur toute l'habitude du corps et de faire la description exacte et précise des lésions, des maladies et des incommodités qui existent, et que l'on a observées ; il ne suffit pas de mentionner la nature du traitement antérieur s'il y en a eu, etc. ; la date du jour, du mois, de l'année et l'heure à laquelle a été dressé le rapport ; il ne suffit pas enfin de le signer. Toutes ces choses de forme, bien qu'absolument utiles, sont néanmoins insuffisantes ; il faut au fond, pour que tous ces développemens deviennent réellement utiles, que le médecin ou chirurgien juré sache que les rapports

juridiques ont pour but de constater des faits dont
la nature et l'existence ne sont pas évidemment
démontrées : l'important de ces fonctions est encore d'examiner si les faits pour lesquels il est
consulté existent réellement ; dans l'affirmation il
doit les exposer avec clarté, simplicité, précision ;
il doit déduire succinctement les preuves sur lesquelles son jugement est appuyé ; et dans le cas
où il y aurait doute il doit le manifester sans dé-
guisement.

Dans le cas au contraire où il ne trouverait aucune trace des faits qu'il est appelé à juger, ses
conclusions seront négatives. Mais, mon cher Livelan, pour que l'homme qui exerce les fonctions
de médecin ou de chirurgien légiste puisse le faire
sans craindre de se méprendre, il faudrait qu'il
fût libre de remettre, après un délai, son rapport
à qui de droit, qu'il ne fût pas contraint de le
rédiger au même instant et sur les lieux où est le
malade ou le cadavre ; mais qu'ayant pris les notes
nécessaires pour éclairer sa conviction et son jugement, il eût le temps de réfléchir et de rédiger
ses pensées. Quel est l'homme, tant instruit qu'il
soit, qui pourrait se flatter de ne pas commettre
d'erreurs, lorsqu'il est forcé d'agir avec contrainte
et précipitation dans la rédaction de ses pensées ?
Pour que la vérité pût ressortir des rapports des
médecins ou chirurgiens légistes, il faudrait qu'ils

fussent dégagés des formalités génantes, et qui sont contraires à l'intérêt de la vérité et de la justice; on ne peut mettre trop de précipitation dans la visite des cadavres, et dans celle d'un malade à la suite d'une rixe ou d'un assassinat. Le plus court délai peut devenir préjudiciable à la connaissance des faits, et à cet égard les médecins ou chirurgiens légistes devraient être dispensés de la prestation du serment; le temps que l'on emploie à cette formalité fait que souvent on trouve les cadavres dans un tel état de putréfaction qu'il est impossible de rien distinguer.

Les médecins et chirurgiens légistes devraient faire partie intégrante de la justice.

On éviterait ce grave inconvénient en instituant les médecins et chirurgiens jurés partie intégrante de la justice; alors ils pourraient se livrer à l'examen des cadavres à l'instant même où ils seraient appelés; ce qui serait un grand avantage dans l'intérêt de l'humanité et de la justice; mais il faudrait aussi que le médecin juré, dans l'exercice de ses nobles fonctions, fût entouré de cet appareil majestueux et respectable qui accompagne la justice, lorsque dans les balances de Thémis elle pèse la vie ou la mort des humains.

Qu'on n'avilisse plus son ministère en ne lui assignant aucune place dans le palais avant l'audition de ses rapports, et en le plaçant pour l'entendre sur le banc des témoins, sur ce banc où trop souvent le parjure vient, contre sa consciénce, déposer contre de prétendus coupables de crimes qu'ils ont eux-mêmes commis ; qu'on ne torture plus son esprit par des questions trop souvent intempestives, déplacées et indiscrètes ; qu'il soit libre d'émettre sa pensée, de soutenir ses opinions, enfin de faire ressortir le crime par des preuves raisonnées, ou de proclamer l'innocence par des faits incontestablement évidens déduits de la pratique médicale ; qu'il puisse répondre aux procureurs du roi qui souvent censurent sans mesure et sans justice la décision des médecins et chirurgiens jurés, et qui, sans connaissance positive, adoptent quelquefois des décisions contraires aux règles de l'art que les jurés adoptent alors, les croyant fondées (1) ; que, placé honorablement dans la salle du palais et dans un lieu particulier, le chirurgien juré puisse rendre compte à la justice des opérations qu'il a été appelé à exécuter pour la recherche des faits de jurisprudence médicale ; qu'il puisse le faire aussi librement que l'avocat ; qu'il fasse lui-même la lecture de son rapport, et

(1) Disons avec franchise que quelquefois les procureurs du roi font considérer comme nulles les décisions des médecins et chirurgiens légistes parce qu'elles sont le résultat de l'inexpérience et de l'incapacité bien constatées.

qu'ensuite il en soutienne les motifs sans être tenu de répondre strictement et laconiquement aux questions incidentes du procureur du roi ou du président qui conduit les débats; que tenant note pendant le cours des procès de tout ce qui a trait à son objet, il puisse à cet égard réfléchir mûrement avant d'émettre son avis; qu'il ait le droit de réfuter, de combattre les assertions des procureurs du roi et des avocats, chaque fois qu'ils se seraient écartés de la vérité et des principes; qu'il ait également le droit de rétablir par des raisonnemens les moyens à charge comme à décharge qui sont du ressort de ses fonctions, et qu'il croit, d'après sa conscience et les connaissances de l'art, être fondées sur la justice et l'équité; enfin il faudrait que dans le cours des débats, lors du développement des faits généraux, il s'adressât directement aux jurés, et que dans tous les cas particuliers il s'adressât au président.

Un médecin ou chirurgien légiste, si utile par la nature de ses opérations pour éclairer la justice, serait-il moins respectable qu'un avocat qui plaide la cause du malheur? Celui-ci a une place distincte et honorable, il a un costume particulier qui le distingue et le fait respecter. Pourquoi le médecin juré qui remplit d'aussi nobles fonctions n'aurait-il pas les mêmes prérogatives? Pourquoi, confondu dans la foule des auditeurs, est-il placé en butte aux sarcasmes, aux plaisanteries du public qui, sans aucune connaissance des faits de médecine légale, le livre à la dérision chaque fois qu'il est intimidé par l'aspect imposant de la justice, le ton, la manière dont il est interrogé : les limites qu'on lui trace et dans lesquelles il est obligé de se restreindre, nuisent éminemment au développement des faits lumineux, par conséquent, elles nuisent à la sécurité de la société.

Même dans l'état où sont les choses, mon cher Livelan, je conviens qu'il serait facile de trouver parmi les médecins et chirurgiens civils des sujets susceptibles de remplir ces places distinguées près les tribunaux ; mais il faudrait, je le répète, pour que cela pût avoir lieu, que le médecin juré fût une émanation respectable de la justice.

Les médecins légistes doivent être salariés par le gouvernement.

Il faudrait que le gouvernement salariât les hommes destinés à parcourir cette intéressante carrière ; c'est alors que l'on verrait les médecins et chirurgiens légistes se rendre dignes de la confiance par leurs études et leur application ; la médecine législative si essentielle à l'humanité serait alors mieux cultivée, parce que les fonctions de médecin légiste seraient un état honorable dans la société ; la justice n'aurait plus autant à craindre

l'arbitraire dans les décisions médicales qui seraient plus éclairées : les personnes chargées de
remplir ces fonctions agiraient avec plus d'indé-
pendance et d'impassibilité ; ce qui est absolument
nécessaire pour que leurs opérations soient exemptes d'erreurs.

Combien d'avantages ne retirerait pas la justice
de ce changement équitable et salutaire, qui met-
trait les jurés et les juges plus facilement à même
d'éclairer leur conscience et leur jugement !

C'est alors, mais seulement alors, que le crime
sera plus facilement reconnu, et que l'innocence
trouvera un véritable et solide appui dans la justice même ; c'est alors, enfin, que la société n'aura
plus à gémir sur la possibilité de voir condamner
un innocent, et les craintes de voir absoudre un
grand coupable s'éclipseront à jamais.

Ici, mon cher Livelan, devaient être placées
les notes nécessaires à l'intelligence et au développement de quelques idées indiquées dans cette
lettre, mais n'ayant point encore complété ce
travail, il fera l'objet d'une nouvelle lettre.

Adieu.

LETTRE TRENTE-NEUVIÈME.

Dijon, le 6 juillet 1822.

APOLLONIUS A SON AMI LIVELAN.

CETTE lettre, mon ami, contiendra des notes explicatives qui te faciliteront l'intelligence de plusieurs passages de la lettre précédente; je les regarde comme d'autant plus nécessaires, qu'elles viennent à l'appui des opinions que j'émets dans le cours de ma longue épître sur les médecins et chirurgiens consultés dans les cas importans de médecine légale.

A. Si un chirurgien juré n'a pas une connaissance positive des signes caractéristiques de la grossesse, comment pourra-t-il juger d'une grossesse simulée ou cachée? comment pourra-t-il se rendre compte dans le cas difficile où une femme, par cupidité ou pour hériter frauduleusement des biens de son mari défunt, se déclare grosse, ou dans celui d'une rixe où une femme se dit grosse pour obtenir des dommages et intérêts contre la personne qu'elle accuse de l'avoir frappée? enfin, comment pourra-t-il porter un jugement certain lorsqu'une femme, sur le point de subir un jugement, se déclare enceinte pour éviter ou retarder la peine qu'elle doit subir? Il en sera de même dans les circonstances où les femmes cachent soigneusement leur grossesse ; les filles, les veuves sont quelquefois dans ce cas pour éviter le déshonneur attaché chez elles à cet état.

Une femme condamnée à mort peut par désespoir, par perversité, ne pas déclarer son état de grossesse, et entraîner dans sa perte une innocente victime.

Une femme peut être soupçonnée d'avoir supposé un accouchement pour donner à la famille de son mari un héritier illégitime ; enfin, une autre peut être accusée d'avoir donné la mort à son enfant, ou d'avoir avorté sans que préalablement elle ait fait sa déclaration de grossesse ; et ces diverses questions ne pouvant se décider que par l'application des signes positifs ou négatifs de l'accouchement, le chirurgien juré ne peut donc en être trop pénétré.

B. Un père de famille refuse de reconnaître son propre enfant. Une femme suppose un accouchement, en l'absence de son mari ; dans l'une et l'autre circonstances qui sont du ressort de la jurisprudence médicale, le chirurgien juré peut être consulté pour savoir s'il y a ou non légitimité ; combien ne faut-il pas d'attention pour reconnaître la fraude ou l'évidence !

C. On peut affirmer que jamais on n'a rencontré les deux sexes réunis chez le même individu ;

néanmoins il faut de la part du chirurgien légiste
la plus grande attention pour juger un cas semblable de médecine légale, vulgairement nommé
hermaphrodisme, qui engage à consulter les gens
de l'art pour la confection des actes de naissance,
pour les mariages, ou pour les vêtemens que les
individus doivent porter afin de conserver dans la
société la pureté des mœurs.

D. Combien ne faut-il pas d'attention de la part
d'un chirurgien juré, lorsqu'appelé pour donner
son avis dans ces cas difficiles, il est obligé de
faire un rapport sur leur nature? Ne faut-il pas
qu'il possède à fond la connaissance des diagnos-
tiques des plaies et de leur pronostic? Il faut qu'il
ait assez de perspicacité pour distinguer les signes
sensibles des rationnels, parce que, si les premiers
se présentent à la vue et au tact, les seconds sont
relatifs aux notions anatomiques des fonctions lésées et des symptômes existans, parce que le pronostic doit être basé sur le caractère de la plaie,
sur celui des parties lésées, sur la constitution du
blessé, sur son âge, sur le lieu qu'il habite. C'est de
toutes ces choses combinées que l'on peut porter un
jugement sain et décider avec certitude si une plaie
est curable ou si elle ne l'est pas, si la cure ou
la guérison sera facile ou difficile, si elle sera entière ou partielle, si elle sera prompte ou tardive;
enfin si elle sera suivie d'atrophie, d'insensibilité,

d'immobilité, de difformité, ou si elle sera suivie de la mort.

Pour prononcer sur l'état des plaies les plus simples, combien ne faut-il pas de précautions, surtout si elles ont leur siége sur les tégumens de la tête, sur les parties qui recoûvrent les grandes cavités, sur celles avoisinant les gros vaisseaux ? Les plaies les plus simples ne peuvent-elles pas devenir mortelles par accident ? ne peuvent-elles pas l'être par essence sans en avoir l'apparence ? ne peuvent-elles pas être accompagnées ou suivies d'enfoncement, de dépressions, d'épanchement, d'anévrisme, etc. ? Il est donc de la plus grande importance qu'un chirurgien légiste puisse scrupuleusement établir la différence entre une plaie curable ou mortelle; il doit s'attacher surtout à la connaissance des causes subséquentes qui peuvent rendre une plaie incurable, ou peuvent la rendre mortelle; il doit examiner si cette plaie est mortelle par essence, ou si elle peut le devenir par accident; et jetant ses regards sur toutes les causes productives des plaies, il doit, dans le rapport propre à éclairer les juges, mentionner si elles sont le résultat d'un instrument tranchant, piquant ou contondant. Les complications des plaies doivent aussi fixer son attention, et, à cet égard, il ne doit pas oublier la commotion pour celles qui affectent la tête, les hémorragies pour celles qui avoisinent les gros vaisseaux, le tétanos pour celles qui affectent les nerfs, etc.; et relativement à la commotion, il doit examiner ses effets, son degré d'action sur les organes cérébraux, et juger si les accidens se sont développés à l'instant même de la solution de continuité, ou s'ils sont l'effet de phénomènes consécutifs; il doit observer si les plaies ne concourent pas à détruire l'influence du cerveau sur les organes vitaux, si le sang n'est pas arrêté dans la circulation du cœur aux poumons et aux extrémités, s'il n'y a pas interruption de la respiration sans retour, s'il n'y a pas destruction des moyens de chylification, abolissement de la sécrétion ou de l'excrétion des urines, etc.; enfin, s'il n'existe pas quelque effusion de sang ou de liquides qui s'échappent hors du corps, ou qui s'arrêtent et s'accumulent dans les grandes cavités.

E. Les réquisitionnaires ou les recrues qui veulent s'exempter du service militaire, les coupables qui veulent éviter un supplice, les mendians enfin qui cherchant à tromper, feignent d'être affectés de diverses maladies graves; les ulcères, l'hydrocéphale, la chute de l'intestin rectum, du vagin, de l'utérus, les gibbosités, la claudication, la pâleur du visage, l'ictère, la manie, la mélancolie, l'imbécillité, la paralysie, les fièvres, la surdité, l'amaurose ou goutte sereine, l'hémoptysie, l'hématurie, etc., sont toutes des maladies qui peuvent se simuler ; et il faut que le chirurgien juré appelé à prononcer sur leur simulation ou sur leur existence, connaisse les moyens de les démasquer. Si dans la société on trouve des individus qui feignent d'être affectés de maladies graves, n'en est-il pas qui cherchent soigneusement à les cacher, lorsqu'ils craignent que la connaissance de leurs affections ne leur soit préjudiciable? De ce nombre sont les individus affectés de maladies contagieuses, ceux affligés d'incommodités ou d'infirmités qui les rendent inhabiles au mariage ou à l'exercice d'un emploi public.

La haine, la cupidité, la pitié déterminent quelquefois des individus à imputer certaine maladie à leurs parens ; d'autres fois ce sont des héritiers qui accusent leurs ascendans d'imbécillité, de démence pour annuler leur testament ; enfin une nourrice demande des dommages et intérêts aux parens d'un enfant qu'elle a allaité, pour avoir été infectée par la syphilis que lui a communiquée son nourrisson. Que de précautions, que de soins, que de savoir et d'expérience ne faut-il pas dans ces circonstances pour porter un jugement certain !

F. Toutes les solutions de continuité observées sur les cadavres soumis à l'inspection légale, ne sont pas toujours des indices de violences exercées pendant la vie. Suivant *Ambroise Paré*, on re-

connaît qu'une plaie a été faite sur un homme
vivant, lorsque les lèvres de la solution de continuité sont rouges, sanguinolentes, tuméfiées, li-
vides, parce que, dit-il, lorsque la solution de
continuité a eu lieu après la mort, il n'y a ni rougeur, ni sanguinolence, ni tuméfaction dans les
plaies. Cette règle est généralement vraie, mais
elle souffre quelques exceptions ; car chez les hy-
dropiques, les plaies de la peau et du tissu cellulaire sont blafardes et non sanguinolentes.

Dans les coups d'épée dont la lame est très-fine
et très-aiguë, dans les coups de stylets, la division n'est pas sanguinolente; il n'existe point de
tuméfaction ; il n'y a que l'exploration de la plaie
dans toute l'étendue du trajet de l'instrument vul-
nérant qui puisse faire découvrir s'il existe des
épanchemens de sang vermeil et coagulé dans un
ou plusieurs points de la division ou dans une cavité correspondante. Le chirurgien juré doit donc
avoir égard à ces différences pour porter un jugement certain.

G. Un individu meurt à la suite d'un coup violent sur la tête; dans cette espèce d'homicide, la
question est de savoir si la mort est l'effet immédiat de la violence que l'individu a éprouvée, ou
si elle dépend d'une maladie préexistante : pour
décider cette question difficile, ne faut-il pas que
le chirurgien juré se représente les conditions qui

rendent les contusions mortelles, indépendamment de toute autre cause?

H. Les signes les plus certains pour juger que la commotion du cerveau est la cause de la mort, doivent être tirés de la violence de la cause elle-même, ainsi que de l'inspection du cadavre. Si, par exemple, un individu reçoit un coup de massue sur la tête, ou s'il est précipité d'un lieu élevé dans un lieu bas, et s'il meurt sur-le-champ, lors même que les contusions et les plaies sont légères, si l'ouverture du cadavre ne présente aucune lésion des viscères, si l'on ne rencontre aucune collection de liquide, on pourra néanmoins conclure que la mort est le produit de la commotion; mais pour porter un jugement plus certain, il faut que le chirurgien juré ait égard au choc qui a pu produire la commotion, car il n'est pas toujours nécessaire que le choc ait lieu sur la tête, il peut avoir lieu sur les fesses et produire la commotion du cerveau; il est, dans tous les cas, difficile de porter un jugement certain, parce que les signes de mort par commotion sont purement négatifs et commémoratifs, et parce qu'il est encore possible que le sujet soit mort de frayeur ou de spasme.

J. Dans l'inspection d'un cadavre que l'on trouve pendu, le chirurgien juré doit s'attacher à deux choses, savoir : si l'individu a été pendu vivant,

ou s'il ne l'a été qu'après avoir succombé à un
autre genre de mort; enfin, s'il s'est pendu lui-
même, ou s'il l'a été par des assassins.

La première question se décidera affirmative-
ment si l'on trouve sur les individus pendus les
phénomènes que présentent les cadavres des personnes suppliciées à la potence par les mains de
l'exécuteur ; mais pour savoir si l'individu s'est
pendu lui-même, ou s'il l'a été par des assassins,
la question est plus difficile à résoudre, et demande une sagacité particulière. Les signes commémoratifs peuvent être ici de quelque secours. Si
l'individu a été atteint pendant sa vie de tristesse,
de mélancolie, de manie, de désespoir ou de délire, on pourra soupçonner que cet individu s'est
pendu lui-même. Il est certain que la plupart de
ceux qui se suicident par suspension et strangulation se cachent et s'enferment souvent pour exécuter leurs sinistres projets. Si l'on peut recueillir
quelques-uns des signes commémoratifs, et si aucune lésion n'existe sur le cadavre, si l'on n'y remarque que celle qui dépend de la compression
oblique sur le col, on pourra juger que l'individu
s'est pendu lui-même : il n'en sera pas ainsi si la
strangulation et la suspension sont l'effet d'un
homicide, alors les traces de la compression sur
le col sont plus horizontales ; souvent on trouve
des ecchymoses et des contusions très-sensibles.

sur les pieds et les mains, souvent il y aura luxation de la seconde vertèbre cervicale, etc.

Il est bien certain qu'un homme ne peut se donner la mort par strangulation s'il n'y a suspension; ainsi la question de l'étranglement de cette nature ne sera pas difficile à juger; et dans cette circonstance il n'y a qu'une exception où l'homme peut se suicider par strangulation sans qu'il y ait absolument suspension complette. *Louis* rapporte qu'un homme se plaça autour du col une corde dont il passa l'extrémité dans un loquet de porte, il s'agenouilla, et détermina une forte compression des veines jugulaires, et ne put se dégager de l'état de gêne où il était.

Enfin, dans toutes les visites juridiques que le chirurgien légiste est obligé de faire sur les cadavres d'individus trouvés pendus, il est utile d'observer s'il n'y a pas plusieurs impressious au col, dont l'une serait horizontale avec ecchymose et l'autre sans meurtrissures, et située dans une position oblique vers le nœud coulant. La première serait le signe évident de l'assassinat, et la seconde n'aurait été exécutée que pour en imposer sur le véritable genre de mort.

K. Indépendamment des causes d'asphyxie par des gaz méphitiques, il peut y avoir suffocation dans l'hydrothorax, l'empyème, la vomique, les spasmes violens, la péripneumonie, etc., en joi-

gnant à ces moyens *internes* les compressions exercées sur le col, la bouche, le nez, les corps étrangers introduits avec violence dans la gorge, l'application des corps pesans sur le thorax, on aura
le tableau complet de toutes les causes de suffocation ou d'asphyxie, dont les effets sont à peu
près les mêmes que ceux de la strangulation et qui
conduisent à la mort par asphyxie et par apoplexie.
Les signes qui les distinguent sont l'ecchymose, la
lividité du col, le gonflement de la face, l'écume
sur les lèvres et dans la bouche, l'engorgement
du sang dans les poumons, dans les artères pul-
monaires, dans l'oreillette et le ventricule droit,
dans les artères coronaires du cœur, dans les veines caves, dans les jugulaires, dans les sinus et
veines du cerveau ; enfin la mollesse de la substance
cérébrale, les taches rouges et marquetures des
intestins grêles, la vacuité de la vessie urinaire qui
est contractée ; tels sont les signes généraux de la
suffocation, qui, réunis aux diverses causes pré-
citées, sont susceptibles d'éclairer le jugement du
chirurgien juré.

L. Voyez ce qui a été déjà dit dans la lettre sur
l'asphyxie par le froid. Les développemens que
nous avons donnés à cette matière sont suffisans
pour faire reconnaître ce genre de mort.

M. Voyez la lettre sur l'asphyxie produite par
la chaleur.

22

N. Il y a dans ce genre de mort comme dans celui des pendus deux questions à examiner, savoir : 1°. si l'individu a été plongé vivant dans l'eau ou s'il ne l'a été qu'après la mort ; 2°. s'il est mort par violence ou par maladie interne. Pour décider la première question, il suffira de s'attacher aux signes généraux de suffocation par causes internes, et d'examiner s'il y a de l'eau écumeuse dans les poumons, dans les bronches, dans la trachée-artère et quelquefois dans la bouche, voir si l'épiglotte est élevée et n'est point appliquée sur la glotte, examiner si les doigts n'offrent pas quelques excoriations. *Devaux*, *Ambroise Paré* regardaient les excoriations comme des symptômes essentiels de suffocation par l'eau, mais ce ne sont que des signes accidentels et qui sont relatifs aux chocs et aux efforts que fait la personne qui se noie contre des corps durs qu'elle rencontre. On ne trouve pas d'eau écumeuse dans les voies aériennes des personnes qui sont jetées à l'eau après leur mort. Les expériences de *Louis* ont confirmé cette vérité, et lorsqu'on remarque sur le cadavre des plaies mortelles, des traces de poison ou de maladie interne, ou de strangulation, etc., on pourra conclure que l'individu était mort lorsqu'il a été jeté à l'eau.

O. Voyez la lettre sur les empoisonnemens.

P. Les symptômes caractéristiques de la mort

par inanition sont l'absence de toute espèce d'aliment dans l'estomac et les intestins, la rétraction des organes digestifs, l'engorgement de leurs vaisseaux, le gonflement de la vésicule du fiel, la présence d'une quantité considérable de bile dans le ventricule et les intestins grêles ; il faut que ces signes soient tous réunis pour pouvoir, dans un rapport juridique, servir à motiver ce genre de mort.

Q. Les chirurgiens jurés sont souvent consultés dans les cas d'avortement. Dans cette circonstance ils doivent examiner avec soin si l'avortement n'a pas été l'effet d'une disposition naturelle de la mère, ou s'il n'a pas dépendu d'une maladie préexistante, et doivent aussi rechercher s'il n'a pas été provoqué par des violences extérieures et intérieures ; si ce n'est pas à l'usage de quelques médicamens que l'on doit en rapporter la cause, etc. ; il est aisé de voir que le jugement à porter est souvent difficile.

R. Un enfant mort est trouvé dans un lieu public, ou dans un endroit écarté ; une jeune fille ou une jeune veuve accouche d'un enfant mort sans avoir préalablement fait la déclaration de sa grossesse ou sans avoir été assistée d'un accoucheur ou d'une sage-femme ; dans ces cas d'enfans laissés morts, le chirurgien légiste, pour prononcer si la mort a été naturelle ou accidentelle, doit pouvoir reconnaître si l'enfant est né vivant, s'il était viable au moment de la naissance, s'il a éprouvé des violences capables de lui donner la mort, s'il ne recèle aucun vice de conformation qui puisse l'empêcher de vivre hors de l'utérus ; s'il est né mort, il doit s'en assurer d'une manière certaine ; si, par des circonstances particulières, il est forcé de douter, il doit l'exprimer dans son rapport.

S. Les législateurs ont pensé que pour appliquer aux individus les rigueurs de la loi, il ne suffisait pas de s'être rendu coupable d'un délit, il faut encore que le coupable jouisse de sa raison au moment de l'action ; il faut qu'il ait agi avec connaissance de cause, avec l'intention manifeste du crime ; c'est d'après ce principe de saine morale que les coupables affectés de maladies de l'âme qui détériorent le jugement, sont dans le cas d'excuses juridiques. Les mélancoliques, les maniaques, les furieux dans le délire, les convulsionnaires, les imbécilles, les enfans jusqu'à l'âge de puberté, les vieillards qui ne jouissent plus de leur raison, certains convalescens de fièvre maligne, certaines femmes grosses agissant comme automates sans intention du crime ou par ignorance, etc., sont dans le cas de l'excuse.

Il n'est qu'une cause qui puisse faire différer l'exécution d'une peine afflictive, c'est lorsqu'une femme condamnée à mort déclare qu'elle est en-

ceinte ; le chirurgien juré doit, dans les cas douteux, différer jusqu'au quatrième mois et demi de
prononcer sur l'existence ou la non existence de
la grossesse, et jusqu'à cette époque il doit s'en
rapporter à la femme.

T. Pour remplir complétement les vues de bienfaisance relativement aux alimens, il est absolument nécessaire que la sollicitude du gouvernement
et ses effets soient en harmonie avec les préceptes
de l'art médical ; c'est un objet essentiel de salu-
brité publique.

La disette du pain est un fléau que nous avons
éprouvé il y a peu de temps, et qu'il serait peut-
être possible de ne plus voir se renouveler ; il n'y
aurait qu'un moyen de nous en garantir à l'avenir,
c'est de faire des magasins de blé desséché, dans
les années riches en production.

Toujours dans le moment des disettes, les alimens sont détériorés dans leur nature ; les viandes
ne sont jamais plus mauvaises que lorsqu'il règne
des épizooties : c'est alors qu'il serait nécessaire
de surveiller les bouchers afin qu'aucune bête
malade ne fût mise en vente.

C'est dans ce même but que les magistrats pourraient faire visiter les marchés aux poissons, aux
viandes salées. On pourrait également inspecter les
magasins de farine, d'huile, afin de s'assurer que
ces comestibles sont de bonne nature ; les fruits

d'été qui n'ont pas atteint leur maturité, et que l'on débite journellement, devraient aussi fixer l'attention des magistrats.

Les différentes boissons mériteraient encore une inspection particulière. Le vin, le cidre, le poiré, la bière, l'eau-de-vie sont susceptibles de produire de grands maux dans la société quand ils ne sont pas débités dans toute leur pureté.

Ici, mon cher Livelan, se terminent mes observations relatives aux causes des difficultés qui entravent l'exercice de l'art de guérir. Je crois t'avoir démontré la possibilité d'atteindre à la perfection désirable pour que les sciences médicales deviennent l'objet de la vénération et du respect publics. Je désire que ton fils puisse retirer quelqu'utilité de mes réflexions, et que tu publies bientôt les diverses observations que tu te proposes de mettre au jour dans l'intérêt de l'art et de l'humanité. Adieu.

LETTRE QUARANTIÈME.

Paris, le 2 août 1822.

LIVELAN A SON AMI APOLLONIUS.

TES dernières lettres, mon cher Apollonius, et surtout tes réflexions sur l'établissement d'une institution juridico-médicale, me font désirer plus que jamais de voir l'art de guérir purgé de tous ses vices; trop long-temps le préjugé, l'erreur, l'ignorance ont fait souffrir l'humanité; que la vérité, que les talens règnent seuls enfin; et s'ils n'ont pu prévenir les maux, qu'ils travaillent à les réparer! Espérons que l'institution de jurisprudence médicale sera modifiée, agrandie, et assise sur des bases invariables; le jour qui présidera à cette œuvre précieuse sera pour le médecin et pour l'homme vertueux un des plus beaux jours de leur vie.

Combien n'ai-je pas de grâces à te rendre pour les peines que tu t'es données à me peindre les moyens véritablement utiles dans tous les cas de submersion, d'empoisonnement, d'asphyxie, d'hydrophobie, etc.! J'ai saisi tes pensées avec avidité, et elles ne pouvaient m'échap-

per; pense, mon ami, que j'ai entrepris d'être
utile à mes semblables, rien ne doit me paraître
long, difficile, pénible; tout ce qui tend au contraire à les soulager dans leurs maux m'intéresse
et me charme. Il est certain que par les procédés
que tu indiques, on sauvera beaucoup de victimes
de l'erreur; plus de doute qu'au moyen des tableaux que tu as joints à tes lettres, le vulgaire
comprenne et exécute plus facilement l'administration des secours indiqués; l'homme de l'art y
trouvera un appui sûr, un guide expérimenté. Les
détails que tu m'as donnés avec tant de complaisance ont satisfait mes désirs plus que je n'osais
l'espérer; cependant je pensais qu'un de tes regards se serait détourné de ces hautes et importantes considérations pour se diriger un instant
vers un objet d'une toute autre nature. Les ho-
noraires dus aux médecins pouvaient te suggérer
quelques réflexions, mais ce droit de prescription,
ce droit de patente, dont l'intérêt seul a fait une
loi, devait, je n'en doute pas, arrêter tes pensées en blessant cet honorable orgueil qui appartient aux âmes nobles et genéreuses. Quoi
donc! le médecin n'a droit à demander la récompense si méritée de ses peines et de ses soins que
pendant un temps limité? n'est-il pas permis à
celui qui rend l'homme à la vie d'imposer silence
à son âme généreuse et bienfaisante, de sacrifier

pour son propre intérêt la fortune, l'existence, souvent d'une famille tout entière (1)? mais pourrait-il même user de cette loi, que l'on pourrait nommer anti-sociale? Non, si, semblable à l'artisan, il ne produit sa patente bien et duement acquittée! L'homme qui défend les intérêts et l'honneur de son semblable est à juste droit exempt de ce honteux impôt; celui qui arrache l'homme à la mort en subit tout le poids! et ce n'est qu'une parcelle des humiliations dont sa vie est abreuvée! Que les législateurs qui ont établi ces réglemens dans l'intérêt de l'ordre social, pèsent les avantages et les inconvéniens qui peuvent en résulter, ils verront que les inconvéniens l'emportent au centuple

J'irai bientôt t'embrasser et te soumettrai l'ouvrage que je prépare : quelle gloire nous attend, si nous pouvons concourir à relever l'antique noblesse de cet art divin qui veille à la conservation de l'homme! Adieu.

(1) Parmi les causes qui le plus souvent donnent lieu au refus du paiement dû au médecin, se trouvent les saisons qui deviennent défavorables; alors les récoltes manquent, le temps s'écoule, la reconnaissance s'enfuit et fait place à l'ingratitude la plus noire : tel est le prix le plus ordinaire des soins prodigués par le médecin aux habitans de la campagne.

Note sur le seigle ergoté (1).

M. Courhaut, ancien chirurgien de la marine royale et de l'hospice civil de Martigny sur Loire, aujourd'hui chirurgien à Châlons-sur-Saône, a soumis, en 1817, à la faculté de médecine de Paris, un Mémoire sur les maladies produites par l'usage du *seigle ergoté* et les moyens de les guérir. Ce Mémoire fut publié à Paris, en 1818, dans une dissertation qui fut soutenue par le docteur Bordot, médecin de Dijon ; peu de temps après, M. Orgeollet en fit aussi mention dans la thèse qu'il présenta à la faculté de médecine de Strasbourg. Pendant le voyage de Son Altesse Royale Madame, à Vichi, M. Courhaut fit un nouveau mémoire et le présenta à la princesse, qui voulut bien l'accueillir : M. le docteur Lucas et plusieurs praticiens distingués de Lyon donnèrent aussi leur approbation à ce travail, et, immédiatement après, l'auteur en a fait hommage à l'académie de médecine de Paris, par M. Tessir, rapporteur.

Cet ouvrage, précieux sous plusieurs rapports, contient la découverte de la formation de l'*ergot*, et celle de son principe putréfiant qui est un acide reconnu par l'analyse qu'en fit M. le professeur Vauquelin d'après le premier mémoire de M. Courhaut.

Les moyens qu'il oppose au développement du mal et qui arrêtent sûrement les progrès sont l'*ammoniaque liquide* et la *lessive des cendres de vigne*.

Les détails instructifs renfermés dans cet ouvrage, fruit d'une pratique sage et éclairée, démontrent évidemment le bienfait et la nécessité de cette nouvelle méthode de traitement qui en vingt-quatre heures arrête les progrès d'une affection funeste. Honorons le travail que cet ami de l'humanité offre à ses semblables avec désintéressement ; ce digne praticien a droit à notre amour et à notre reconnaissance !

(1) Cet article devait être placé dans le tableau qui traite des poisons de la sixième classe.

FIN.

TABLE

PREMIÈRE SÉRIE.

Pages

SECONDE SÉRIE.

TROISIÈME SÉRIE.

FIN DE LA TABLE.

De l'Imprimerie de LAURENS aîné, rue du Pot-de-Fer, n° 14.

www.ingramcontent.com/pod-product-compliance
Lightning Source LLC
LaVergne TN
LVHW021213170726
843501LV00003B/501